Prof. Dr. Michael Hamm

Die richtige
ERNÄHRUNG
für Sportler

Rezeptteil von Achim Sam

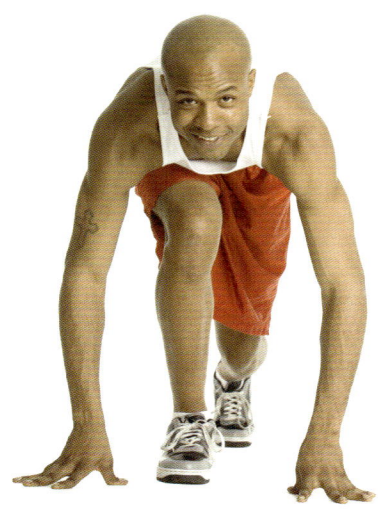

2. Auflage 2010
© 2009 riva Verlag, München
Alle Rechte vorbehalten.

Realisation: Medienprojekte München
Lektorat: Helga Thamm, Irsee
Korrektorat: Caroline Kazianka
Umschlaggestaltung: Sabine Krohberger
Layout und Satz: Dr. Alex Klubertanz
Bildredaktion: Medienprojekte München
Fotoproduktion/Foodstyling: ProGenuss
Versuchsküche, Tittmoning
Foodfotografie: Günter Standl, Laufen
Druck: Druckerei Joh. Walch, Augsburg

ISBN 978-3-86883-011-8

Bibliografische Information der Deutschen
Nationalbibliothek: Die Deutsche Nationalbibliothek verzeichnet diese Publikation in der
Deutschen Nationalbibliografie; detaillierte
bibliografische Informationen sind im Internet über http://dnb.d-nb.de abrufbar.

Für Fragen und Anregungen zum Buch:
michaelhamm@rivaverlag.de

**Gern senden wir Ihnen unser
Verlagsprogramm:**
vp@rivaverlag.de

riva Verlag
ein Imprint der FinanzBuch Verlag GmbH
Nymphenburger Straße 86
80636 München
Tel.: 089 651285-0
Fax: 089 652096
E-Mail: info@rivaverlag.de

www.rivaverlag.de

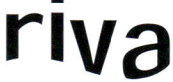

Prof. Dr. Michael Hamm

Die richtige
ERNÄHRUNG
für Sportler

Rezeptteil von Achim Sam

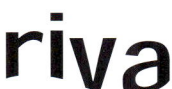

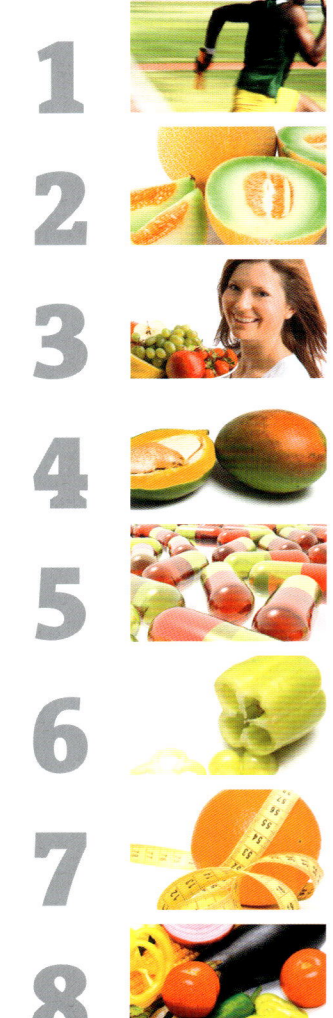

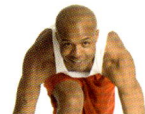

Inhalt

Leistung und Erfolg
gehen durch den Magen   6

Nährstoffe –
Bausteine für den Erfolg   16

Ernährungsstrategien
in der Praxis   78

Fitnessfood
und spezielle Kostformen   102

Geheimrezepte
für mehr Leistung   118

Immunonutrition –
essen für die Abwehrkräfte   146

Gewichtsmanagement
im Sport   160

Rezepte
für mehr Leistung   178

Register   212
Literatur   216

1

Leistung und Erfolg
gehen durch den Magen

Ernährungsfahrpläne, die die Fitness von innen fördern, sind nicht nur für Leistungssportler gedacht. Jeder, der etwas für seine Fitness, Figur und Gesundheit tun möchte, profitiert von der Abstimmung von Ernährung und Training auf seine ganz persönlichen Leistungsziele.

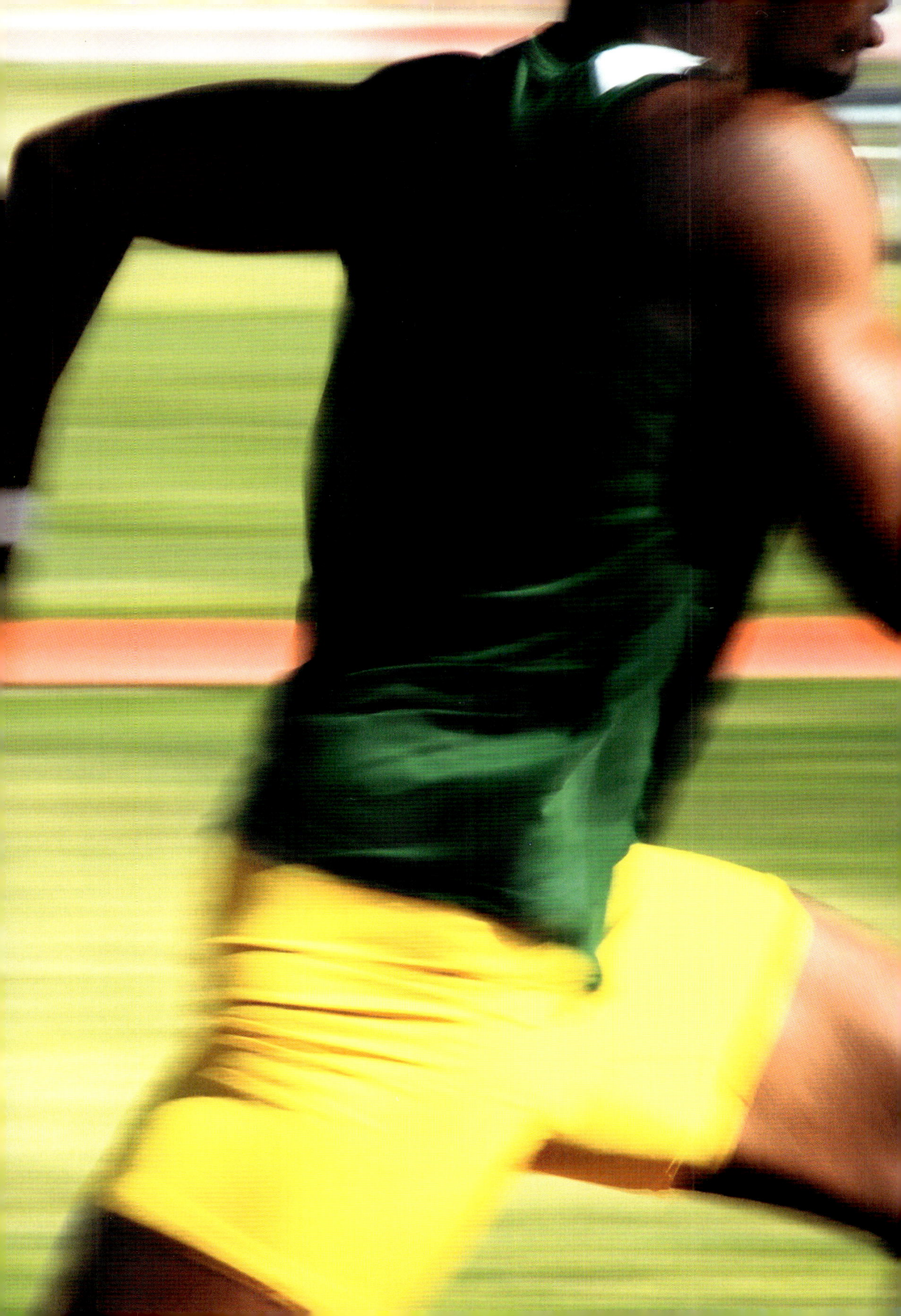

Leistung und Erfolg

gehen durch den Magen

Höher, schneller, weiter. Im Leistungssport werden Jahr für Jahr alte Rekordmarken gebrochen und neue Maßstäbe gesetzt. Wer da auf Dauer mithalten will, muss neben seinem genetischen Potenzial sämtliche Erfolgsfaktoren, die die sportliche Leistungsfähigkeit positiv beeinflussen, aktivieren und durch geeignete physiologische Maßnahmen gezielt optimieren.

>> *Als bedeutende Erfolgsfaktoren gelten vor allem die Trainingsmethoden. Sie wurden in den vergangenen Jahrzehnten aufgrund neuester wissenschaftlicher Erkenntnisse in der Sportmedizin, der Biomechanik und der Trainingswissenschaften deutlich verbessert und haben dazu beigetragen, dass die Leistungskurve in nahezu allen Sportarten steil nach oben zeigt.*

Unverzichtbar für die gesamte Leistungsentwicklung sind aber auch die psychischen und mentalen Fähigkeiten eines Sportlers. Sie werden mittlerweile systematisch zur Mobilisierung der biologischen Kapazitäten in das Konzept der Erfolgsfaktoren miteinbezogen.

Lediglich die Ernährung – als weitere physiologische Einflussgröße – verblieb lange Zeit im Bereich der traditionsgebundenen und auf Erfahrung beruhenden Ess- und Zubereitungsgewohnheiten. Heute weiß man, dass gerade eine gezielte Ernährung wesentlich dazu beiträgt, die individuelle physiologische Leistungsfähigkeit optimal auszuschöpfen. So kann jeder Sportler neben dem Training mit einer bedarfsangepassten, trainings- und wettkampfbegleitenden Ernährung seine körperliche Leistungsfähigkeit enorm steigern. Die Bedeutung der Ernährung wächst noch einmal, je höher das Leistungsniveau und das Erfolgsziel gesteckt sind.

Von Trainern und Sportlern wird der besondere Stellenwert einer ausgewogenen Ernährung – als die neben dem Training wichtigste persönlich steuerbare Einflussnahme auf die Leistung – oft nicht so gesehen. Untersuchungen zeigen, dass sich das Ernährungsverhalten von Sportlern in vielen Fällen kaum oder gar nicht vom Durchschnitt der Bevölkerung unterscheidet. Das bedeutet, die richtige Auswahl und Zusammenstellung von Lebensmitteln in Form einer ausgewogenen Sportlerernährung wird

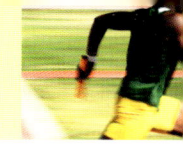

vielfach unterschätzt und die Wirkung von vermeintlich leistungsfördernden Substanzen und Präparaten dagegen eher überschätzt.

Dem hohen Stellenwert der Ernährung als Erfolgsbaustein steht die Alltagssituation, das heißt die gewohnte Routinekost, gegenüber. Essen und Trinken sind einfach so alltäglich und selbstverständlich, dass man darüber wenig nachdenkt. In keinem anderen Teilgebiet der angewandten Ernährungslehre gibt es so große Wissenslücken wie gerade im Bereich der Sportlerernährung. Ganz abgesehen von dem noch immer teilweise stark ausgeprägten Aberglauben in diesem Bereich. Bevor jedoch die Nährstoffverhältnisse auf dem Teller nicht bewusst korrigiert werden, braucht man sich als Sportler auch keine Gedanken um die neuesten Leistungsbeschleuniger in Pillenform zu machen. Es ist sicher der falsche Weg, wenn Nahrungsergänzungsmittel und bunte Fitmacher als Alibi dafür dienen, sich mit den Grundlagen einer vollwertigen Sportlerernährung erst gar nicht auseinandersetzen zu müssen.

Sportlerernährung im Wandel

Ob man es nun hören möchte oder nicht: Jede Leistung, auch die eines Sportlers, ist abhängig von der optimalen Energie- bzw. Nährstoffaufnahme. Je nach Alter,

Geschlecht, körperlicher Konstitution und sportlicher Aktivität schwankt der Bedarf jedoch erheblich. Vor allem sieht auch der heutige Berufsalltag anders aus als früher.

Die körperliche Arbeitsbelastung ist stark rückläufig. Gemessen an der Gesamtzahl der Berufstätigen gibt es immer weniger Schwer- und Schwerstarbeiter, zum Beispiel in der Landwirtschaft, in der Wald- und Forstarbeit oder in der Stahlindustrie. Der weitaus größte Teil der beruflichen Anforderungen fällt heute in den Bereich mittelschwere Arbeit und Leichtarbeit, wo vorwiegend moderne Maschinen und Computer zum Einsatz kommen und den Tagesablauf bestimmen.

>> *Vorbei sind also die Zeiten, in denen deftige kalorische Ernährung ein Überlebensfaktor war und die Qualität der Nahrung eine untergeordnete Rolle spielte. Heute heißt die Devise: leichte Kost für Leichtarbeiter. Qualität vor Quantität. Und alle benötigten Nährstoffe für geistige und nervliche Fitness müssen stets in ausreichender Menge in der Nahrung enthalten sein.*

Wer viel mit dem Auto unterwegs ist und seine Arbeitszeit am Schreibtisch verbringt, hat keine Probleme, seine energetischen Bedürfnisse zu decken und damit seine körperliche und mentale Leistungsfähigkeit zu erhalten. Im Gegenteil. Immer schneller kommt es bei der täglichen Nahrungsaufnahme zu einem Missverhältnis von Energiebedarf und Kalorienzufuhr. Die Folge ist häufig schwer zu übersehen: Übergewicht.

Um den Rückgang der körperlichen Arbeitsschwere im Beruf und das daraus resultierende regelmäßige Zuviel an Kalorien kompensieren zu können, sollte jeder in der Freizeit Ausgleichssport betreiben. Doch auch hier ergeben sich, je nach ausgewählter Disziplin, Unterschiede im Energieumsatz und daraus differierende Empfehlungen für die Energiezufuhr.

Fitmacher für Körper und Geist

Neben der Energie sind es aber vor allem zirka 50 unterschiedliche Nährstoffe, die den Stoffwechsel in Schwung halten. Sie sind die wahren Fitmacher für Körper und Geist und tragen entscheidend zum Wohlbefinden bei. Hinzu kommt eine nahezu unüberschaubare Fülle sogenannter bioaktiver Pflanzenstoffe, die als natürliche Farb- und Aromastoffe in Lebensmitteln nicht nur unsere Sinne beim Essen ansprechen, sondern auch auf vielfältige Weise gesundheitsschützende Eigenschaften entfalten. Sie helfen beispielsweise bei der Abwehr zellschädigender freier Radikale und unterstützen ein abwehrstarkes Immunsystem. Diese natürlichen Lebensmittelinhaltsstoffe sind Teamplayer in einem Speiseplan für optimale Leistung und bestmöglichen Gesundheitsschutz – egal, welchen Sport man betreibt, ob als Freizeittrippler oder Topathlet.

Es ist ohnehin so, dass ausgewählte Ernährungsfahrpläne, die die Fitness von innen fördern, nicht nur für Hochleistungssportler interessant sind. Sport und Spiel in der Freizeit machen einfach mehr Spaß, wenn man auch ernährungsmäßig gut vorbereitet ist. Außerdem bietet eine optimale Sportlerernährung zusätzlich Anregungen für die tägliche Routinekost, die unterschiedlichen Leistungsansprüchen gerecht werden muss – sei es in der Schule, während des Studiums oder im Beruf.

Die richtige Energie zur rechten Zeit

Es gibt Menschen, die an einem Tag 10 000 Kilokalorien verbrauchen. Das sind Extremsportler (Ultraausdauersportler) wie zum Beispiel die Teilnehmer am Ironman Triathlon Hawaii oder am Race Across America. Sie gehören jedoch zu den Ausnahmeathleten. In der Regel unterscheidet man zwischen Breitensportlern (Fitness- und Freizeitsportlern) und Leistungssportlern. Diese Differenzierung ergibt sich aus den unterschiedlich hohen Energieumsätzen bzw. dem zusätzlichen Energiebedarf für die sportliche Aktivität.

Im großen Bereich des Breitensports werden im Durchschnitt durch den Sport weniger als 1000 Kilokalorien zusätzlich verbraucht. Rechnet man als Richtwert für den täglichen Energiebedarf eines Leichtarbeiters zirka 2000 Kilokalorien, so erhöht sich sein Gesamtumsatz auf maximal 3000 Kilokalorien. Der Körper eines Leistungssportlers verbraucht dagegen bei intensiver Belastung pro Tag 1000 bis 3000 Kilokalorien zusätzlich. Und wer zum Beispiel Etappenrennen fährt, belastet seinen Körper extrem und kommt, je nach Topografie (Flachetappe oder Bergstrecke), auf 6000 Kilokalorien und mehr an Gesamtumsatz pro Tourentag. Das heißt: Zusammen mit dem Grundumsatz addiert sich bei den Radprofis der Gesamttagesenergiebedarf auf bis zu 8500 Kilokalorien.

Die Zahlen machen deutlich, dass Hochleistungssportler in einigen Bereichen drei- bis viermal mehr Energie umsetzen als ein Mensch, der gar keinen Sport treibt. Damit werden aber auch die Grenzen deutlich. Ein so hoher Energiebedarf ist mit normalen Lebensmitteln kaum zu befriedigen. Konzentrierte Spezialnahrungsmittel und angereicherte Sporternährungsprodukte können helfen und erleichtern die Energieaufnahme.

Entscheidend ist aber nicht allein die Energiemenge, es kommt gleichermaßen auf die richtige Energie zum richtigen Zeitpunkt an. Gerade im ausdauerbetonten Leistungssport sollten die Energiereserven gut angelegt sein. Das Training bringt sie dann optimal zum Einsatz. Es muss allerdings bedacht werden, dass die Kohlenhydratspeicher im Körper begrenzt sind. Sie reichen für höchstens zwei Stunden Intensivtraining und brauchen in der Regel anschließend 24 bis 48 Stunden, um wieder gefüllt zu sein. Die Geschwindigkeit der Regeneration ist somit ebenfalls ernährungsabhängig und wird letztendlich zur leistungsbegrenzenden Größe im Hochleistungssport.

Der biochemische Stoffwechselbetrieb nutzt die Kohlenhydrate als ökonomischen Treibstoff. Zusätzlich aber werden Zündstoffe wie bestimmte Vitamine und Mineralstoffe benötigt. Sie aktivieren und steuern als biologische Katalysatoren die Vorgänge rund um die Energiegewinnung und sorgen dafür, dass Muskeln und Nerven einwandfrei funktionieren.

Ernährungsfehler zeigen schnelle Wirkung

Sportler, die Höchstleistungen erbringen müssen, reagieren auf Nährstoffdefizite sofort. Die Muskeln verkrampfen, die Leistung fällt ab, die Regeneration verzögert sich, der Körper wird anfälliger für Infektionen, der Trainingserfolg bleibt aus. Das heißt, schon kleine Fehler in der Ernährung können große negative Auswirkungen auf die mögliche Trainings- und Wettkampfleistung haben und letztendlich die Erfolgsaussichten einer harten Trainingseinheit empfindlich beeinträchtigen.

Neben der Quantität der Nahrung muss vor allem auch die Qualität stimmen. Aktive Sportler sind gegenüber Personen mit geringem Energieumsatz allerdings im Vorteil. Wer Diät hält, hat häufig große Schwierigkeiten, sich vollwertig zu ernähren. Erfahrungen aus Großversuchen mit Freiwillen zeigen, dass bereits bei einer Energiezufuhr von weniger als 1500 Kilokalorien pro Tag die Versorgung mit einzelnen lebensnotwendigen Vitaminen und Mineralstoffen kritisch wird. Der Umkehrschluss ist logisch: Ernährt sich ein Leistungssportler ausgewogen, bekommt er allein aufgrund seines erhöhten Energieumsatzes mehr Vitamine, Mineralstoffe und Proteine – zumal Sporternährungswissenschaftler davon ausgehen, dass der Bedarf an Vitaminen, Mineralstoffen und Eiweiß (Protein) durch die zusätzliche Belastung nicht überproportional steigt.

Problematischer wird es, wenn auch Leistungssportler auf ihre Figur achten müssen und deshalb zu wenig essen. Davon betroffen sind in erster Linie die ästhetischen Sportarten wie Kunstturnen, Eiskunstlaufen, Ballett oder Pferderennen. Auch all diejenigen, die in Gewichtsklassen kämpfen, zählen dazu. Bei diesen Sportlern taucht ein spezielles Problem auf, nämlich das des »Gewichtmachens« oder »Abkochens« (siehe Seite 164 ff.). Untersuchungen zeigen in diesen Bereichen häufig eine (zu) geringe Energiezufuhr, verbunden mit einer zu geringen Zufuhr an Kohlenhydraten und Mikronährstoffen.

Von Mythen und Aberglaube

Dass es einen Zusammenhang zwischen sportlicher Leistungsfähigkeit und Ernährung gibt, war bereits bei der ersten Olympiade im antiken Griechenland Thema. Dabei konnten die Athleten der Antike nicht wie heute auf fundierte naturwissenschaftliche Erkenntnisse zurückgreifen. Sie begründeten ihr Ernährungsverhalten vielmehr mit ausführlichen Beobachtungen und mythischen Vorstellungen. So war die Sportlerernährung im frühen Altertum zunächst vegetarisch, wurde aber schon bald mit viel Fleisch ergänzt. Man war überzeugt, dass Fleisch Kraft und Energie verleiht. Von dem fünffachen Olympiasieger Milon von Croton in Kalabrien ist überliefert, dass er »täglich 17 Pfund Brot, 17 Pfund Fleisch und zehn Liter Wein« gegessen und getrunken haben soll. Nach dem Sieg bereicherte ein vierjähriger Ochse den Speisezettel des einstigen Spitzensportlers, nachdem er den Ochsen auf seinen Schultern um die Laufbahn des Stadions getragen und mit einem Faustschlag zur Strecke gebracht hatte. Claudius Galenus, ein griechischer Arzt, schrieb im 2. Jahrhundert nach Christus: »Ein Mann, der Übungen treibt und sich nur von Gemüse und Gerstenschleim ernährt, würde schnell den ganzen Körper zugrunde richten und erschöpfen.« Welches Fleisch ein Sportler allerdings bekam, hing von abergläubischen Riten ab und von der Wirkung, die man einer bestimmten Fleischsorte zusprach. Dabei ging man recht bildhaft vor. Große kräftige Tiere sollten dem Ringer Kraft geben. Dem Sprinter servierte man Ziegenfleisch oder ganze Fische, die in bewegter See gefangen wurden. Eine ähnliche Denkweise findet man auch in der mythischen Vorstellung des afrikanischen Häuptlings, der das Herz eines gerade erlegten Löwen verzehrt, um sich dessen Kraft und Mut einzuverleiben. Und auch in der heutigen Zeit tauchen ähnliche Vorstellungen immer wieder auf.

So ist es noch gar nicht lange her, dass Straßenradsportler Hechtsuppe verlangten, um auf diese Weise Kraft und vor

 Kostzusammensetzung und Glykogengehalt im Muskel.
Quelle: Muskelglykogengehalt und maximale Arbeitszeit bei definierter Belastung und verschiedenen Kostformen (nach Ketz, H.-A.: Ernährung und Leistung, z. Ernährungsforschung 21, 101, 1976)

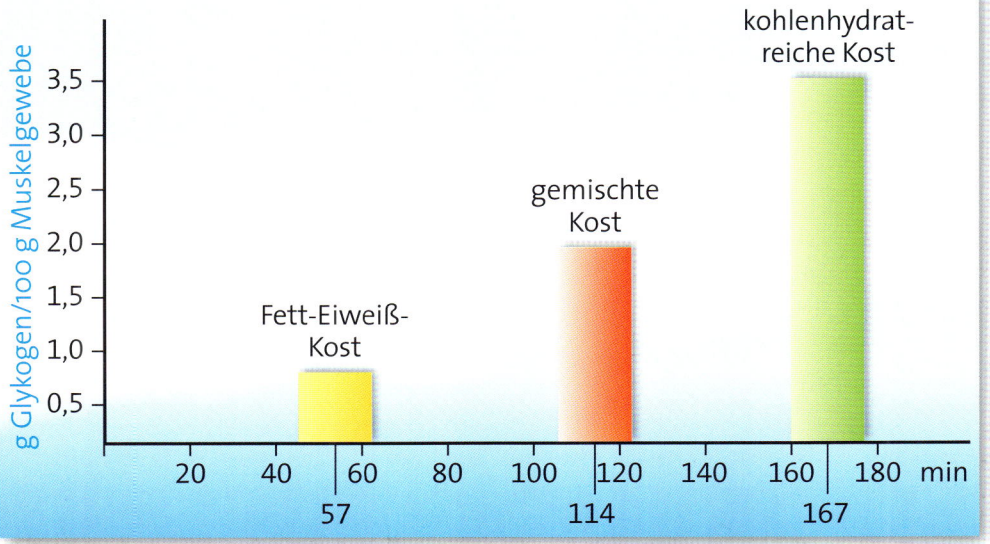

allem Schnelligkeit des flinken Süßwasserräubers zu erwerben. Wenn Ringer im antiken Olympia Stierhoden verspeisten oder Kälberblut tranken, könnte man dies mit leistungssteigernden Medikamenten wie anabolen Hormonen oder Maßnahmen wie Kälberblutinfusionen unserer modernen Zeit vergleichen. Allerdings bewegt man sich damit heute auf dem sehr schmalen Grat zwischen gut begründeter ärztlicher Therapie und verbotenem Doping (anabole Steroide).

Die wissenschaftliche Erforschung der Sportlerernährung begann erst im 19. Jahrhundert. Und obwohl man den Kohlenhydratstoffwechsel bereits damals als den energieliefernden Vorgang für die Muskelarbeit anerkannte, dauerte die Umsetzung der wissenschaftlichen Erkenntnisse noch sehr lange.

Gerade in der englischen Sportliteratur wurde einer fleischbetonten Ernährung die größte Bedeutung zugeschrieben. Und auch bei den Vorbereitungen auf die Olympiade 1936 spielte Fleisch eine wichtige Rolle in der Ernährung.

Im Durchschnitt wurden von jedem Sportler pro Tag 200 bis 230 Gramm Eiweiß und 200 bis 270 Gramm Fett verzehrt. Die hervorragenden Leistungen wurden als Bestätigung für den Nutzen des hohen Eiweißverzehrs gewertet. Auch bei den Olympischen Spielen 1952 bis 1976 stand die eiweißbetonte Ernährung im Vordergrund.

Ausgewogene Mischkost als beste Basis

Nachdem sich im Lauf des 20. Jahrhunderts in der Sportlerernährung die sogenannte Steakwelle hartnäckig gehalten hat, ist mittlerweile der Vorteil einer kohlenhydratreichen Kost unbestritten. Ausdauertests haben gezeigt, dass die Teilnehmer nach einer eiweiß- und fettreichen Mahlzeit vorschnell aufgeben. Um länger durchzuhalten, fehlen ihnen die pflanzlichen Kohlenhydrate, die den Gehalt an Glykogen (tierische Stärke) in den Muskeln steigert und sie so ausdauernder macht. Den Zusammenhang von Kohlenhydratgehalt der Kost, Muskelglykogengehalt und Ausdauerleistungsfähigkeit verdeutlicht die Grafik auf Seite 13. Das Ergebnis ist eindrucksvoll: Im Vergleich zu einer protein- und fetthaltigen Kost bringt die kohlenhydratreiche Ernährung im Ausdauertest ein um fast 300 Prozent besseres Ergebnis. Heute achtet man in der Sportlerernährung auf Ausgewogenheit. Das Grundmuster sollte kohlenhydratbetont, eiweißhochwertig und fettkontrolliert sein. Lebensmittel mit einer hohen Nährstoffdichte an B-Vitaminen, Magnesium, Kalium, Eisen und Zink sind zu bevorzugen. Das bedeutet: Eine ausgewogene Mischkost aus pflanzlichen und tierischen Lebensmitteln ist die beste Ernährungsgrundlage eines jeden Leistungssportlers. In der

Trainingsaufbauphase spielen eiweißreiche Produkte wie Fleisch, Fisch, Ei, Milch und Milchprodukte eine größere Rolle. Vor, während und nach einem Wettkampf sollte dagegen auf eine kohlenhydratreiche Kost geachtet werden – und zwar mit sinnvoller Schwerpunktsetzung in jeder der genannten Phasen.

Von der Fitnessernährung der Antike bis zur Hochleistungskost von heute ist es ein weiter Weg. Iso- und Energydrinks, Kohlenhydratriegel für Ausdauer und Kraft, Proteinshakes, Peptide und Aminosäurepräparate stehen ebenso zur Verfügung wie Vitamin- und Mineralstoffsupplemente und weitere ergogene Leistungsförderer wie zum Beispiel Kreatin. Ähnlich vielfältig sind auch die Darreichungsformen – vom fertigen Getränk oder Pulver zum Anrühren über Tabletten, Ampullen, Kapseln bis zu Riegeln und kompletten Flüssigmahlzeiten. Nahrungsergänzungsmittel haben im Leistungssport und unter bestimmten Bedingungen auch im Freizeit- und Fitnessbereich durchaus ihre Berechtigung. Sie können, wie der Name bereits sagt, die Ernährung ergänzen, entstandene Defizite schnell ausgleichen und bei besonders hohem Energie- und Nährstoffbedarf eine sichere Versorgung erleichtern. Doch gerade deswegen müssen sie auf den Prüfstand. Wie sie wirken und für wen sie sinnvoll sein können, erfahren Sie in Kapitel 5.

Die meisten Ernährungsfehler machen Sportler in der Alltagskost. Häufig mangelt es an Kenntnissen über die Bedeutung einzelner Nährstoffe als Fitmacher oder es fehlt ganz einfach das Wissen, welche Lebensmittel für die entsprechende Nährstoffversorgung besonders gut geeignet sind.

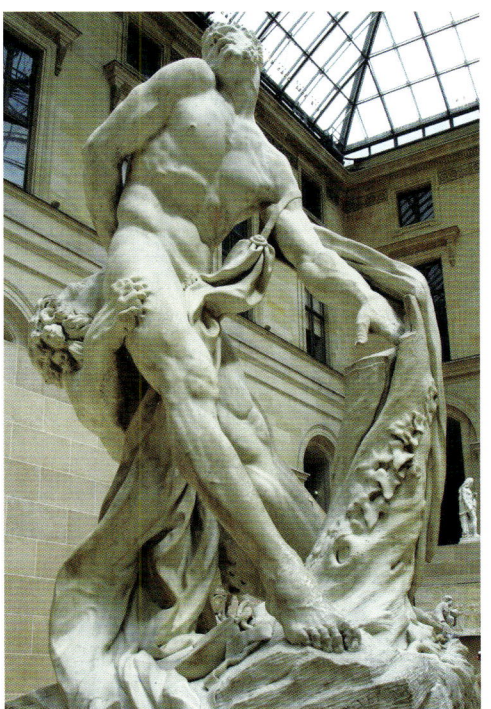

Schon im antiken Griechenland sah man einen Zusammenhang zwischen sportlicher Leistung und Ernährung.

2

Nährstoffe –
Bausteine für den Erfolg

Vor der Aktion steht die Information. Das Wissen um die Bedeutung der Nährstoffe als Fitmacher ist ebenso wichtig wie die Kenntnis der Vorgänge im Energiestoffwechsel. Wer weiß, wann und wie was im Stoffwechsel passiert, kann seine Leistung durch Essen und Trinken entsprechend steigern.

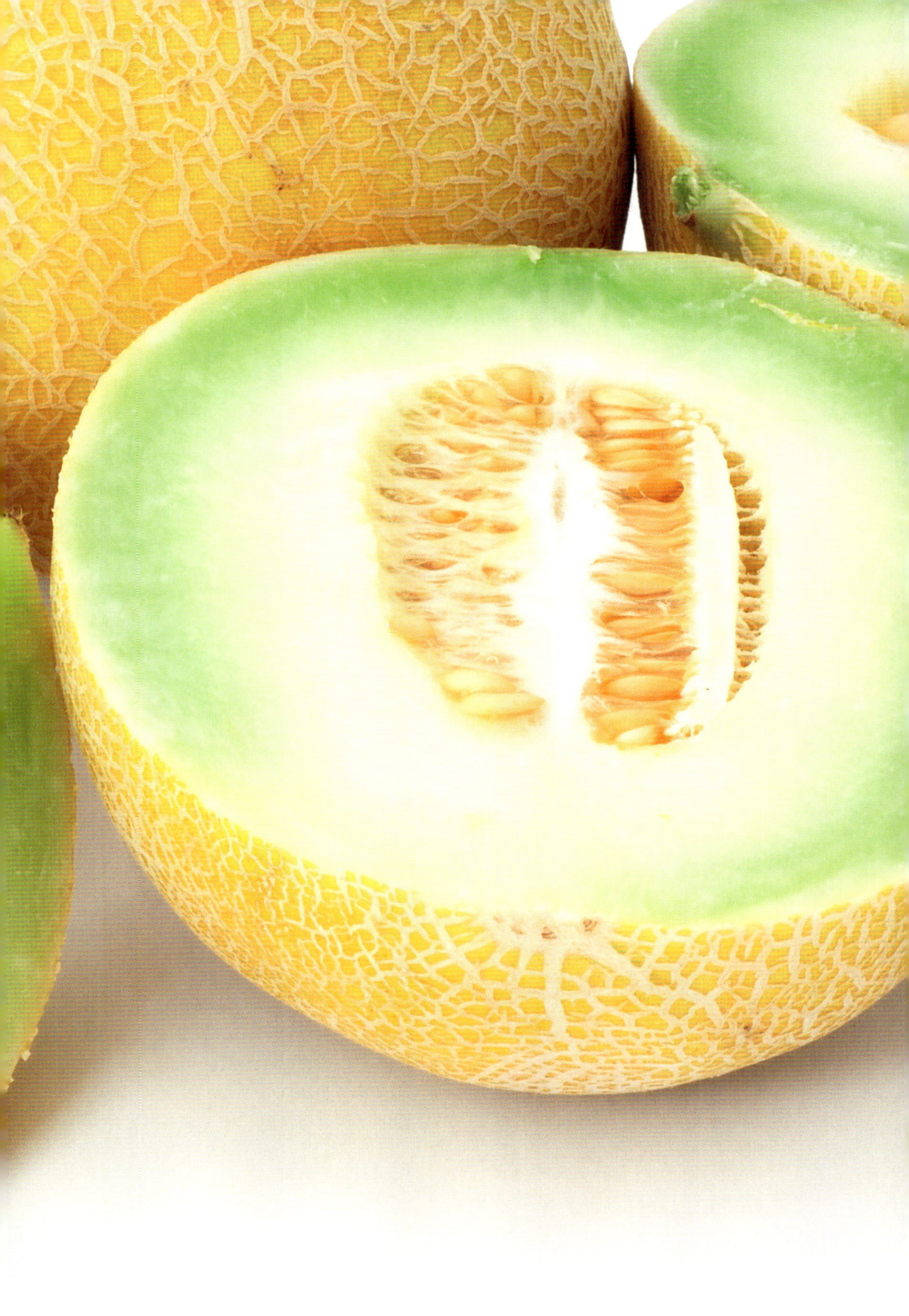

Nährstoffe –

Bausteine für den Erfolg

Während die Ernährung ein zuverlässiger Trainingspartner und unverzichtbarer Erfolgsfaktor im sportlichen Wettkampf ist, sind die Nährstoffe die eigentlichen Bausteine für den Erfolg.

Wir essen Lebensmittel und benötigen Nährstoffe für die verschiedenen Ernährungsaufgaben. Durch den Vorgang der Verdauung kann sich der Körper die Nährstoffe aus den unterschiedlichen Lebensmitteln verfügbar machen. Früher zählten nur die drei energiehaltigen Nahrungsbestandteile Kohlenhydrate, Fett und Eiweiß zu den Nährstoffen. Der Nährstoffbegriff war eng an die Eigenschaft gekoppelt, Kalorien zu liefern.

Heute unterscheiden wir energieliefernde und nicht energieliefernde Nährstoffe. Die nicht energieliefernden Nährstoffe, Vitamine und Mineralstoffe, sind essenziell, das heißt, der Körper benötigt sie unbedingt für bestimmte Stoffwechselfunktionen, kann sie aber nicht selbst herstellen. Essenzielle Nährstoffe müssen also mit der Nahrung aufgenommen werden. Für Gesundheit, Fitness und Wohlbefinden benötigen wir, wie bereits ausgeführt, täglich zirka 50 verschiedene Nährstoffe – von den essenziellen Aminosäuren bis zum Spurenelement Zink. Je vielseitiger der Speiseplan zusammengestellt ist, desto sicherer wird die Versorgung mit allen benötigten Nährstoffen.

Nährstoffe erfüllen dabei – und das gilt nicht nur für aktive Sportler – hauptsächlich drei Aufgaben:

☐ Bereitstellung von Nahrungsenergie für die verschiedenen Arbeitsleistungen des Körpers,

☐ Wachstum und Erhalt von Körpersubstanz sowie

☐ Stoffwechselsteuerung und Gesundheitsschutz.

So kommen Sportler in Bewegung

Die Energie für die Muskelarbeit liegt in der Zelle in chemischer Form vor. Diese energiereiche Verbindung heißt ATP (Adenosintriphosphat). Der eigentliche Ort der Energiegewinnung ist die Zelle. Dort werden die energiehaltigen Nährstoffe Kohlenhydrate, Fette und Eiweiß mit und ohne Sauerstoff zu energieärmeren Stoffwechselzwischen- und -endprodukten umgewandelt. Der Abbau von Nährstoffen und die daraus resultierende Energiegewinnung laufen in einem stufenweisen Prozess ab, der in

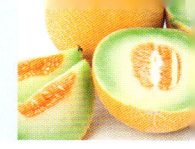

den Kraftwerken der Zellen, den Mitochondrien, stattfindet. Man vergleicht dieses System gern mit einem »Verbrennungsofen«, da dort die Nährstoffe mit Hilfe des eingeatmeten Luftsauerstoffs oxidieren (»verbrennen«). Dennoch ist dieser Vergleich nicht ganz korrekt.

In lebenden Zellen wird die Verbrennungsenergie nicht wie im Ofen vollständig als Wärme freigesetzt, sondern zum Aufbau einer energiereichen Phosphorverbindung genutzt – des Energiespeichermoleküls ATP. Man kann diese Verbindung auch als »Wechselgeld des biochemischen Stoffwechselbetriebs« bezeichnen. Sie ist überall dort gültige Währung, wo Energie benötigt wird.

Die bei der Verbrennung der Nährstoffe frei werdende Energie wird also genutzt, um ATP aufzubauen, während die bei der ATP-Aufspaltung frei werdende Energie dazu dient, Arbeit, genauer gesagt Muskelarbeit, zu leisten. ATP stellt somit die unmittelbare Energie für die Muskelarbeit dar.

Energiequellen richtig angezapft

Alle energieliefernden Vorgänge in der Muskelzelle – sowohl die Nutzung von Kreatinphosphat (KP), das direkt im Muskel gespeichert wird und für die Regeneration von ATP zuständig ist, als auch die Energiegewinnung aus Kohlenhydraten mit und ohne Sauerstoff (aerob und an-

aerob) sowie die Verbrennung von Fettsäuren – dienen dazu, den unmittelbar verfügbaren Energieträger ATP immer wieder neu zu bilden. ATP-Bildung und ATP-Verbrauch stehen so im Mittelpunkt des Energiestoffwechsels.

>> *Der Körper verfügt über unterschiedlich schnell nutzbare Energiequellen und -produktionsmöglichkeiten – von der unmittelbaren Startenergie in Form der energiereichen Phosphate (ATP, KP) bis zur schier unerschöpflichen Langzeit-Energiereserve Fett.*

Den weitaus größten Teil der notwendigen Energie erhält die Zelle aus der aeroben Oxidation der Nährstoffe, also vor allem bei der Verbrennung von Kohlenhydraten und Fetten mit Sauerstoff. Steigen jedoch die Belastungshöhe und der damit verbundene aktuelle Energiebedarf plötzlich an – dies ist der Fall bei intensiven Belastungen mit hohem Energiebedarf, wie zum Beispiel bei einem Sprint oder größeren Krafteinsätzen –, ist die aerobe Verbrennung zu träge. Dann muss der Organismus die ohne Sauerstoff rasch ablaufende anaerobe Energiegewinnung in Gang setzen. Die Kohlenhydrate, konkret der Traubenzucker, werden nicht mehr verbrannt, sondern nur aufgespalten. Dabei wird wesentlich schneller Energie freigesetzt.

Einen Haken hat dies: Als störendes Nebenprodukt entsteht im Muskel die bekannte Milchsäure (Laktat) und der Muskel übersäuert. Der Vorteil dieser Reaktion ist zwar die schnelle Energiebereitstellung zum Aufbau der Phosphatpakete, als Nachteil muss aber die geringere ATP-Ausbeute im Vergleich zum vollständigen Kohlenhydratabbau mit Sauerstoff in Kauf genommen werden.

Die unmittelbar verfügbaren, kurzfristig abrufbaren Energiespeicher – in Form der energiereichen Phosphate ATP und KP – sind nur in geringer Zahl angelegt. Sie können aber jederzeit und rasch regeneriert werden.

>> *In erheblich größerem Umfang können Kohlenhydrate in Form der Glykogenspeicher in Muskulatur und Leber »gelagert« werden. Im Vergleich zu den unerschöpflichen Fettenergiedepots sind die Kohlenhydratreserven aber wiederum eher gering. Eiweiße schließlich, die dritten im Bunde der Hauptnährstoffe, werden nur in begrenztem Umfang und unter besonderen Bedingungen zur Energiegewinnung herangezogen, zum Beispiel bei Kohlenhydratmangel oder während einer Fastenkur.*

Stellen Sie sich zur Veranschaulichung die Muskeln als einen Motor vor, der mit den vier im Körper vorhandenen Energiespeichern durch Schlauchleitungen verbunden ist. Werden die Muskeln aktiviert, zapfen sie die Speicher an (vgl. Schaubild Seite 21).

Da die Energiespeicher unterschiedlich groß und die Zuleitungen unterschiedlich »dick« sind, geschieht dies in spezieller Weise. Die Leitung mit dem größten Durchmesser führt zu dem kleinsten »Akku«, dem Kreatinphosphat. Dieses steht dem Muskel aufgrund der hohen Durchflussrate sofort zur Verfügung, ist aber auch entsprechend schnell verbraucht.

Etwas länger dauert es, bis die anaerobe und die aerobe Energiegewinnung (ohne bzw. mit der Einbeziehung von Sauerstoff) aus dem Zucker (Kohlenhydrate) beginnen. Erst der letzte und dünnste Schlauch führt zu dem größten Speicher, dem Fett. Er ist zuständig für die leichten bis mittelschweren Belastungen und beinhaltet das mit Abstand größte Energiereservoir des Körpers. Hier sind im Durchschnitt zirka 100 000 Kilokalorien gespeichert – eine Energiemenge, die ausreichen würde, um zum Beispiel eine fast 400 Stunden lange Wanderung zu unternehmen.

Wer sowohl in Ruhe als auch unter Belastung mehr Fett verbrennen will, muss diesen »Schlauch« dicker bzw. durchlässiger machen. Die Durchflussrate der Fettdepots lässt sich durch gezieltes Training

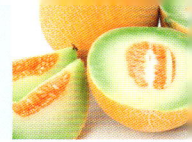

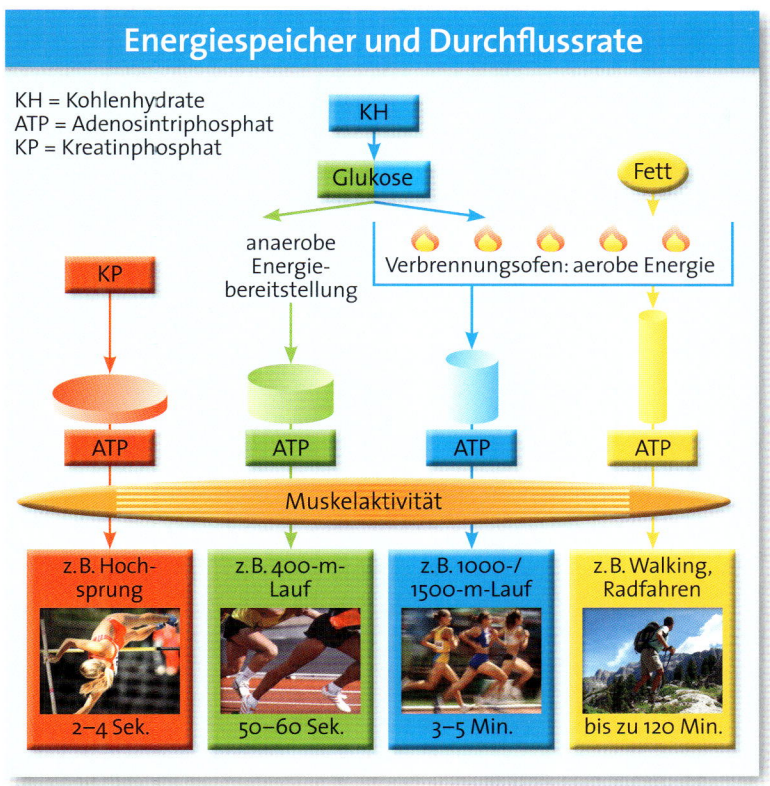

Energiespeicher und Durchflussrate

KH = Kohlenhydrate
ATP = Adenosintriphosphat
KP = Kreatinphosphat

KH

Glukose

Fett

KP

anaerobe Energie-bereitstellung

Verbrennungsofen: aerobe Energie

ATP

ATP

ATP

ATP

Muskelaktivität

z.B. Hoch-sprung	z.B. 400-m-Lauf	z.B. 1000-/1500-m-Lauf	z.B. Walking, Radfahren
2–4 Sek.	50–60 Sek.	3–5 Min.	bis zu 120 Min.

Quelle: Nach Froboese, Hamm 2006, und Trunz, Hamm 2001

der Grundlagenausdauer steigern. Dieses allgemeine Ausdauertraining ermöglicht das Durchhalten längerer Belastungen in aerober Stoffwechsellage. Nur in diesem Bereich lassen sich Fette zur energetischen Sicherung der Leistung umsetzen. Dieser Trainingseffekt im Sinne einer besseren Nutzung der Fette als Energiequelle hilft dem Leistungssportler, bei Ausdauerbelastungen die bekanntlich knapperen Glykogenreserven der Arbeitsmuskeln zu schonen – zum Beispiel für einen Endspurt bei einem Marathonlauf.

Der Übergewichtige profitiert ebenso von der effizienten Nutzung seiner Fettdepots als Energiequelle. Übrigens: Richtig ist, dass Sie bereits mit jedem Schritt dem Fettstoffwechsel einheizen können. Die Voraussetzung ist lediglich die jeweils richtige Belastungsintensität. Nur wer falsch trainiert, kann den Fettstoffwechsel mit zu hohen Belastungsintensitäten abwürgen.

Nährstoffe optimal kombiniert

Wie bereits mehrfach erwähnt, ist Sauerstoff sozusagen der Funke, der für die Nährstoffverbrennung in unseren Zellen notwendig ist. Die beiden wichtigsten Energielieferanten sind dabei die Makronährstoffe Kohlenhydrate und Fette. Unter bestimmten Stoffwechselbedingungen, wie zum Beispiel bei Kohlenhydratmangel oder im Hungerstoffwechsel, auch Eiweiß. Alkohol ist zwar kein Nährstoff, leistet aber einen nicht unerheblichen Beitrag zur Energiebereitstellung. Die Hauptnährstoffe liefern unterschiedlich viel Energie, wobei sich deutlich zeigt, dass Fett die höchste Energiedichte aufweist.

Kohlenhydrate – best energy

Sportler, allen voran die Tennisprofis, haben dazu beigetragen, den guten Ruf der Kohlenhydrate als Fitmacher wiederherzustellen und ihr schlechtes Image als Dickmacher abzubauen. Weltweit stellen Nahrungskohlenhydrate über 50 Prozent der benötigten Nahrungsenergie bereit. Den Löwenanteil der Basisenergie liefern dabei stärkereiche Getreideprodukte, zum Beispiel Brot, Breigerichte oder Teigwaren. Müsli und Nudeln sind die Symbollebensmittel einer modernen kohlenhydratbetonten Fitnesserernährung.

Kohlenhydrate sind der wichtigste Energiestoff für alle Sportler. Die Favorisierung der Nahrungskohlenhydrate

AUF EINEN BLICK
Energiegehalt/Brennwerte in Kilojoule bzw. Kilokalorien

1 g Kohlenhydrate	4 kcal/17 kJ
1 g Eiweiß	4 kcal/17 kJ
1 g Fett	9 kcal/38 kJ

Im Vergleich dazu: 1 g Alkohol liefert 7 kcal/30 kJ

Umrechnung: 1 kcal = 4,2 kJ

Der Energiegehalt der Nährstoffe und damit der Nahrung sowie der Energiebedarf des Körpers werden in Kilojoule oder Kilokalorien ausgedrückt. Die offizielle Maßeinheit für Energie ist zwar bereits seit vielen Jahren Kilojoule (kJ), doch hat sich dieser Begriff im allgemeinen Sprachgebrauch gegen die alte Einheit Kilokalorien (kcal) nicht durchgesetzt.

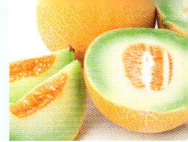

Nährstoffaufteilung
Kohlenhydrate, Fett, Eiweiß

Die richtige Verteilung der drei Hauptnährstoffe bezogen auf den gesamten Energiebedarf pro Tag sieht wie folgt aus:

Kohlenhydrate: mindestens 50 Prozent

Fett: bis zu 35 Prozent

Eiweiß (Protein): etwa 15 Prozent

Diese Basisformel kann im Leistungssport gewisse Abweichungen erfordern, indem zum Beispiel zur Vorbereitung eines Marathonlaufs die anteilige Energiezufuhr aus Kohlenhydraten auf 60 bis 70 Prozent gesteigert wird.

(Stärke und Zucker) als Hauptenergieträger erfolgt dabei nicht ohne Grund. Sie sind die bevorzugte Energiequelle für alle körperlichen und geistig-nervlichen Leistungen. Muskeln, Gehirn und Nerven können gleichermaßen gut mit ihnen arbeiten. Kohlenhydrate können sowohl mit Sauerstoff (aerob) als auch ohne Sauerstoff (anaerob) zur Energiegewinnung herangezogen werden. Die Energieausbeute ist, bezogen auf den verbrauchten Sauerstoff, größer als bei Fetten. Dieses Argument spricht für Kohlenhydrate als besonders ökonomische Energiequelle.

Je höher die Belastungsintensität ist, desto größer ist der Kohlenhydratanteil an der Energiebereitstellung. Von Nachteil ist die relativ begrenzte Speicherfähigkeit von Kohlenhydraten im Organismus.

Die Speicherform der Kohlenhydrate ist das Glykogen, die sogenannte tierische Stärke, in der Leber und Muskulatur. Es ist vorrangiges Ernährungsziel, durch eine kohlenhydratreiche und fettkontrollierte Kost für optimale Glykogenspeicher zu sorgen. Die zurzeit übliche kohlenhydratarme und fettreiche Routinekost ist dazu nicht geeignet.

Glykogen – ideale Energiereserve

Glykogen wird im menschlichen Körper in der Leber und in der Muskulatur gespeichert. Das Leberglykogen dient der Blutzuckerregulation und trägt damit zur Versorgung der Muskulatur bei. Die Aufrechterhaltung des Blutzuckers zwischen den Mahlzeiten ist vor allem für eine kontinuierliche Versorgung der Gehirn- und Nervenzellen mit Glukose als Energiequelle wichtig. Bei länger dauernden sportlichen Einsätzen sorgen kohlenhydrathaltige Getränke für die Aufrechterhaltung des Blutzuckerspiegels. Das kommt der Konzentrations- und Koordinationsfähigkeit zugute.

Das Muskelglykogen wird ausschließlich als Energielieferant im Muskel verwertet. Ein Erwachsener hat einen Muskelglykogen-Pool von zirka ein bis drei Gramm je 100 Gramm Muskelgewebe, das entspricht im Durchschnitt zirka 400 Gramm Glykogen.

Bei nicht ausreichenden Muskelglykogenvorräten muss die Energiegewinnung vorrangig aus der Fettsäureoxidation bestritten werden. Fette sind zwar eine konzentrierte und in großen Mengen verfügbare Energiequelle, die Belastungsintensität muss bei dieser Art von Energiegewinnung aber reduziert werden. Das macht sich zum Beispiel subjektiv mit zunehmendem Ermüdungsgefühl in der Muskulatur bemerkbar. Beim Radrennen werden die Beine schwer. Das ist der Moment, in dem dem Radsportler der häufig zitierte »Mann mit dem Hammer« begegnet – ein Zeichen dafür, dass die Muskeln zunehmend auf Fettverbrennung umsteigen müssen.

Der Rückgang der maximal möglichen Intensität betrifft alle Ausdauersportar-

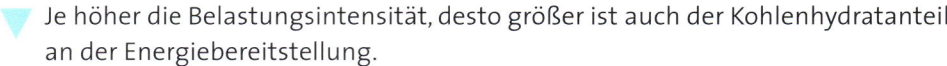
Je höher die Belastungsintensität, desto größer ist auch der Kohlenhydratanteil an der Energiebereitstellung.

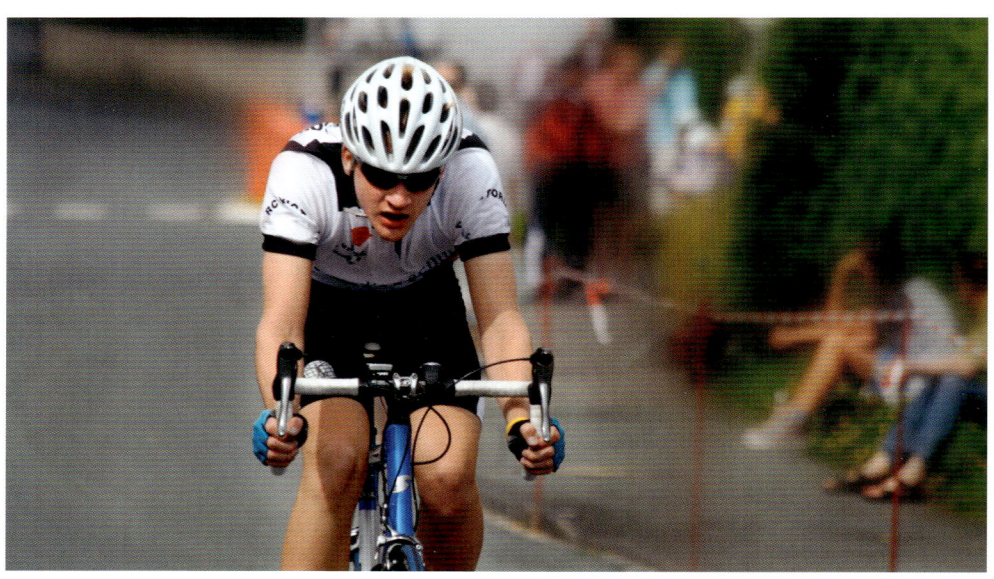

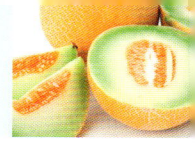

ten. Von großer Bedeutung sind daher gut ausreichende Glykogendepots, zum Beispiel beim Langlauf oder beim Radrennen, bei Intervallbelastung, zum Beispiel im Spielsport, und bei intensivem umfangreichem Training. Vor allem die Menge des im Muskel mobilisierbaren Glykogens ist im Wettkampf ohne Zweifel ausschlaggebend für die Leistungsfähigkeit, besonders bei entscheidenden Belastungsspitzen, zum Beispiel Sprints. Im Spielsport ermöglichen gut angelegte Glykogendepots eine intensivere Spielbeteiligung in der zweiten Spielhälfte.

Kohlenhydratbetont essen und trinken ist das ideale Rezept gegen nachlassende Kräfte, verpasste Torchancen und unnötige Gegentore – vor allem in der Schlussphase eines Spiels.

Mit Kohlenhydraten punkten

Während eines Spiels legen Fußballer erhebliche Distanzen im Dauerlauf zurück. Zahlreiche Sprints mit ständigen Richtungs- und Tempowechseln kommen hinzu, ebenso hohe mentale Beanspruchungen im Bereich von Konzentration und Koordination. Für all diese Leistungen sind Kohlenhydrate (Stärke und Zucker) nicht nur »best energy«, sondern auch besonders effizient. Aufgrund des intervallartigen Charakters eines Fußballspiels mit häufigem Intensitätswechsel kommt dem Kohlenhydrathaushalt für die erforderliche

Energiebereitstellung die größte Bedeutung zu. Je höher die Belastungsintensität, desto mehr Energie muss über Kohlenhydrate zur Verfügung stehen. Maximalbelastungen wie Sprints sind mit »erschöpften« oder von Anfang an schlecht angelegten Glykogenspeichern nicht oder kaum möglich. Das Glykogen ist daher für die meisten sportlichen Belastungen, insbesondere aber für solche mit hohen Intensitäten und intervallartigen Wettkampfanforderungen, von leistungsentscheidender Bedeutung. Im Fußballsport werden heute 20 Prozent der gesamten Laufstrecke mit hohem Tempo absolviert!

Durch verschiedene wissenschaftliche Untersuchungen konnte nachgewiesen werden, dass Laufleistung, Schnelligkeit, Konzentration und Koordination vor allem in der zweiten Spielhälfte und bei Verlängerungen von gut angelegten Glykogendepots abhängen. Da statistischen Auswertungen zufolge die meisten Tore eines Fußballspiels in den letzten 15 Minuten fallen, entscheiden die Spieler mit den besten Energiereserven über den Spielerfolg. Bei intensivem Training und häufigen Spielen, beispielsweise bei Turnieren oder englischen Wochen, dient die Ernährung nach dem Sport nicht nur der Regeneration, sondern muss schon wieder auf den nächsten Einsatz vorbereiten: »Nach dem Spiel ist bekanntlich vor dem Spiel.« Kohlenhydrate sind dazu gleichermaßen geeignet. Sie fördern die Regeneration, indem sie die entleerten Glykogenspeicher wieder auffüllen, während fettreiche Kost und alkoholische Getränke die Regeneration deutlich verzögern. Um über 90 Minuten Top-Leistungen erbringen zu können, gehört neben der richtigen Kohlenhydratbevorratung auch der richtige Schluck zur rechten Zeit zum »Supertreibstoffmix« eines Fußballers.

Schließlich kann man auch sein Krafttrainingsprogramm nur erfolgreich absolvieren, wenn genügend Kohlenhydratenergie getankt wurde. Kohlenhydrate haben in Bezug auf die für den Aufbau zuständigen Proteine sogar einen ausgesprochenen Spareffekt, das heißt Eiweiß wird geschont und nicht zur Gewinnung von Energie abgebaut. Wer vor einer Krafttrainingseinheit genug Kohlenhydrate isst, um sein Trainingspensum zu absolvieren, sorgt dafür, dass Protein wirklich als Aufbaustoff zur Verfügung steht und nicht unökonomisch als Energiequelle verheizt wird.

Das vorteilhafte Kohlenhydratenergiekonzept gilt aber auch für sportliche Einsätze mit hohen mentalen Anforderungen an Konzentration und Koordination. Hohe mentale Belastungen bei verhältnismäßig geringem muskulärem Energiebedarf kommen beim Motorsport, Schießen und Skispringen vor. Turnen, Gymnastik, Eiskunstlauf und Tanzsport stellen dagegen eine Kombination aus kurzfristigen hochintensiven muskulären mit geistig-nervlichen Belastungen dar. Ob mit mehr oder weniger Muskeleinsatz – Kohlenhydrate sind in jedem Fall gefragt, denn für Gehirn und Nervensystem sind sie durch keinen anderen Energieträger zu ersetzen.

Bei Kohlenhydratmangel kann es daher rasch zu Störungen der geistig-nervlichen Fitness kommen. Man kann sich schlecht konzentrieren und macht häufiger Fehler. Sportler fürchten in diesem Zusammenhang den sogenannten Hungerast (vgl. Seite 84).

Übrigens: Diese Überlegungen einer kohlenhydratbetonten Fitnessernährung gelten grundsätzlich auch für Autofahrer während langer Touren und »Gehirnjogger« während anstrengender Marathonsitzungen im Büro oder auf Tagungen. Vom »Muskelbenzin« der Tennisspieler und Radprofis profitiert also auch der Kopfarbeiter im beruflichen Alltag – allerdings in anderer Dosierung und unter besonderer Berücksichtigung ihrer Verfügbarkeit (glykämischer Index vgl. Seite 32 ff.).

Kleiner Exkurs: Kohlenhydrate schmecken nicht nur süß

Kohlenhydrate bestehen aus einzelnen Bausteinen, den sogenannten Sacchariden. Je nach deren Anzahl unterscheidet man drei Gruppen:

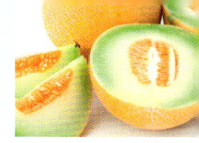

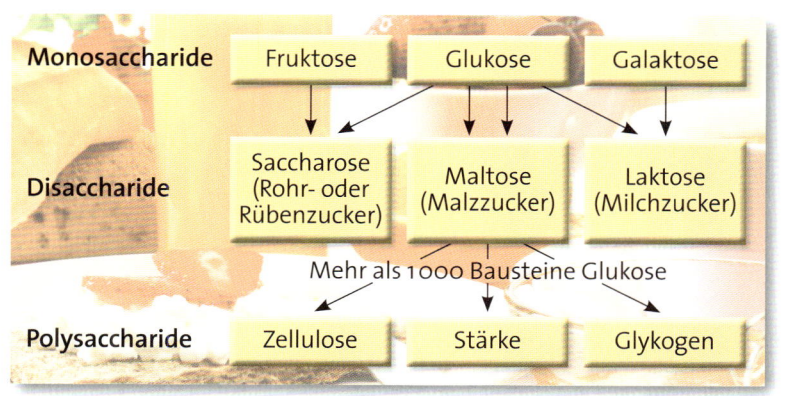

◀ Aufbau der bedeutendsten Kohlenhydrate

- Einfachzucker (Monosaccharide),
- Zweifachzucker (Disaccharide),
- Vielfachzucker (Polysaccharide).

Dabei sind die Ausdrücke in den Klammern die jeweiligen Fachbezeichnungen. Geläufiger sind sicher die Namen Traubenzucker, Fruchtzucker, Haushaltszucker und Stärke. Wie lassen sich diese verschiedenen Bezeichnungen den drei Kohlenhydratgruppen zuordnen?

Zu den Einfachzuckern zählen der Traubenzucker (Glukose) und der Fruchtzucker (Fruktose). Ein weiterer Einfachzucker ist die Galaktose, ein Bestandteil des Milchzuckers. Kombiniert man die verschiedenen Einfachzucker miteinander, so entstehen alle weiteren Kohlenhydrate. Der wichtigste Zweifachzucker ist die Saccharose, die als Haushaltszucker aus Zuckerrüben oder Zuckerrohr bekannt ist. Die Saccharose besteht aus einem Teil Glukose und einem Teil Fruktose. Kombiniert man Fruktose mit Glukose, so erhält man den Invertzucker, einen Zweifachzucker, der im Honig vorkommt. Weitere Zweifachzucker sind der Malzzucker (Maltose) und der Milchzucker (Laktose). Die Einfach- und Zweifachzucker schmecken süß, haben allerdings unterschiedliche Süßkraft. Diese ist am stärksten bei der Fruktose und am geringsten beim Milchzucker. Mit Oligosacchariden bezeichnet man kürzere Kohlenhydratketten mit drei bis etwa zehn Saccharidbausteinen.

Wenn eine große Zahl von Einfachzuckern zu langen Ketten verknüpft ist, spricht man von Vielfachzuckern, komplexen Kohlenhydraten oder Polysacchariden. Mit der unterschiedlichen Kettenlänge ist aber nicht automatisch eine schnellere oder langsamere Stoffwechselverfügbarkeit verbunden. Das wichtigste Nahrungspolysaccharid ist die Stärke, zum Beispiel aus Getreide und Kartoffeln. Stärke, Maltodextrin und Glukose führen zu ähnlichen Blutzuckerreaktionen. Die unverdaulichen Kohlenhydrate wie die Ballaststoffe Zellulose und Pektin zählen ebenfalls zu den (Nicht-Stärke-)Polysacchariden.

Maltodextrin ist ein Stärkeabbauprodukt mit wenigen Saccharidbausteinen (Glukose), das in der Sportlerernährung als Kohlenhydratzusatz eine besondere Rolle spielt.

Stärke oder Zucker? Kohlenhydrate auswählen und dosieren

Zur Auffüllung der Glykogenspeicher sind Stärke und Zucker gleichermaßen gut geeignet. Der weitaus größte Anteil von Kohlenhydraten sollte jedoch in Form von Stärke – am besten im Verbund mit Ballaststoffen – aufgenommen werden. Solche Lebensmittel (Getreide, Kartoffeln, Hülsenfrüchte und Gemüse) versorgen uns gleichzeitig mit Mineralstoffen, Vitaminen und Ballaststoffen. Sportler sollten sich deshalb mit Brot, Reis oder Nudeln, mit Gemüse und Kartoffeln »satt« essen. Frisches Obst ist ebenfalls empfehlenswert, weil es nicht nur süß, sondern auch vitamin- und mineralstoffreich ist. Gemüse und Obst sind zusätzlich reich an bioaktiven Pflanzenstoffen, die wichtige gesundheitsfördernde Eigenschaften haben. Sparsam umgehen sollten wir dagegen mit Zucker, Honig, Marmelade, Süßigkeiten und zuckerreichen Getränken, weil sie meistens keine oder nur ganz wenig Vitamine und Mineralstoffe enthalten. Die beste Sättigungswirkung haben ballaststoffreiche Lebensmittel, die geringste Sättigungswirkung Zucker und zuckerreiche Produkte. In der täglichen Ernährung lassen sich die verschiedenen Kohlenhydrate gut kombinieren, zum Beispiel Brot mit Konfitüre oder Haferflocken mit Obst oder Vollkornkekse zum Kohlenhydratgetränk.

Als Energiespender vor und während körperlicher Belastungen sowie zum Auffüllen der Glykogendepots nach dem Sport dienen leicht verdauliche, kohlenhydratreiche Getränke mit einem Kohlenhydratanteil von 20 bis 80 Gramm pro Liter, zum Beispiel mit Maltodextrin, Glukose, Saccharose und/oder höher molekularen löslichen Stärkekohlenhydraten. Zum Vergleich dazu: Mischungen aus Apfelsaft und Mineralwasser im Verhältnis 1 : 3 bis 1 : 1 enthalten 30 bis 60 Gramm Kohlenhydrate pro Liter.

>> *In der Praxis heißt es: vor, während und nach dem Sport genügend Kohlenhydrate aufnehmen. Dadurch werden optimale Glykogenspeicher (Kohlenhydratreserven) in der Muskulatur angelegt, der Blutzuckerspiegel konstant gehalten und nach der Belastung die entleerten Glykogenspeicher wieder aufgefüllt.*

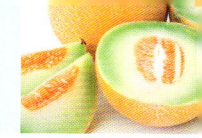
Wenn der Körper keine Gelegenheit hat, die Kohlenhydratreserven bis zum nächsten Training zu regenerieren, muss die Trainingsintensität gesenkt werden. Kohlenhydrate sind also ein wichtiger Trainingspartner. Um die gewünschte Kohlenhydratbetonung zu erreichen, sind verschiedene Maßnahmen möglich und empfehlenswert:

☐ vermehrter Verzehr kohlenhydratreicher und fettarmer Lebensmittel wie Getreideprodukte (Nudeln, Reis, Getreideflocken, Brot), Kartoffeln, Gemüse, Obst und Fruchtsäfte. Brot sollte fettarm belegt sein. Schmackhaft und kohlenhydratreich ist Brot mit Quark bestrichen und mit Apfel-, Bananen- oder Kiwischeiben belegt.

☐ Angebot kohlenhydratreicher Snacks bzw. Zwischenimbisse wie Obst, Vollkornkekse und kohlenhydratreiche Riegel auf der Basis von Getreide, Trockenfrüchten und Zuckern.

☐ Bereitstellen von kohlenhydratreichen Nachspeisen wie Fruchtkaltschalen, Obstsalat, Pudding mit Fruchtsirup.

☐ Anreicherung von Getränken und Speisen mit Kohlenhydratkonzentraten bei hohen Energieumsätzen und intensivem Training.

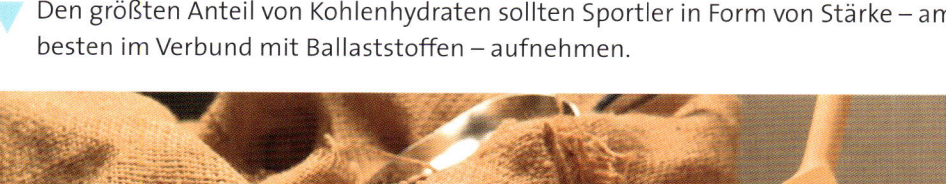
▼ Den größten Anteil von Kohlenhydraten sollten Sportler in Form von Stärke – am besten im Verbund mit Ballaststoffen – aufnehmen.

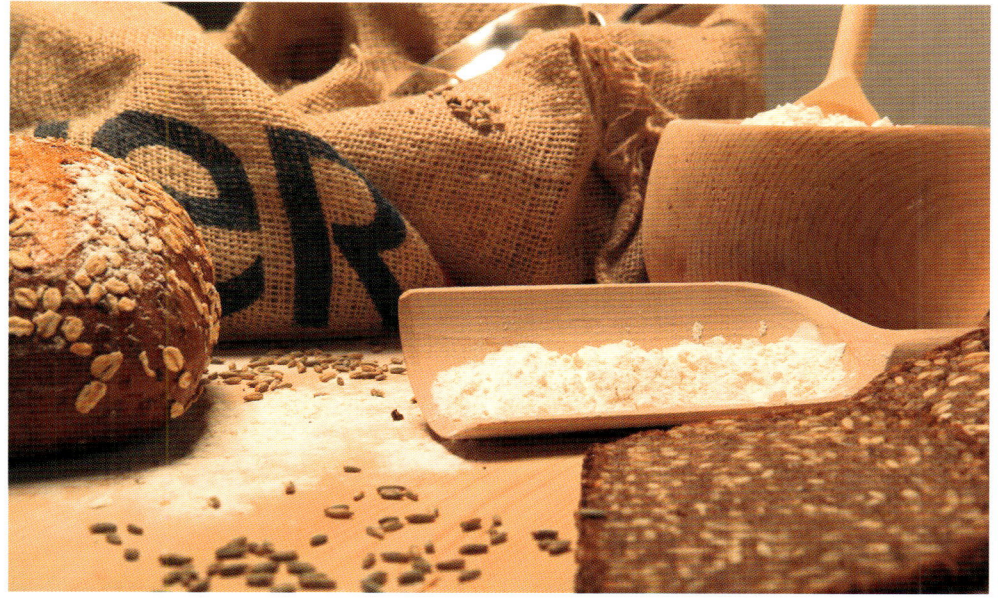

Kohlenhydratsoll schwer zu erreichen

Die Deckung des Eiweißbedarfs ist in unserer Ernährung kein Problem, wohl aber eine ausreichende Aufnahme von Kohlenhydraten. Bei den herkömmlichen Ernährungsgewohnheiten kommen die Kohlenhydrate in der Statistik schlecht weg. Oft sind es statt der gewünschten 50 bis 60 Energieprozente nur 40 bis 45 Prozent der täglichen Kalorien, die durch Kohlenhydrate gedeckt werden.

Bei hohen Energieumsätzen von über 3500 Kilokalorien fällt die Umsetzung einer kohlenhydratreichen Ernährung in der Praxis allerdings auch gar nicht leicht. Bei 55 Prozent der täglichen Energiezufuhr wären knapp 2000 Kilokalorien in Form von Kohlenhydraten zu decken. Umgerechnet auf die Menge bedeutet dies eine Zufuhr an Kohlenhydraten von zirka 500 Gramm pro Tag (ein Gramm Kohlenhydrate entspricht vier Kilokalorien). Mit kohlenhydratreichen Lebensmitteln wie Getreide, Kartoffeln, Hülsenfrüchten, Obst und Gemüse, die bekanntlich ein großes Nahrungsvolumen haben, ist diese Menge kaum zu schaffen.

Hochkonzentrierte Kohlenhydratprodukte sind dann eine gute (Teil-)Lösung im Sinne einer Nahrungsergänzung. Was die neue »Mengenlehre für kohlenhydratreiche Lebensmittel« in der täglichen Ernährung bedeutet, zeigt die folgende Aufstellung.

AUF EINEN BLICK
Energiebedarf pro Person und Tag in kcal und Anteil der Kohlenhydrate in %

Lebensmittelgruppe (essbarer Anteil)	1600–1800 55%	2000–2200 55%	2400–2600 55%	2800–3000 50%
Brot	225 g	300 g	350 g	400 g
Mehl/Nährmittel	15 g	15 g	20 g	20 g
Kartoffeln	200 g	250 g	300 g	300 g
Gemüse	200 g	200 g	300 g	300 g
Obst	200 g	250 g	200 g	200 g
Zucker/Maltodextrine	15 g	20 g	30 g	30 g
Marmelade/Honig	15 g	15 g	20 g	30 g
Gehalt an Kohlenhydraten (ø)	190 g	255 g	315 g	345 g

Quelle: Aign, W. Ellermeyer, K.: Die neuen Empfehlungen für die Nährstoffzufuhr. In: Ernährungslehre und -praxis, Ernährungs-Umschau Nr. 11, 1985, B 51

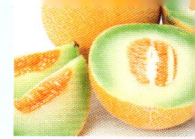

AUF EINEN BLICK
Anteil von Kohlenhydraten
in Lebensmitteln

In 100 Gramm verzehrbarem Anteil der folgenden Nahrungsmittel sind enthalten:			
Honig	81 g	Roggenmischbrot	46 g
Reis (Parboiled)	78 g	Weizenvollkornbrot	41 g
Gummibärchen	76 g	Obstkuchen	37 g
Kräcker	70 g	Banane	19 g
Müslimischung	67 g	Kartoffeln, gekocht	15 g
Nudeln/Eierteigwaren	67 g	Apfelsaft	12 g
Knäckebrot	66 g	Limonaden	12 g
Konfitüre	66 g	Erbsen, grün, gekocht	10 g
Haferflocken	61 g	Kiwi	10 g
Müslikeks	60 g	Apfel, roh	6 g
Vollkornzwieback	56 g	Erdbeeren	6 g
Vollmilchschokolade	56 g	Möhren, gekocht	6 g
Weißbrot	48 g	Vollmilch	5 g
Weizenbrötchen	48 g	Tomaten, roh	3 g
		Traubenzucker/Haushaltszucker/Maltodextrin/Stärke	100 g

Und so lassen sich kohlenhydratreiche Lebensmittel untereinander austauschen: 50 Gramm Brot gegen zwei bis drei Esslöffel Getreideflocken, 100 Gramm Kartoffeln (zirka zwei Stück geschält) entsprechen zirka 30 Gramm Reis oder Nudeln (Trockengewicht).

Werden mehr als 3000 Kilokalorien umgesetzt und wird auch ein höherer Kohlenhydratanteil (55 bis 60 Prozent) angestrebt, so müssen in der Ernährung des Sportlers zusätzlich vermehrt Zucker, Maltodextrin (natürliches Kohlenhydrat aus Getreidestärke), lösliche Stärken, Honig, Apfeldicksaft, Rübenkraut etc. sowie Trockenfrüchte und Obstsirup sowie Kohlenhydratriegel und -gele eingesetzt werden. Diese Produkte sind notwendig, damit die Nahrungsmenge nicht zu groß wird.

Vom glykämischen Index bis zur glykämischen Last

Über das Vorkommen der Kohlenhydrate in Lebensmitteln hinaus interessiert ganz besonders auch die Blutzuckerwirksamkeit verschiedener Nahrungskohlenhydrate.

>> *Kohlenhydrathaltige Lebensmittel vom Brot über Kartoffeln bis zum Traubenzucker führen nach ihrem Verzehr zu einem unterschiedlich starken Blutzuckeranstieg.*

In diesem Zusammenhang ist der Begriff »glykämischer Index« (GI) – populär GLYX – entstanden. Er ist ein Maßstab dafür, wie stark der Blutzuckeranstieg ausfällt. Lebensmittel mit einem hohen glykämischen Index verursachen hohe Blutzuckerspitzen, während ein niedriger GI-Wert den Blutzucker nur mäßig ansteigen lässt.

Der Blutzuckeranstieg nach der Zufuhr von Traubenzucker (»Energie, die sofort ins Blut geht«) ist am höchsten und wird gleich 100 gesetzt. Daran gemessen ist die Blutzuckerantwort nach dem Verzehr anderer Lebensmittel niedriger, zum Beispiel Baguettebrot (Weißmehl) 95, Basmatireis (gekocht) 58 und Apfel 38. Werte zwischen 70 und 100 gelten als hoch. Der Bereich von 55 bis 69 signalisiert einen mittleren glykämischen Index und Werte unter 55 stehen für einen niedrigen und damit günstigen GLYX-Faktor. In diesem »grünen« Bereich befinden sich fast alle Gemüse und Salate, wasserreiche Obstsorten, grobkörnige Vollkornprodukte (vor allem aus Hafer) und Hülsenfrüchte. Diese Lebensmittel sind die Grundlage eines kohlenhydratbetonten Speiseplans in der Basis- und Trainingsernährung von allen sportlich aktiven Menschen. Insgesamt kann durch die genannten niedrig-glykämischen Lebensmittel auch die Qualität der Nahrung in Bezug auf Mikronährstoffe, bioaktive Pflanzenstoffe etc. verbessert werden.

Verbunden mit der unterschiedlichen Blutzuckerreaktion ist eine entsprechende Ausschüttung des den Blutzuckerspiegel senkenden Hormons Insulin. Hohe Blutzuckeranstiege provozieren eine starke Insulinausschüttung. Dadurch kann der Blutzucker rasch abfallen. Die Folgen können Konzentrationsverlust und Heißhungerattacken sein. Außerdem fördert Insulin die Fettaufnahme in die Fettzellen und blockiert den Fettabbau. Insulin steht damit der Nutzung von Fettsäuren als Energiequelle entgegen.

Beide Vorgänge sind bei einer Gewichtsreduktion kontraproduktiv. Doch bestehen deutliche Unterschiede in der Ernährung eines bereits Übergewichtigen während einer Gewichtsreduktion und den Ernährungsbedürfnissen von schlanken, aktiven Fitness-Sportlern vor allem im Ausdauerbereich.

Ob Schulkinder, »Schreibtischtäter« oder Sportler – sie alle profitieren zunächst von einem möglichst gleichmäßigen Blutzuckerniveau. Damit der energiespendende Zucker »zeitverzögert« und damit kontinuierlich über einen länge-

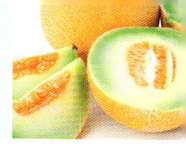

Der GLYX-Wert eines Lebensmittels

Der GLYX-Wert eines Lebensmittels ist eigentlich nur eine halbe Sache. Es handelt sich um einen experimentell ermittelten Wert in Bezug auf den Blutzuckeranstieg nach dem Verzehr einer definierten Menge an Kohlenhydraten – eben 50 Gramm verdauliche Kohlenhydrate in Form von Traubenzucker, Haushaltszucker, Stärke, Brot, Kartoffeln, Bananen, Hülsenfrüchten etc. Tatsächlich isst aber niemand genau 50 Gramm Kohlenhydrate, sondern verzehrt unterschiedliche Mengen kohlenhydrathaltiger Lebensmittel.

In der Praxis der Ernährungsberatung wird der glykämische Index deshalb nicht isoliert angewendet, sondern stets in Bezug zum Kohlenhydratgehalt einer Verzehrportion gesetzt. Denn das Ausmaß der Blutzuckerantwort wird sowohl vom GLYX-Faktor als auch der tatsächlich gegessenen Kohlenhydratmenge beeinflusst. Letztlich bestimmen so die Menge an Kohlenhydraten und deren Qualität die Blutzuckerbelastung nach dem Essen. Hier kommen Low Carb (Quantität) und Slow Carb (Qualität) zusammen.

ren Zeitraum zur Verfügung steht, muss er entsprechend verpackt sein. Ausdauertests beweisen, dass Leistungssportler, die eine kohlenhydratbetonte Mahlzeit mit verhältnismäßig niedrigem glykämischen Index verzehren, länger durchhalten als ihre Kollegen, die zu einer Kohlenhydratkost mit hohem glykämischen Index greifen. Bei ihnen ist die Wirkung schnell »verpufft«. Doch nicht zuletzt muss stets die individuelle Verträglichkeit beachtet werden. Jeder sportlich Aktive muss ausprobieren, was ihm vor einem Wettkampf bekommt.

》》 *Eine Mahlzeit mit niedrigem GLYX, die etwa zwei bis drei Stunden vor dem Sport/Training gegessen wird, versorgt den Körper langsam und kontinuierlich mit Energie.*

Unmittelbar vor dem Sport/Training können ballaststoffreiche Gerichte mit niedrigem GLYX jedoch nachteilig sein. Ballaststoffe verzögern die Magenentleerung und die Kohlenhydratverdauung. Ein Eintopf aus Hülsenfrüchten oder ein Frischkornbrei ist dann wirklich nicht angebracht. Spaghetti, Basmatireis und Vollkornhaferflocken gelten allerdings als allgemein gut verträgliche Kohlenhydratspender mit günstigem glykämischen Index. Wer derart gut vorbereitet ist, kann darauf zählen, dass der Kohlenhydratnachschub aus dem Magen-Darm-Trakt auch nach 90 Minuten noch nicht versiegt ist. Man hat so auch seltener das Bedürfnis, kurz vor einem Wettkampf oder zwischendurch Kohlenhydrate nachzuschieben.

Kurz vor, während (besonders bei Langzeiteinsätzen) und nach sportlicher Aktivität sind leicht verdauliche, schnell verfügbare Kohlenhydrate wie Zucker, Maltodextrin (ein Stärkeabbauprodukt) und lösliche Stärke – am besten in flüssiger Form – die bessere Wahl. Die Konzentration im Getränk darf wiederum nicht zu hoch sein, damit die Magenentleerung nicht stockt. Zehn Gramm Zucker oder 15 Gramm Maltodextrin oder Stärke pro 100 Milliliter sind sinnvoll, wenn das Getränk sowohl für Energienachschub sorgen als auch den Wasserverlust rasch wieder wettmachen soll.

Lebensmittel mit einem hohen GLYX sorgen nach dem Sport für eine rasche Regeneration, das heißt, sie füllen den entleerten Energiespeicher schneller wieder auf. Mittlerweile gibt es auch wasserlösliche Stärkeprodukte als hochmolekulare Energiekonzentrate, die vom Körper schnell aufgenommen werden können.

Eine Kohlenhydratbetonung in der Ernährung ist sinnvoll vor, während und nach intensiven sportlichen Aktivitäten,

▼ Nudeln gelten allgemein als gut verträgliche Kohlenhydratspeicher mit günstigem glykämischen Index.

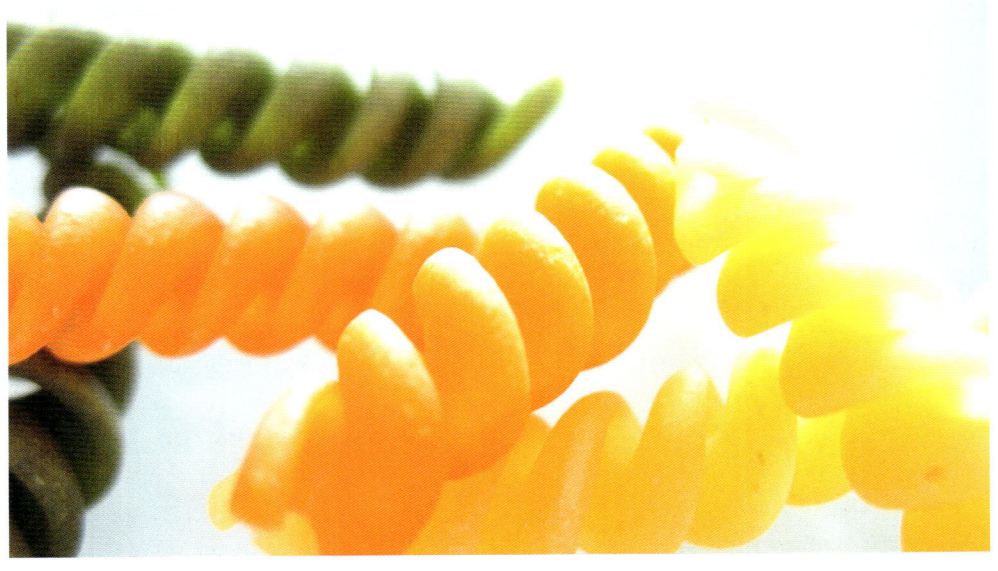

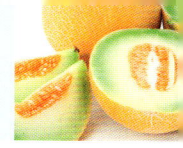

aber risikoreich für alle, die ihren Körper wenig oder gar nicht fordern. Es kann leicht zu Übergewicht kommen. Mit zunehmender körperlicher Aktivität kann sicherlich die Kohlenhydrataufnahme mit der Nahrung insgesamt gesteigert werden.

Dennoch sollte in der alltäglichen Ernährung, gerade auch im Zusammenhang mit leichten Fitnessaktivitäten zur Erhaltung der Gesundheit und zur Vorbeugung von Übergewicht, die Menge der verzehrten Kohlenhydrate nicht außer Acht gelassen werden. Das gilt insbesondere im Freizeitbereich.

Glykämische Last – auch die Menge macht's

Der Einfluss der Kohlenhydratmenge wird definiert über den Begriff der glykämischen Last (engl.: glycemic load; Abkürzung GL). Der GL-Wert ergibt sich aus dem glykämischen Index multipliziert mit dem Kohlenhydratgehalt in Gramm einer typischen Verzehrsportion geteilt durch 100.

Anhand der Zahlen wird ersichtlich, welchen großen Einfluss die Verzehrportion und die damit aufgenommene Kohlenhydratmenge haben. Isst man beispielsweise eine große Portion Spaghetti, so hat das trotz günstigem GLYX eine nicht unerhebliche glykämische Belastung zur Folge. Demgegenüber wirkt sich eine kleine Portion Zucker oder Honig im Tee nicht dramatisch auf den Blutzucker aus.

Achten Sie also auf den Unterschied zwischen GLYX und glykämischer Last. Vor allem gibt die glykämische Last Auskunft über die Wirkung der tatsächlich verzehrten Portion eines Lebensmittels auf den Blutzucker- und Insulinspiegel. Welche Bedeutung der glykämischen Last zukommt, lässt sich besonders gut an folgendem Beispiel verdeutlichen: Gekochte Möhren gelten gemeinhin als Lebensmittel mit höherem glykämischen Index. Sie werden in diesem Zusammenhang oftmals mit dem Attribut »zu meiden« belegt. Dabei wird jedoch nicht berücksichtigt, dass 50 Gramm verfügbare Kohlenhydrate des betreffenden Lebensmittels die Standardtestmenge sind. Um aber diese Menge aus Möhren aufzunehmen, müsste man immerhin 800 Gramm Möhren essen. Eine normale Portion Möhren von etwa 200 Gramm enthält somit lediglich 12,5 Gramm Kohlenhydrate, wodurch die glykämische Last verhältnismäßig gering ausfällt.

Dies ist bei konzentrierten Kohlenhydratträgern wie Kartoffeln (insbesondere Pommes frites) natürlich völlig anders. Sie enthalten im Vergleich zu Möhren wesentlich mehr Kohlenhydrate. Isst man also 200 Gramm Kartoffeln, so ist deren glykämische Last deutlich höher als bei der entsprechenden Menge Möhren. Es kommt also bei jedem Lebensmittel darauf an, wie hoch seine tatsächliche Konzentration an Kohlenhydraten und auch die jeweilige Verzehrmenge sind.

Am Beispiel Möhren lässt sich außerdem zeigen, dass nicht vernachlässigt werden darf, in welcher Form ein Lebensmittel gegessen wird: roh aus der Hand, schonend gedünstet oder weich gekocht. So liegt der glykämische Index für rohe Möhren im niedrigen, für gedünstete dagegen im mittleren Bereich und für weich gekochte sogar im hohen GLYX-Bereich.

Kohlenhydrat-Superkompensation (carbohydrate loading)

Kohlenhydratreiche Kost vermehrt die körpereigenen Kohlenhydratspeicher in Form des Leber- und Muskelglykogens. Für eine Wiederauffüllung entleerter Speicher werden mindestens 24 Stunden veranschlagt. Eine fettreiche Kost und Alkohol verzögern den Erholungsvorgang dagegen auf zwei bis drei Tage. Darauf sollte man auch im Freizeit- und Breitensportbereich achten. Für Leistungssportler steht jedoch mehr auf dem Spiel. Wenn die muskulären Kohlenhydratspeicher erschöpft sind, kann quasi nur mit »halber Kraft« weitergemacht werden.

Entsprechend ausgeklügelt sind deren Strategien, ihre Kohlenhydratreserven durch Diätmaßnahmen zu erhöhen. Wissenschaftler fanden heraus, dass eine vorausgegangene Entleerung der Glykogenspeicher durch ein erschöpfendes Training einen Reiz darstellt, bei entsprechend hohem Kohlenhydratangebot die Speicher über ihren normalen Gehalt hinaus aufzufüllen. Diesen Vorgang nennt man Superkompensation bzw. Kohlenhydrataufladung. Eine verkürzte »Minivariante« davon ist die Nudelparty am Vorabend eines Marathonlaufs.

Im Prinzip handelt es sich um ein kombiniertes Trainings-Ernährungs-Schema nach dem Motto: zunächst trainieren und die Kohlenhydratspeicher entleeren, dann, bei reduziertem Training, kohlenhydratreich essen und die Speicher für die nächste Belastung optimal füllen. In der Zwischenzeit wurden verschiedene Fassungen der Kohlenhydrat-Superkompensation entwickelt und angewendet, wobei sich eine vereinfachte Form besonders bewährt hat. Zirka sieben Tage vor einem entscheidenden Wettkampf wird das Training von Tag zu Tag verkürzt und die Kohlenhydrataufnahme von etwa 50 Prozent auf 70 Prozent der Kalorienaufnahme gesteigert. Bei der klassischen Form der Saltin-Diät hat man durch zwischengeschaltete Fett-Eiweiß-Tage bei fortgesetztem Training, den Nachholbedarf für die Kohlenhydrateinlagerung in die Muskulatur noch zusätzlich forciert. Allerdings wird diese extreme Form der Superkompensation nicht von allen Sportlern vertragen.

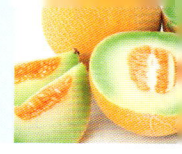

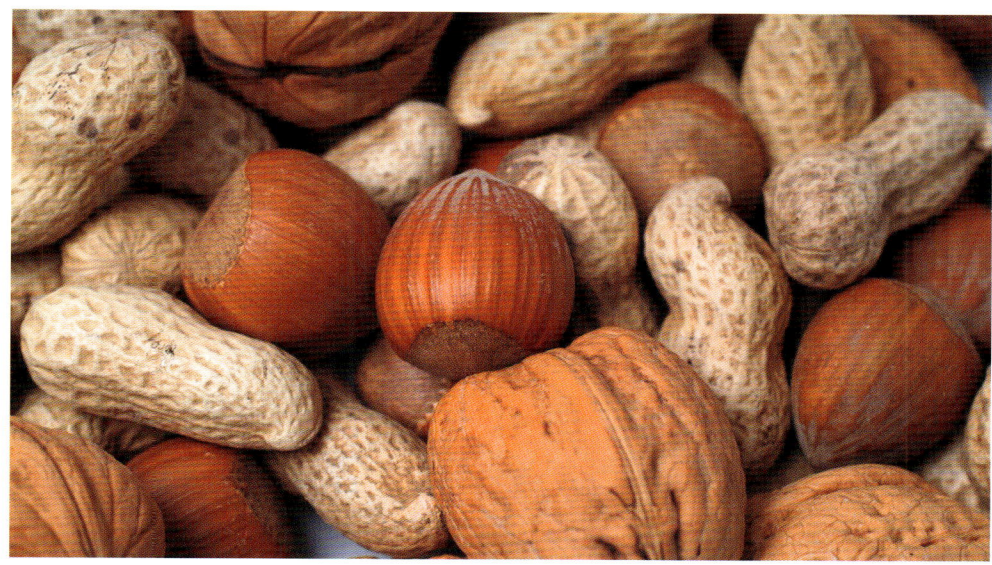

Bei Ultra-Ausdauerbelastungen sollten zusätzliche fettreiche Lebensmittel wie Nüsse gegessen werden.

Von Nutzen sind derart maximal gefüllte Glykogenreserven jedoch nur bei hohen Belastungsintensitäten von mehr als 70 Prozent VO_2max (maximale Sauerstoffaufnahme), die länger als 90 Minuten dauern. Die starke Anreicherung der Kohlenhydrate in der Muskulatur ist deshalb vor allem sinnvoll für länger dauernde Belastungen wie Straßenradrennen, Langstreckenläufe, Skilanglauf und lang währende Ballspiele wie Tennis. Anderenfalls besteht die Gefahr, dass zum Beispiel die Laufgeschwindigkeit bzw. -intensität durch fehlende Kohlenhydrate am Ende eines Wettkampfs nicht mehr aufrechterhalten werden kann. Auch im Fußball konnte durch Untersuchungen genau belegt werden, dass Spieler mit schlecht angelegten Glykogenvorräten am Ende des Spiels ihre Schnelligkeit und Spritzigkeit verloren hatten. Bei Turnieren oder englischen Wochen mit einer dichten Folge von Spielen ist eine kohlenhydratreiche Ernährung geradezu Voraussetzung für die Aufrechterhaltung der Form.

Bei Belastungen mit geringerer Intensität und Einsatzdauer reichen die normal gefüllten Glykogenspeicher aus, die durch die Allgemeinempfehlung von 50 bis 60 Energieprozent Kohlenhydrate in der Ernährung erreicht werden können.

>> *Ein Kohlenhydratbewusstsein ist für alle körperlich Aktiven Pflicht. Von besonderer Bedeutung ist die optimale Anlage der Glykogenspeicher für lang andauernde, hochintensive Wettkampfeinsätze und täglich wiederkehrende Trainingsbelastungen. Werden die Verluste nicht von Tag zu Tag ausgeglichen, nehmen die Speicher und damit die Leistung stetig ab.*

Die geschilderte Kohlenhydrataufladung im Sinne der Superkompensation ist wenigen wichtigen Wettkampfeinsätzen im Jahr (etwa zwei- bis dreimal) vorbehalten. Umso wichtiger ist die tägliche Kohlenhydratoptimierung, indem man einfach das Verhältnis der Makronährstoffe zugunsten der Kohlenhydrate bei gleichbleibender Energieaufnahme verschiebt. Die Kohlenhydratsituation verbessert sich automatisch, wenn es beispielsweise gelingt, die Kohlenhydrataufnahme von 45 Prozent auf 55 Energieprozent zu erhöhen und die Fettzufuhr von 40 Prozent auf 30 Energieprozent zu senken. Diese Überlegung gilt umso mehr, als es mittlerweile auch kritische Stimmen zur beschriebenen Kohlenhydrat-Superkompensation gibt. Nicht zuletzt deshalb, weil durch die anzuwendende Vorgehensweise die Trainingskapazität tagelang eingeschränkt und auch die Lebensmittelauswahl begrenzt ist.

Fette – die unerschöpfliche Energiequelle

Fett in der Nahrung ist nicht nur ein hochkalorischer Energielieferant, sondern auch Quelle von lebensnotwendigen fettlöslichen Vitaminen und mehrfach ungesättigten Fettsäuren. Letztlich ist Fett auch ein Geschmacksträger und sorgt für den »vollmundigen« Geschmack vieler Lebensmittel und Speisen.

Aus gesundheitlichen und sportlichen Gründen sollen wir Fett insgesamt jedoch mit Augenmaß genießen.

>> *Fette stellen auch beim schlanken Sportler das größte Energiereservoir im menschlichen Organismus dar und haben von allen Energieträgern in der Nahrung die höchste Energiedichte. Ein Kilogramm Körperfettgewebe entspricht einem Energiepotenzial von zirka 7000 Kilokalorien.*

Für Sportler wird allgemein empfohlen, die Fettaufnahme auf 25 bis 30 Prozent der Energiezufuhr zu begrenzen. Tatsächlich werden aber heute zum Teil bis zu 40 Energieprozent und mehr in Form von Nahrungsfetten aufgenommen. Eine gewisse Ausnahme von der Empfehlung kann bei körperlicher Schwerarbeit und bei sehr hohen Energieumsätzen im Kraftausdauersport gemacht werden. Die Fettaufnahme kann in diesen Fällen

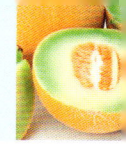
nämlich bis zu 35 Prozent der anteiligen Energiebereitstellung ausmachen, um das Nahrungsvolumen in akzeptablen Grenzen zu halten.

Gerade bei Ultra-Ausdauerbelastungen müssen neben kohlenhydratreichen auch fetthaltige Lebensmittel wie zum Beispiel Riegel mit Nüssen, Müsli mit Nüssen, Butterbrot oder Haferkekse verzehrt werden.

 Fettsäuren – die Bausteine der Fette

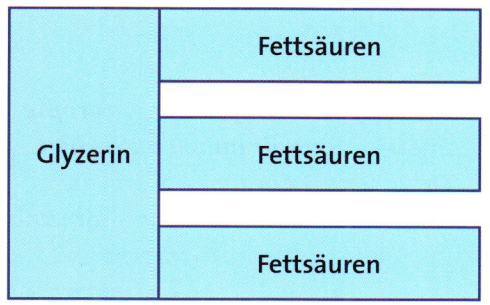

Fettsäuren bestimmen Fettqualität

Die Fettqualität ergibt sich im Wesentlichen aus der Zusammensetzung der Fettsäuren.

Wir unterscheiden:

- ☐ gesättigte Fettsäuren,
- ☐ einfach ungesättigte Fettsäuren,
- ☐ mehrfach ungesättigte Fettsäuren.

Von den uns »genehmigten« 30 Prozent Fettkalorien sollten nicht mehr als zehn Prozent gesättigte Fette aus tierischen und festen sowie gehärteten Pflanzen-

fetten aufgenommen werden. Zehn bis 13 Prozent Fettkalorien sollten einfach ungesättigt sein. Hier schneiden Olivenöl und Rapsöl am besten ab. Der verbleibende Rest von sieben bis zehn Prozent entfällt auf die mehrfach ungesättigten Fettsäuren, die in Pflanzenölen (zum Beispiel in Walnuss-, Soja- und Maiskeimöl) und im Fett von Kaltwasserfischen (Makrele, Hering und Lachs) enthalten sind.

Ein Teil der mehrfach ungesättigten Fettsäuren zählt zu den lebensnotwendigen Nährstoffen. Hauptvertreter dieser essenziellen Fettsäuren ist die zweifach ungesättigte Linolsäure aus den genannten Pflanzenölen.

Die empfohlene Menge entspricht täglich ein bis zwei Esslöffeln Pflanzenöl. Zusätzlich sollten etwa zweimal wöchentlich Seefisch (Hering, Makrele, Lachs, Sardine, Thunfisch) auf den Tisch. Die mehrfach ungesättigten Fettsäuren im Fisch gelten als biologisch besonders aktive Omega-3-Fettsäuren. Sie tragen die Fachbezeichnungen Eicosapentaensäure (EPA) und Docosahexaensäure (DHA).

Während die Aufnahme großer Mengen an Fett mit vorwiegend gesättigten Fettsäuren aus tierischen und von Natur aus festen sowie gehärteten Pflanzenfetten den Cholesteringehalt im Blut und dadurch das Risiko für Herz-Kreislauf-Erkrankungen erhöht, gelten die ungesättigten Fettsäuren als Herz-Kreislauf-Schutzfaktoren. Wissenschaftler unterscheiden bei den ungesättigten Fettsäuren wiederum drei Arten:

☐ Omega-9-Fettsäuren (Ölsäure) und
☐ Omega-6-Fettsäuren (Linolsäure) können vorwiegend erhöhte Cholesterinwerte senken.
☐ Hochungesättigte Omega-3-Fettsäuren (aus Fischöl, Raps- und Leinöl) senken dagegen vor allem erhöhte

Blutfettwerte (Triglyceride), verbessern die Fließeigenschaften des Blutes und tragen zur Gesundheit der Blutgefäße bei. Sie stabilisieren außerdem den Herzrhythmus und können entzündungslindernd wirken.

Grundsätzlich ist zu beachten, dass ein hoher Fettgehalt die Verweildauer der Speisen im Magen erhöht. Deshalb sollte

AUF EINEN BLICK
Marine Omega-3-Fettsäuren
Gesundheitsschutz für Sportler

Wer Sport treibt, sollte unbedingt auch auf seine Fettzufuhr achten. Darauf weist die amerikanische Ernährungsforscherin Prof. Artemis Simopoulos, Präsidentin des Center of Genetics, Nutrition and Health in Washington, D.C., in einer aktuellen Veröffentlichung hin. Dabei ist neben der Fettmenge insbesondere die Fettqualität gemeint. Die meist zu hohe Zufuhr an Arachidonsäure – einer Fettsäure, die nur in Fleisch vorkommt – sollte verringert, dafür die Aufnahme von Omega-3-Fettsäuren aus Fisch erhöht werden.

Auch Omega-6-Fettsäuren, zum Beispiel aus Sonnenblumen-, Distel-, Soja- und Maiskeimöl, sollten zugunsten von Omega-3-Fettsäuren aus Raps-, Lein- und Walnussöl reduziert werden. Gerade bei Sportlern sind Omega-3-Fettsäuren wichtig, denn sie können unter anderem entzündliche Reaktionen in Muskeln und Gelenken vorbeugen.

Leistungssportlern empfiehlt Simopoulos eine hohe Zufuhr von täglich ein bis zwei Gramm EPA/DHA. Für Breitensportler werden mindestens 0,3 Gramm EPA/DHA pro Tag empfohlen (EPA und DHA sind langkettige und biologisch wirksame Omega-3-Fettsäuren aus fetthaltigem Meeresfisch und Mikroalgen). Mit ein bis zwei Portionen (100 bis 200 Gramm) Makrele, Hering, Lachs, Thunfisch oder Sardine pro Woche lässt sich die täglich empfohlene Aufnahme von mindestens 300 mg EPA/DHA bereits erreichen.

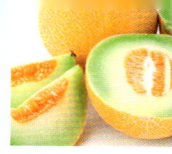

Empfehlungen
für eine fettbewusste Ernährung

- ☐ Sparsamer Umgang mit sichtbarem Fett (zum Beispiel Streichfett weglassen, im Tortopf oder Wok garen etc.).
- ☐ Weniger fettreiche Fast-Food-Angebote und Snacks. Verhältnismäßig hohe Fettenergieanteile stecken in folgenden Speisen und Lebensmitteln: Bratwurst, Pommes frites mit Mayonnaise, Nüssen, Chips, Gebäck, Kuchen und Schokolade.
- ☐ Bei den eiweißhaltigen Lebensmitteln magere bzw. fettarme Produkte bevorzugen: Mageres Fleisch, fettarmer Käse (< 30 Prozent Fett in der Trockenmasse), fettarmer Aufschnitt, Hüttenkäse und Speisequark bis zu 20 Prozent Fett versorgen den Organismus mit tierischem Eiweiß ohne Fettbelastung.
- ☐ Sportlich Aktive profitieren ganz besonders davon, wenn sie das Eiweiß-Fett-Verhältnis in Lebensmitteln kennen. So manches vermeintlich eiweißreiche Lebensmittel wird von ganz schön viel Fett begleitet, wie die Aufstellung auf Seite 42 belegt.

eine wettkampfvorbereitende Mahlzeit fettarm, leicht verdaulich und kohlenhydratbetont sein.

An Sporttagen hat sich Milchfett (Butter) als besonders leicht verdaulich und gut bekömmlich erwiesen. Eine Scheibe Brot, dünn mit Butter oder Frischkäse bestrichen, ist ein vorzüglicher Energiespender für Ausdauerleistungen.

> **Mit Fett sollten Sie bewusst umgehen, denn ein hoher Fettgehalt erhöht die Verweildauer der Speisen im Magen.**

Ausdauertraining steigert Fettverbrennung

Die Tatsache, dass mit zunehmender Ausdauerleistung die Fähigkeit des Muskels zur Fettverbrennung zunimmt, darf nicht mit einem Freibrief für eine fettreiche Sportlerernährung verwechselt werden.

Ernährungsziel Nr. 1 in der Hochleistungskost ist eine optimale Anlage der Glykogenspeicher. Mit einem leistungsfähigen Fettstoffwechsel werden diese Kohlenhydratvorräte vor einem frühzeitigen Aufbrauchen bewahrt.

AUF EINEN BLICK
Eiweiß und Fett
in Lebensmitteln

Lebensmittel	Verzehrbarer Anteil in Gramm	Eiweiß in Gramm	Fett in Gramm
Bierschinken	100	16,5	12,0
Brathähnchen, gegrillt	100	21,0	5,6
Bratwurst	100	12,0	37,0
Brot	100	6,0–9,0	1,0
Brühwurst	100	13,0–16,0	10,0–20,0
Buttermilch	100	4,0	1,0
Camembert, 45 % Fett i. Tr.	100	22,0–25,0	20,5
Corned beef und magerer Schinken	100	20,0–25,0	5,0–10,0
Eierteigwaren, roh	100	11,0–15,0	3,0
Emmentaler, 45 % Fett i. Tr.	100	28,0	30,0
Erbsen, grün (frisch oder tiefgekühlt)	100	5,0–6,0	1,0
Erdnüsse, geröstet und geschält	100	26,0	49,0
Fleischwurst	100	11,0	25,0
Gouda, 45 % Fett i. Tr.	100	24,0	25,0
Hering in Sauce	100	12,0–17,0	15,0
Hühnerei	48	6,1	5,5
Kabeljau, Scholle, Seefisch	100	16,0–19,0	1,0
Kartoffelchips	100	5,0	40,0
Kartoffeln, gekocht	100	2,0	0,0
Leberwurst	100	12,4	30,0
Leberwurst, mager	100	17,0	20,0
Makrele, geräuchert	100	18,0–21,0	11,0–20,0
Mettwurst, einfach	100	14,0	35,0
Milch, teilentrahmt, fettarm	100	4,0	1,5
Pommes frites	100	4,0	12,0
Putenbrust	100	24,0	1,0
Thunfisch in Öl*	100	23,0	21,0
Reis, roh	100	7,0	1,0
Rind (Roastbeef)	100	22,0	4,5
Rinderfilet	100	21,0	4,0
Schokolade, Vollmilch	100	8,0	30,0
Schweinefilet	100	22,0	2,0
Schweinekotelett	100	20,0	5,0–9,0
Speisequark, mager	100	17,0	1,0
Vollmilch, 3,5 % Fett	100	3,5	3,5

* Nach Herstellerangaben haben Thunfischkonserven in Wasser durchschnittlich nur ca. 1 g Fett.

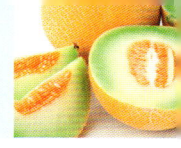

>> *Regelmäßiges Ausdauertraining erhöht die Fähigkeit der Skelettmuskulatur, Fett als Energiequelle zu nutzen. Dadurch werden die muskeleigenen Glykogenvorräte nicht so schnell aufgebraucht, was den Zeitpunkt der Erschöpfung hinauszögern kann. Die Energiefreisetzung aus Fetten erfolgt zwar langsamer als aus Kohlenhydraten, aber bei Belastungen von geringer bis mittlerer Intensität im Bereich von < 65 bis 70 Prozent der maximalen Sauerstoffaufnahmefähigkeit wirkt sich dieser Nachteil nicht aus, da stets genügend Sauerstoff zur Verfügung steht.*

Dazu der Sportmediziner Peter Konopka (Sporternährung, 1998, Seite 65): »Wenn man zum Beispiel im lockeren ›Sauerstoff-Lauf‹ unterhalb von 50 bis 60 Prozent VO_2max unterwegs ist, so können bei mehrstündiger Muskelarbeit bei entsprechend Ausdauertrainierten sogar 70 bis 90 Prozent des Energiebedarfs aus dem Fettstoffwechsel bestritten werden.« Untrainierte, deren Fettstoffwechsel weniger gut vorbereitet ist, müssen bereits bei geringerer Belastungsintensität einen größeren Anteil der Energie aus dem Kohlenhydratabbau bereitstellen – die Speicher werden schneller geleert.

Im Klartext hat der Glykogenspareffekt durch das Training des Fettstoffwech-sels – Sportwissenschaftler sprechen vom Training der Grundlagenausdauer – einen deutlichen Vorteil für den Leistungssportler: Die so gesparten Kohlenhydrate stehen dann für hochintensive Belastungsspitzen wie Zwischen- und Endspurts zur Verfügung. Interessant ist auch der folgende Hinweis: Obwohl Ausdauersportler im Vergleich zu inaktiven Personen bekanntlich weniger Fettgewebe besitzen, haben sie zirka zweieinhalbmal mehr Fett in den Muskeln. Im Vergleich zum Gesamtkörperfett ist der intramuskuläre Fettgehalt in Form kleiner Fetttropfen äußerst gering. Eine anteilige Vergrößerung dieses Fettspeichers im Muskel bedeutet allerdings eine erhöhte Verfügbarkeit von Fettsäuren als Energiequelle. Die Erhöhung des intramuskulären Fetts wird auch als »Fatloading« bezeichnet.

Im Ultra-Ausdauersport kann die Kombination von Fatloading (kohlenhydratreduzierte Phase plus Ausdauertraining) und nachfolgender Kohlenhydrataufladung (Carboloading) zur Leistungssteigerung führen. So werden beide intramuskulären Energiespeicher optimiert.

Proteine – Bodybuilder aus der Nahrung

Kein anderer Nährstoff hat im Hinblick auf das Leistungsvermögen so viel Beachtung gefunden wie die Gruppe der Nahrungsproteine. Protein bedeutet

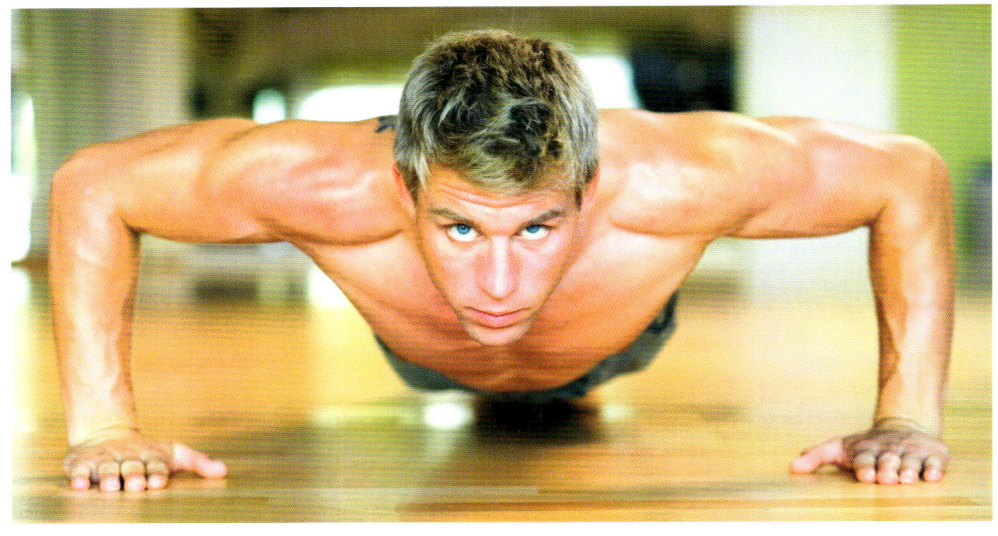

▲ Wer Krafttraining betreibt, muss neben der bedarfsgerechten Energieaufnahme besonders auch auf ein ausreichendes Eiweißangebot mit der Nahrung achten.

Kraft. Diese einfache Formel bestimmt bis heute die Vorstellungen einer leistungsgerechten Ernährung von Schwerarbeitern und Sportlern. Traditionell galt vor allem für die Trainingsernährung, dass viel Nahrungseiweiß notwendig sei. Die hohe Wertschätzung von Proteinen als Aufbaunahrung erfolgt nicht ganz ohne Berechtigung. Proteine sind Grundbausteine sämtlicher Lebewesen. Sie kennen sicherlich die Aussage: »Ohne Eiweiß kein Leben.« Aus dieser Tatsache leitet sich auch die wissenschaftliche Bezeichnung Protein für Eiweiß ab, was so viel wie »das Erste«, »das Wichtigste« bedeutet. Es verwundert also nicht, dass kein Nahrungsbestandteil in der Geschichte der Sportlernahrung so viel Aufmerksamkeit gefunden hat wie das Protein. Wir sprechen sogar von einem Proteinmythos, der in der täglichen Ernährungspraxis zu einer Überschätzung der tatsächlich benötigten Eiweißmengen in der Kost von körperlich Aktiven führte und in Form des legendären Sportlersteaks mitunter den Blick für die Notwendigkeit und Vorteile einer kohlenhydratbetonten Leistungsernährung verstellte.

Was ist tatsächlich dran am Muskelbaustein und Funktionsstoff Protein? Nahrungsproteine erfüllen im Wesentlichen zwei Aufgaben und wirken somit doppelt: einmal als Aufbaustoffe für zahl-

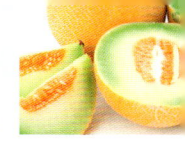

reiche anabole Vorgänge, zum anderen können sie auch zur Energiegewinnung abgebaut werden (kataboler Stoffwechsel). Anabol und katabol sind die beiden Stoffwechselwege, die ständig ablaufen, um altes Material abzubauen und durch Neues zu ersetzen. Diese Stoffwechselprozesse laufen bei sportlichen Belastungen verstärkt ab. Ein anaboler Vorgang ist zum Beispiel das Aufbautraining. Der katabole Prozess der Energiebereitstellung aus dem Abbau von Proteinen findet bei lang dauernden Belastungen wie Marathon oder Straßenradrennen statt. Aber auch bei einer Ernährung, die viel mehr Eiweiß zuführt, als zum Aufbau benötigt wird, kommt es zur energetischen Nutzung des Aufbaustoffs Protein.

Es gibt fast nichts im menschlichen Organismus, was nicht in irgendeiner Weise mit Proteinen zu tun hat. Als Beispiele seien Muskeln, Haut, Enzyme, bestimmte Hormone, Überträgerstoffe im Nervensystem, der Blutfarbstoff, Transportproteine und die Abwehrkörper unseres Immunsystems genannt.

>> *Bei optimaler Eiweißzufuhr sind Muskel- und Bindegewebe weit weniger verletzungsanfällig und heilen im Falle eines Sportunfalls schneller.*

Der Eiweißbestand des Körpers unterliegt einem ständigen Auf-, Ab- und Umbau. Diese Prozesse halten sich bei einem gesunden Erwachsenen im Gleichgewicht. Wir sprechen von Substanz- und Funktionserhaltung. Aufgabe der Ernährung ist es, dem Körper zum Erhalt dieses Gleichgewichts oder im Fall eines Aufbautrainings zur Vergrößerung der Muskelmasse genügend Eiweißstoffe zur Verfügung zu stellen. Die Nahrungsproteine, die wir mit eiweißhaltigen Lebensmitteln wie Käse, Fisch, Brot und Nudeln aufnehmen, werden im Magen-Darm-Trakt verdaut und ihre Bausteine, die Aminosäuren, anschließend zum Aufbau körpereigener Proteine verwendet. Im Grunde genommen haben wir keinen Protein-, sondern einen Aminosäurenbedarf!

Wie viel Eiweiß braucht der Sportler?

Die Deutsche Gesellschaft für Ernährung (DGE) empfiehlt für Erwachsene mit leichter körperlicher Arbeit eine Proteinzufuhr mit der üblichen Mischkost in Höhe von 0,8 Gramm Eiweiß pro Kilogramm Körpergewicht. Diese Menge ist gewissermaßen ein Spitzenwert, denn sie enthält bereits Sicherheitszuschläge. Man kann also auch davon ausgehen, dass damit ein bereits geringfügiger Mehrbedarf von Freizeitsportlern abgedeckt ist. In diesem Zusammenhang sollte auch bedacht werden, dass die tatsächliche Proteinzufuhr in Deutschland die Empfehlungen um etwa 50 Prozent übersteigt. Die Eiweißaufnahme liegt bei 1,2 bis 1,4 Gramm Protein pro Kilogramm Körpergewicht. Mehr Protein dürften auch Sportler in den seltensten Fällen benötigen.

Umgekehrt kann man feststellen: Das Gros der Deutschen isst mehr als genug Eiweiß und müsste sich eigentlich durch Sport diesen Luxuskonsum erst mühsam verdienen.

Es ist offensichtlich, dass Muskelaufbautraining den Proteinbedarf erhöht. Allerdings werden heute aufgrund von wissenschaftlichen Untersuchungen für Kraftsportler erheblich niedrigere Empfehlungen für die Proteinzufuhr ausgesprochen als noch vor zehn Jahren. Lagen die empfohlenen Proteinmengen damals bei drei bis vier Gramm pro Kilogramm Körpergewicht, so reduzierten die meisten Sporternährungsexperten ihre Empfehlungen aufgrund von Berechnungen und aktuellen Forschungsergebnissen auf Werte unter zwei Gramm Eiweiß pro Kilogramm Körpergewicht.

>> *Eine internationale Konsenskonferenz zu Fragen der Sportlerernährung kam übereinstimmend zu folgendem Ergebnis: Im Kraftsport reicht es, eine Proteinzufuhr im Bereich von 1,2 bis 1,7 Gramm pro Kilogramm Körpergewicht zu empfehlen.*

Voraussetzung für die vernünftig kalkulierten neuen Proteinmengen ist allerdings eine genügend hohe Kohlenhydratzufuhr im Krafttraining. Wenn die Energie zur Absolvierung des Trainingspensums durch Kohlenhydrate als Energiequelle bereitgestellt wird, braucht auch der Aufbaustoff Protein nicht unnötig und unökonomisch als »Brennstoff« verheizt zu werden. Kohlenhydrate haben bekanntlich einen eiweißsparenden Effekt!

Erhöhter Bedarf an Proteinen

Bei hohen Energieanforderungen im Ausdauersport werden neben den primären Energiequellen, Kohlenhydrate und Fette, auch vermehrt Proteine zur Energiegewinnung herangezogen. Man hat ausgerechnet, dass bei einem Marathonlauf 20 bis 30 Gramm Aminosäuren verstoffwechselt werden. Der Proteinbedarf im Ausdauersport ist daher erhöht. Die Zufuhrempfehlungen bewegen sich in einem Bereich von 1,2 bis 1,4 Gramm Eiweiß pro Kilogramm Körpergewicht. Bedingt durch eine höhere Energiezufuhr im Sport nehmen jedoch die meisten Athleten ohnehin Eiweißmengen im Bereich von 1,2 bis 2,0 Gramm pro Kilogramm Körpergewicht auf.

Krafttraining erhöht den Proteinbedarf, aber in geringerem Ausmaß, als vielfach angenommen wird. Giessener Ernährungswissenschaftler (vgl. Schek, Grund-

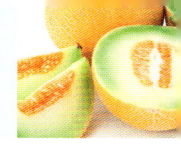

Rechenbeispiel
zum Proteinbedarf

Ein einfaches Rechenbeispiel zeigt, dass es nicht notwendig ist, im Leistungssport die durchschnittlichen prozentualen Empfehlungen der Eiweißzufuhr in Höhe von zwölf Prozent der Energiezufuhr anzuheben. Zwölf Energieprozent Proteine bei einem Energieumsatz von 2000 Kilokalorien (Bedarf bei körperlicher Leichtarbeit) bedeuten 240 Kilokalorien aus Eiweiß, das sind 60 Gramm Protein (ein Gramm Eiweiß entspricht vier Kilokalorien). Diese 60 Gramm entsprechen knapp 0,8 Gramm Eiweiß pro Kilogramm Körpergewicht bei 80 Kilogramm Körpergewicht. Verdoppelt sich der Energieumsatz durch Leistungssport auf 4000 Kilokalorien, entspricht dies 480 Kilokalorien aus Eiweiß oder 120 Gramm Protein. Ein 80 Kilogramm schwerer Sportler nimmt dann bereits 1,5 Gramm Eiweiß pro Kilogramm Körpergewicht auf.

Wer mehr Energie umsetzt und dementsprechend auch mehr isst, nimmt automatisch mehr Protein auf. Der Proteinbedarf steigt nicht überproportional zum Energiebedarf. Eine zu geringe Proteinversorgung im Sport kann eher bei zu niedriger Energieaufnahme auftreten, zum Beispiel wenn aus Gewichtsgründen zu wenig gegessen wird. Gerade bei einer Gewichtsreduktion bewirkt eine Eiweißbetonung aber eine verbesserte Körperkomposition.

lagen der Sportlerernährung, 2008) haben folgende Berechnung vorgenommen:

Bei einem Muskelaufbau von fünf Kilogramm pro Jahr nimmt das Körperprotein nur zirka ein Kilogramm zu, weil Muskeln nur zu zirka 20 Prozent aus Eiweiß bestehen. Bezogen auf das Körpergewicht (Beispiel zirka 75 Kilogramm) ergibt sich ein täglicher Mehrbedarf an Protein für den Muskelzuwachs von weniger als 0,04 Gramm pro Kilogramm. Bei der Berechnung des Mehrbedarfs an Protein für den Muskelaufbau werden möglicherweise wichtige Punkte nicht ausreichend berücksichtigt. Um fünf Kilogramm Muskulatur im Jahr aufzubauen, muss der Sportler in der Regel dreimal in der Woche intensiv trainieren. Der durch die Trainingsbelastung gesetzte Reiz für den Muskelaufbau kann vom Körper aber nur umgesetzt werden, wenn er anschließend schnell mit hochwertigen Nährstoffen versorgt wird. Schnell verfügbares Protein in der Kombination mit Kohlenhydraten fördert nachweislich die Erholung und stellt einen Impuls für das Wachstum dar. Da durch das intensive Training auch Proteinstrukturen des Muskels zerstört werden, darf der Mehrbedarf an Protein für den Muskelaufbau nicht nur anhand des Zugewinns an reiner Muskelsubstanz errechnet werden. Insgesamt scheint die beim Krafttraining empfohlene Bandbreite von 1,2 bis 1,7 Gramm Protein pro Kilogramm Körpergewicht auch unter diesen Überlegungen ausreichend zu sein. Insgesamt folgt daraus, dass je nach Sportart, Sportphase und jeweiliger Zielsetzung (Muskelaufbau, verbesserte Körperkomposition bei einer Gewichtsreduktion) zwischen 10 und 15 bis maximal 20 Prozent der Energie aus Eiweiß stammen können.

Schadet zu viel Protein?

Diese Frage stellt sich vor allem im Kraftsport und dort insbesondere in der Phase des Kraftaufbautrainings. Ein überreichliches Eiweißangebot aus der Nahrung, das über den Bedarf in der anabolen Phase hinausgeht, kann zu katabolen Zwecken verwendet werden. Das heißt: Überschüssiges Eiweiß, das

▼ Beim Muskelaufbau von fünf Kilogramm pro Jahr nimmt das Körperprotein nur zirka ein Kilogramm zu, weil Muskeln nur zu etwa 20 Prozent aus Eiweiß bestehen.

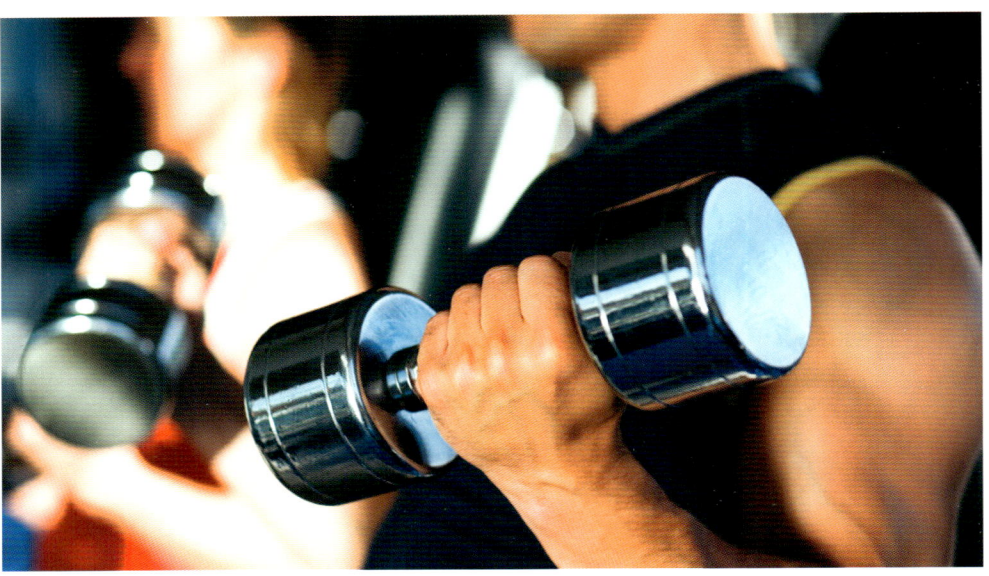

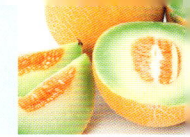

Pflanzliche Eiweißquellen in der Ernährung

Wichtig ist es, dem Sportler den »Wert« pflanzlicher Eiweißquellen in seiner Ernährung schmackhaft zu machen. Brot, Haferflocken, Müslimischungen, Nudeln, Reis, Kartoffeln, Hülsenfrüchte und Sojaprodukte liefern Eiweiß,

☐ das von wenig Fett begleitet ist,
☐ Kohlenhydrate und Ballaststoffe,
☐ bioaktive sekundäre Pflanzenstoffe,
☐ Vitamine (Vitamin-B-Gruppe, C und E) und Mineralstoffe (Magnesium und Kalium),
☐ das mit geringen Zulagen tierischer Proteine biologisch hochwertige Eiweißmischungen mit allen benötigten essenziellen Aminosäuren ergibt.
  Der Vorteil der tierischen Proteine – fettarme Produkte sind zu bevorzugen – ergibt sich aus dem begleitenden Gehalt von Kalzium (Milch und Milchprodukte), Eisen, Zink, Selen (Fleisch) sowie Jod und Zink (Seefisch). Tierische Proteinträger enthalten zudem praktisch alle Vertreter der Vitamin-B-Gruppe.

nicht zum Aufbau benötigt wird, wird als »Brennstoff« verheizt. Der physiologisch sinnvolle Bereich der Eiweißzufuhr von etwa 1,0 bis 1,5 Gramm Protein pro Kilogramm Körpergewicht bietet noch am ehesten die Chance, dass das Nahrungseiweiß seiner Zweckbestimmung entsprechend genutzt wird. Bei der energetischen Verwendung von Eiweiß muss bedacht werden, dass Proteine im Vergleich zu Kohlenhydraten eine unökonomische Energiequelle sind.

Gelten für Erwachsene allgemein 0,8 Gramm Eiweiß pro Kilogramm Körpergewicht als täglich empfohlene Proteinzufuhrmenge, so ist die »obere Proteinzufuhr, bei der keine unerwünschten Wirkungen zu erwarten sind, für Erwachsene bei 2,0 Gramm Protein pro Kilogramm Körpergewicht und Tag anzusetzen« (D-A-CH-Referenzwerte für die Nährstoffzufuhr 2000, Seite 40). Das kommt einer täglichen anteiligen Nahrungsenergieaufnahme von 20 bis 25 Prozent gleich.

Im Unterschied zu Kohlenhydraten und Fetten, die rückstandslos zu Wasser und Kohlendioxid (CO_2) »verbrennen«, muss die stickstoffhaltige Aminogruppe der Eiweißbausteine als Harnstoff entgiftet und mit dem Urin ausgeschieden werden. Untersuchungen haben gezeigt, dass Bodybuilder mit hohem Eiweißkonsum mehr als doppelt so viel Harnstoff produzieren wie eine Vergleichsgruppe. Entsprechend muss mehr getrunken

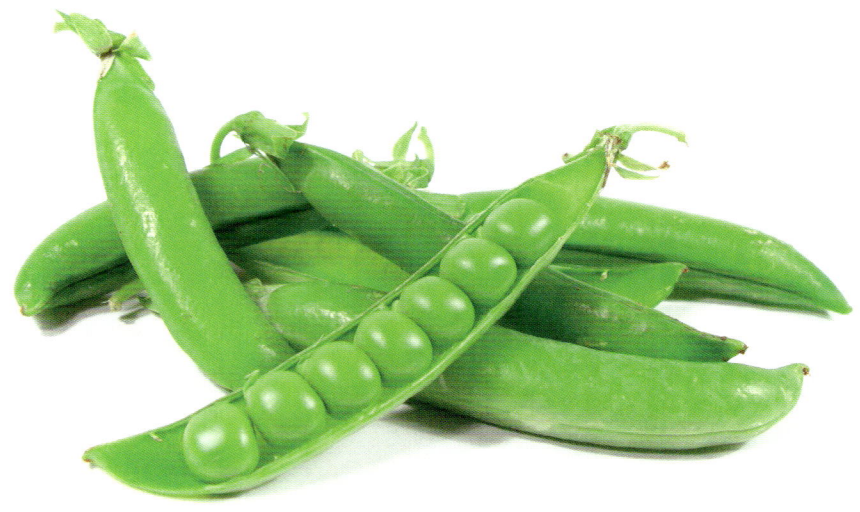

▲ Brot, Nudeln, Reis, Kartoffeln und Hülsenfrüchte, wie hier abgebildet, sind für den Sportler wertvolle pflanzliche Eiweißquellen.

werden, weil die Nieren solche Substanzen am besten »gut verdünnt« ausscheiden können. Wenn die tägliche Urinmenge nicht entsprechend ansteigt, weil zu wenig getrunken wird, resultiert daraus eine stärkere Belastung der Nieren.

In jedem Fall gilt: Bei höherer Proteinzufuhr ist es wichtig, ausreichend zu trinken, damit die Nieren gut »durchspült« werden. So kann man bei erhöhter Eiweißaufnahme im Krafttraining durchaus 0,7 bis 1,0 Liter Wasser mehr einplanen, unabhängig davon, wie viel man zusätzlich durch Schwitzen während des Krafttrainings verliert. Ohne ausreichende Flüssigkeitszufuhr besteht bei hoher

Proteinaufnahme im Sport die Gefahr, dass die Nieren mehr belastet werden. Ein Zusammenhang mit einer langfristig möglichen Nierenschädigung wird diskutiert.

Bei der Frage nach den Nachteilen einer (zu) hohen Proteinaufnahme muss noch auf einen anderen Aspekt hingewiesen werden. »Unerwünschte« Begleiter einer proteinreichen Kost – mit Ausnahme von Proteinkonzentraten – sind bei bevorzugter Aufnahme tierischer Produkte vor allem gesättigte Fettsäuren, Cholesterin und Purine (Harnsäurebildner). Um diese stoffwechselbelastenden Stoffe in akzeptablen Grenzen zu halten, empfiehlt

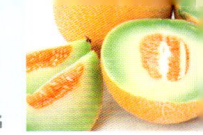

sich einmal mehr, den Eiweißkonsum auf ein sinnvolles Maß zu beschränken. Hinzu kommt, dass bei Einschränkung tierischer zugunsten pflanzlicher Proteine weniger unerwünschte Proteinbegleitstoffe zugeführt werden und gleichzeitig die Zufuhr an leistungsfördernden Kohlenhydraten verbessert wird.

Das große Aminosäuren-Special

Eigentlich haben wir gar keinen Eiweißbedarf, sondern nur einen Bedarf an Eiweißbausteinen. Aminosäuren sind die Bausteine von Nahrungseiweißstoffen und Körperproteinen. Jedes Nahrungseiweiß wird im Laufe der Verdauungsvorgänge zu Aminosäuren abgebaut und dann im Organismus wieder gemäß seinem spezifischen Bauplan zu körpereigenem Eiweiß aufgebaut. So entsteht aus Milcheiweiß Muskeleiweiß. Die biochemische Zwischenstufe des Eiweißstoffwechsels sind die Aminosäuren. Einige Aminosäuren müssen unbedingt mit der Nahrung aufgenommen werden. Sie werden deshalb als lebensnotwendig bezeichnet. Andere Aminosäuren können im Körper aus anderen Nahrungsbestandteilen gebildet werden. Sie sind, was die Nahrungsaufnahme betrifft, entbehrlich.

Die etwa 20 verschiedenen Aminosäuren werden in unentbehrliche (essenzielle) wie Valin, Leucin, Isoleucin, Threonin, Methionin, Phenylalanin, Tryptophan, Lysin und Histidin und entbehrliche (nicht essenzielle) Aminosäuren eingeteilt. Histidin wurde lange Zeit nur für Kinder als essenziell angesehen (semiessenzielle Aminosäuren). Einige Aminosäuren, die vom Organismus aus Vorstufen synthetisiert werden können, sind unter speziellen Bedingungen und besonderen Belastungsphasen essenziell. Diese Aminosäuren werden auch als konditionell unentbehrlich bezeichnet (zum Beispiel Glutamin und Arginin).

Freie und höher dosierte Aminosäuren werden nicht wie Proteinkonzentrate als Aufbaunahrung eingesetzt, sondern man schreibt ihnen spezifische Stoffwechseleffekte zu: Steigerung der Wachstumshormonsynthese (Arginin und Ornithin), Beeinflussung psychischer Vorgänge (Tryptophan → Serotonin; Tyrosin → hormonartige Wirkstoffe mit belebender und antriebssteigernder Wirkung) und einer antikatabolen Wirkung (die verzweigtkettigen Aminosäuren Valin, Leucin und Isoleucin, kurz BCAA genannt). Die Erforschung der Aminosäuren als ergogene (leistungsbeeinflussende) Substanzen ist sicherlich noch nicht abgeschlossen und eröffnet ein interessantes wissenschaftliches Aufgabenfeld. Im Kapitel »Geheimrezepte für mehr Leistung« finden Sie mehr darüber.

Mit einer gemischten Kost lässt sich der Bedarf an essenziellen Aminosäuren am besten decken. Bei der Betrachtung der Aminosäurenzusammensetzung einzelner Lebensmittel lässt sich zwar ein Vorteil der tierischen Proteinträger (Fleisch, Milch, Ei) gegenüber den pflanzlichen Eiweißquellen (Getreide, Hülsenfrüchte) erkennen, in der Praxis verzehrt aber ein Sportler normalerweise weder nur Fleisch noch nur Getreideprodukte.

>> *In der gemischten Ernährung stammen die Eiweißbausteine aus pflanzlichen und tierischen Lebensmitteln, sodass stets eine komplette Mischung vorliegt, wie sie für den Aufbau von Körpereiweiß benötigt wird. Je ähnlicher ein Nahrungseiweiß oder die Kombination von Nahrungseiweißen in der Aminosäurenzusammensetzung dem Körperprotein ist, desto besser ist die Mischung als »Aufbaunahrung« geeignet.*

Biologische Wertigkeit und Chemical Score

Nach der klassischen Definition versteht man unter biologischer Wertigkeit (BW) die Menge Körpereiweiß, die durch 100 Gramm eines Nahrungsproteins ersetzt werden kann. Als Bezugswert für die biologische Wertigkeit (BW = 100) dient Volleiprotein. Andere tierische Lebensmittel, wie zum Beispiel Fleisch, Fisch und Milch, liegen im Bereich von 80 bis 90. Bei den pflanzlichen Eiweißen wird die biologische Wertigkeit mit 60 bis 80 angegeben. Als relativ hochwertige Proteinquellen sind hier Soja, Reis, Hafer, Sesam, Roggen und Kartoffeln zu nennen. Neuere Untersuchungsmethoden schreiben vor allem dem Sojaeiweiß eine dem tierischen Eiweiß (Rindfleisch und Milch) durchaus vergleichbare Proteinwertigkeit zu.

Die Qualität eines Nahrungsproteins lässt sich im Prinzip mit zwei Methoden

AUF EINEN BLICK

Schmackhafte und biologisch hochwertige Proteinkombinationen

☐ Getreide mit Milchprodukten oder Ei, zum Beispiel Brot mit Käse, Haferflocken mit Milch oder Eierteigwaren,

☐ Kartoffeln mit Ei, Fleisch, Fisch oder Milch,

☐ Hülsenfrüchte und Getreide, zum Beispiel Bohnen und Mais, also eine rein pflanzliche Proteinmischung.

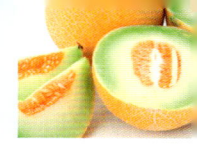

bestimmen: mit biologischen Verfahren – beispielsweise Bilanz- und Wachstumsversuchen bei Tieren in Abhängigkeit vom zugeführten Protein – oder durch chemische Ermittlung. Die biologischen Verfahren sind sehr aufwendig, sodass in der Lebensmittelindustrie chemische Verfahren bevorzugt und vor allem in Form des sogenannten Chemical Score zum Einsatz kommen. Bei dieser chemischen Wertbestimmung vergleicht man den Gehalt einer essenziellen Aminosäure im Testprotein, also dem Nahrungsprotein, mit dem Gehalt dieser Aminosäure in einem Referenzprotein. Das Referenzeiweiß ist praktisch der goldene Standard mit idealer Aminosäurenzusammensetzung.

Offiziell wird dafür die Eiweißzusammensetzung des Volleiproteins herangezogen. Die essenzielle Aminosäure in einem Testprotein, die im Vergleich zum Referenzeiweiß am schlechtesten abschneidet, nennt man limitierende Aminosäure. Sie begrenzt den Wert des Gesamtproteins hinsichtlich seiner Aufbauqualität für den Körper. Beim Fehlen nur einer einzigen essenziellen Aminosäure kann eine Proteinstruktur nicht mehr vollständig aufgebaut werden. Falls Weizenprotein getestet und am Volleiprotein-Standard gemessen wird, so erweist sich Lysin als limitierende Aminosäure. Der Lysingehalt des Weizenproteins beträgt nur 40 Prozent des Lysingehalts im Volleiprotein. Der Chemical Score von Weizeneiweiß beträgt daher 40.

Die ermittelte Zahl von 40 darf jedoch nicht mit der biologischen Wertigkeit, die über biologische Bestimmungsmethoden ermittelt wurde, gleichgesetzt werden. Genau das passiert in der Praxis jedoch oft: Man jongliert mit nicht miteinander vergleichbaren Zahlen unterschiedlicher Bestimmungsmethoden.

Bei der chemischen Wertermittlung können rein rechnerisch durchaus Zahlen über 100 herauskommen, und zwar dann, wenn beispielsweise durch Mischung verschiedener Nahrungseiweiße die Gehalte der betreffenden Aminosäuren so optimiert werden, dass sie über denen eines Referenzproteins liegen.

Je nach gewähltem Standard kann auch ein Einzelprotein besser abschneiden, wenn die gewählte Aminosäure dort eben den Gehalt des betreffenden Eiweißbausteins im Referenzprotein übersteigt. Doch selbst wenn dann Zahlen wie 118, 136 oder noch höhere Werte herauskommen, darf man diese Rechenergebnisse nicht mit der biologischen Wertigkeit im Sinne der klassischen Definition gleichsetzen.

Im Grunde genommen handelt es sich beim Chemical Score um dimensionslose Zahlen. Eine biologische Wertigkeit größer 100 kann es nicht geben. Aus 100 Gramm Nahrungsprotein können nicht

136 Gramm Körpereiweiß werden. Deshalb sollte bei allen Angaben zur Proteinqualität klar und deutlich gesagt oder ausgewiesen werden, um welche Bestimmungsmethode und um welches Referenzprotein es sich handelt.

Besser mischen als rechnen

Mit einer gemischten Kost lässt sich der Bedarf an essenziellen Aminosäuren am besten decken. Bei Betrachtung der Aminosäurenzusammensetzung einzelner Lebensmittel kann man zwar, wie bereits beschrieben, einen Vorteil tierischer Proteinträger (Fleisch, Fisch, Milch, Ei) gegenüber den pflanzlichen Eiweißquellen (Getreide, Hülsenfrüchte) erkennen, aufgrund neuer Untersuchungsmethoden zeigt sich aber, dass Sojaprotein dem Fleischeiweiß durchaus ebenbürtig ist. In der Praxis verzehrt aber kaum jemand nur Fleisch oder nur Getreideprodukte.

In der gemischten Ernährung stammen die Eiweißbausteine aus pflanzlichen und tierischen Lebensmitteln, sodass stets eine »gute Mischung« daraus resultiert. Allerdings kann bei Trennkost (eiweiß- und kohlenhydratreiche Lebensmittel dürfen nicht gemeinsam verzehrt werden, also kein Käse oder kein Schinken als Brotbelag, aber auch keine Eierteigwaren) die erwünschte Ergänzungswirkung erschwert oder sogar aufgehoben sein.

Stufenschema der Energieproduktion

Körperliche Leistungen sind nur dann möglich, wenn ausreichend Energie zur Verfügung steht. Dabei ist die mögliche Arbeitsleistung eines aktiven Sportlers von der Energiegewinnung aus der Nahrung und der Nutzung körpereigener Vorräte, das heißt Fett und Glykogen in Muskel und Leber sowie in bestimmten Situationen auch Eiweiß, abhängig.

Die energieliefernden Nährstoffe werden im Stoffwechsel abgebaut. Dabei entsteht das sogenannte ATP, die biologisch verwertbare Energie, die der Körper für unterschiedliche Leistungen nutzt. Insgesamt verfügt der Körper also über unterschiedlich schnell nutzbare Energiequellen und Energieproduktionsmöglichkeiten – von der unmittelbaren Startenergie in Form der energiereichen Phosphate bis hin zur schier unerschöpflichen Langzeitenergiereserve Fett. Die energiereichen Phosphatverbindungen ATP und Kreationsphosphat stellen die für die Zelle sofort verfügbare Energie bereit, allerdings nur für wenige Sekunden bzw. Muskelkontraktionen. Kurze, explosive Belastungen wie beim Gewichtheben oder 50- bis 75-Meter-Sprints können mit diesem Sofortenergiedepot absolviert werden, ohne dass Sauerstoff notwendig ist und Milchsäure gebildet wird. Für einen 100-Meter-Lauf reicht der Vorrat an energiereichen

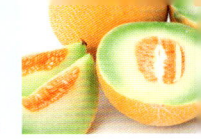

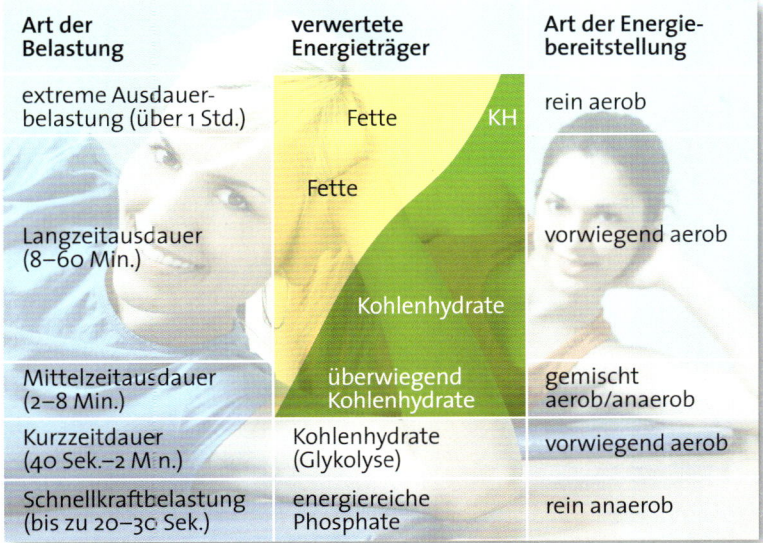

Art der Belastung	verwertete Energieträger	Art der Energiebereitstellung
extreme Ausdauer- belastung (über 1 Std.)	Fette KH	rein aerob
	Fette	
Langzeitausdauer (8–60 Min.)		vorwiegend aerob
	Kohlenhydrate	
Mittelzeitausdauer (2–8 Min.)	überwiegend Kohlenhydrate	gemischt aerob/anaerob
Kurzzeitdauer (40 Sek.–2 Min.)	Kohlenhydrate (Glykolyse)	vorwiegend aerob
Schnellkraftbelastung (bis zu 20–30 Sek.)	energiereiche Phosphate	rein anaerob

◀ Art der Energie- bereitstellung in Abhängig- keit von der Belastungs- dauer (nach Donath und Schüler, 1979)

Phosphaten jedoch nicht ganz aus, so- dass bei Maximalleistungen im Bereich der sogenannten Kurzzeitdauer die an- aerobe Energiegewinnung an Bedeutung gewinnt. Sie erreicht ihr Maximum nach 40 bis 50 Sekunden (zum Beispiel beim 400-Meter-Lauf) und deckt alle ener- giefordernden Prozesse von einer Länge bis zu zwei Minuten (zum Beispiel Eis- schnelllauf bis 1500 Meter) ab.

>> *Bei Leistungen, die länger als zwei Minuten dauern, ist da- von auszugehen, dass sie nicht ohne Sauerstoff bewältigt werden kön- nen. Mit zunehmender Belastungs- dauer nimmt der Anteil der Energie, der durch die aerobe Oxidation bereitgestellt wird, immer mehr zu.*

Langzeitausdauer, wie zum Beispiel bei 5000- und 10 000-Meter-Läufen, erfordert vorwiegend eine aerobe Energiegewinnung.

Während am Anfang einer Belastung unser Körper die Energie vor allem aus dem anaeroben und aeroben Kohlenhy- dratabbau bezieht, rückt bei lang andau- ernden Aktivitäten die Fettverbrennung als Form der Energiegewinnung immer mehr in den Vordergrund, da die Fett- reserven die Kohlenhydratreserven bei Weitem übersteigen. Nach einer Belas- tungsdauer von zirka einer Stunde er- folgt die aerobe Energiebereitstellung schließlich zu etwa gleichen Teilen aus der Kohlenhydrat- und aus der Fettver- brennung. Das obige Schema macht die abgestufte Verwertung der Energieträger bei körperlichen Leistungen deutlich.

Art der Energiebereitstellung und Belastungsdauer

Nicht nur die Belastungsdauer, sondern auch die Belastungsintensität entscheidet über die Art der Energiegewinnung. Je größer die Belastungsintensität ist, desto größer ist der Kohlenhydratanteil an der Energiebereitstellung. Sprints und Endspurts erfordern die schnelle Kohlenhydratenergie. Bei lang andauernden Belastungen von geringerer Intensität können hingegen Fette vorrangig Energie liefern. Die Fettsäureoxidation ist bei Langzeiteinsätzen sinnvoll, da nur so die Glykogenreserven geschont werden können.

Die Fähigkeit zur Fettverbrennung lässt sich, wie bereits ausgeführt, durch ein Ausdauertraining erheblich steigern. Dennoch sind hohe Leistungsintensitäten wie die Aufrechterhaltung einer entsprechenden Geschwindigkeit am Ende eines Marathonlaufs oder eines Radrennens nur (wieder) mithilfe des aeroben Kohlenhydratstoffwechsels möglich.

Das setzt gut gefüllte Glykogenspeicher durch kohlenhydratreiche Ernährung und gut ausdauertrainierte Muskeln – zur Kohlenhydratschonung durch verbesserte Fettverwertung – gleichermaßen voraus. Kurz-, Mittel- und Langstreckler – alle profitieren von einer kohlenhydrat-

reichen Kost, denn Kohlenhydrate können mit und ohne Sauerstoff schnell Energie und, im Vergleich zu Fett, auch mehr Energie bereitstellen, wenn man die ATP-Ausbeute auf den verbrauchten Sauerstoff bezieht. Immerhin werden bei der Kohlenhydrat-Verbrennung pro Liter Sauerstoff 15 Prozent mehr ATP gebildet als bei der Fettsäureoxidation. Der energetische Wirkungsgrad der Kohlenhydrate ist im Vergleich zu Fetten und Proteinen am günstigsten.

Auch im Bereich einer mittleren Belastungsdauer bis zu 20 Minuten kann sich ein intensitätsabhängiger Wechsel bei der Energiebereitstellung ergeben. Wird gegen Belastungsende, zum Beispiel beim Endspurt, die Intensität gesteigert, nimmt der Sauerstoff- und Energiebedarf zu. Je nach Ausmaß des Intensitätsanstiegs muss die Zelle zur Energiegewinnung wieder von der aeroben Kohlenhydratoxidation auf den anaeroben Kohlenhydratabbau zur Energiegewinnung zurückgreifen.

>> *Das Stufenschema der Energieproduktion läuft nicht nur einfach in Abhängigkeit der Belastungsdauer »hintereinander« ab, sondern bei Intensitätswechseln und intervallartigen Belastungen, wie zum Beispiel im Spielsport, ist ein Hin- und Herschalten möglich.*

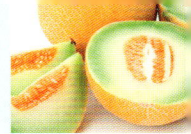

AUF EINEN BLICK
Grundumsatz (GU): Berechnung
nach Harris und Benedict

Mann: GU [kcal]
= 66,5 + 13,8 x Gewicht (kg) + 5,0 x Körperlänge (cm) – 6,8 x Alter (Jahre)
Frau: GU [kcal]
= 655,1 + 9,6 x Gewicht (kg) + 1,8 x Körperlänge (cm) – 4,7 x Alter (Jahre)

Beispiel: Unser Referenzsportler ist 1,76 m groß, 74 kg schwer und 32 Jahre alt.
GU [kcal] = 66,5 + 13,8 x 74 + 5,0 x 176 – 6,8 x 32 = 1750,1
Die Kommastelle im Ergebnis kann entfallen.
Um das immer noch gebräuchliche Kalorienmaß in die zwischenzeitlich gültige
Joule-Einheit zu übertragen, werden die Kilokalorien (kcal) mit dem Faktor 4,2
multipliziert und Sie erhalten Kilojoule (kJ).
Auf unser Beispiel bezogen ergibt sich: GU [kJ] – 1750 x 4,2 = 7350.

Die komplizierte Formel zur GU-Berechnung lässt sich noch weiter vereinfachen,
indem Sie für jedes Kilogramm Ihres Körpergewichts 1 kcal GU pro Stunde veran-
schlagen. Auf einen 24-Stunden-Tag berechnet ergibt sich für unseren Referenzsportler 74 x 24 = 1776 kcal bzw. 7459 kJ.

Die persönlich richtige Energiebilanz

Wie hoch der Gesamtenergiebedarf eines Sportlers in 24 Stunden ist, hängt von mehreren Faktoren ab. Zum einen vom Grund- oder Ruheenergieumsatz (GU), also davon, wie viel Energie der Körper im Ruhezustand zur Aufrechterhaltung seiner vitalen Funktionen, zum Beispiel Atmung, Herz- und Hirntätigkeit, benötigt, und zum zweiten vom Leistungsum-satz (LU), der wiederum aus dem Grad der körperlichen Betätigung resultiert. Eine genaue und individuelle Messung des Grundumsatzes ist aufwendig. Um die Berechnung für den Alltagsgebrauch zu vereinfachen, stehen mehrere For-meln zur Verfügung, bei denen Alter, Ge-schlecht und Gewicht zu berücksichtigen sind. Zur Ermittlung des Grundumsatzes hat sich die Formel von Harris und Bene-dict bewährt (siehe oben).

▶ Extrakalorien im Sport
Quelle: Froboese, Hamm 2006.

↑ Sport-Plus	Kalorien-Minus ↓			
Sportarten für Einsteiger und Fortgeschrittene	Kalorienverbrauch (in kcal/Zirkaangaben) pro 30 Minuten je nach Körpergewicht			
bei	60 kg	70 kg	80 kg	90 kg
Aqua-Fitness	240	275	315	355
Bergwandern (ohne Gepäck)	220	255	290	330
Fußball	245	280	320	365
Golf	155	180	205	230
Gymnastik (Standardgymnastik)	120	140	160	180
Laufen (Joggen)	245	285	325	370
Nordic Walking	180	215	230	270
Radfahren (bis 15 km/h)	180	210	240	270
Radfahren (bis 25 km/h)	305	360	410	460
Schwimmen (langsam)	230	270	310	345
Ski alpin	215	250	285	320
Ski-Langlauf	260	300	345	390
Sporttanzen	90	110	124	140
Tennis	200	230	265	300
Yoga	55	65	75	85

Gesamtenergieumsatz

Um den Gesamtbedarf zu ermitteln, multiplizieren Sie den Grundumsatz mit Ihrem Aktivitätsfaktor PAL (physical activity level).

Kopfarbeiten: Sie sitzen oder stehen meistens, fahren viel Auto, gehen wenig zu Fuß. Sie treiben kaum Sport. Empfohlene Energiezufuhr: Grundumsatz x 1,4.

Gemäßigt aktiv: Sie laufen viel, fahren Rad und arbeiten im Garten. In der Freizeit spielen Sie Tennis, gehen schwimmen, laufen Ski. Empfohlene Energiezufuhr: Grundumsatz x 1,7.

Sehr aktiv: Sie arbeiten körperlich, treiben aktiv Sport oder gehen mehr als viermal pro Woche ins Fitnessstudio. Empfohlene Energiezufuhr: Grundumsatz x 2,0.

Achtung: Für Leistungs- und Hochleistungssportler ist diese Überschlagsrechnung nicht genau genug. Für sie gelten zum Teil erheblich höhere Werte. Wer es genauer wissen will, kann zur Orientie-

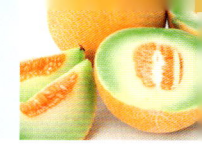

rung einmal die Tabelle auf Seite 58 studieren. Sie zeigt den durchschnittlichen Energieumsatz pro 30 Minuten einer sportlichen Aktivität bezogen auf unterschiedliche Körpergewichte.

Die Zahlen sind nur Annäherungswerte. Der genaue Energieumsatz hängt von der jeweiligen Fitness und Körperzusammensetzung, der Intensität der Ausführung und natürlich auch vom Gewicht des Betreffenden – wie aus der Tabelle ersichtlich – ab. Beim Treppensteigen und beim Sport müssen Schwergewichte mehr schleppen als Leichtgewichte und verbrauchen deshalb auch etwas mehr Kalorien.

Hausarbeit zehrt

Verbinden Sie das Angenehme mit dem Nützlichen, indem Sie sowohl bei Hausarbeit als auch im beruflichen Alltag den Energieumsatz ankurbeln. So verbrennen Sie ganz nebenbei Energie.

Die besten Haus- und Garten-Workouts: (mittlerer Kalorienverbrauch pro 30 Minuten für eine 65 Kilogramm schwere Frau):

☐ Einkäufe schleppen	260
☐ Schnee schaufeln	190
☐ Möbel umstellen	190
☐ Böden schrubben	180
☐ intensiv Staub wischen	145
☐ Auto waschen	145
☐ Rasen mähen	145
☐ Garten sprengen	145

☐ Laub rechen	130
☐ Auffahrt fegen	130
☐ Einkaufswagen schieben	115
☐ kochen	80

Wenn Haus- und Gartenarbeit nicht gerade Ihr »Ding« sind, gibt es natürlich auch noch andere Möglichkeiten, zusätzlich ein wenig Nahrungsenergie abzutrainieren.

Schnell mal 100 Kilokalorien verheizen:
- ☐ 7–10 Minuten Treppen steigen
- ☐ 20 Minuten tanzen (House-Musik, Schlager)
- ☐ 20 Minuten Partnermassage
- ☐ 15–20 Minuten Schlagzeug spielen
- ☐ 25 Minuten Golf spielen
- ☐ 30 Minuten Pfeile auf eine Dartscheibe werfen
- ☐ 30–40 Minuten musizieren (z. B. Flöte, Saxofon)
- ☐ 60 Minuten Skat spielen
- ☐ 65 Minuten auf der Computertastatur tippen

Doch nun genug der Rechnerei. In der Praxis lässt sich die persönliche Kalorienbilanz ohnehin am besten durch regelmäßiges Wiegen überprüfen. Ein konstantes Körpergewicht bedeutet, dass sich Kalorienverbrauch durch persönlichen Energieumsatz und Kalorienaufnahme durch Essen die Waage halten. Mehr dazu im Kapitel Gewichtsmanagement ab Seite 160.

AUF EINEN BLICK

Stoffwechseleinfluss von
Vitaminen und Mineralstoffen

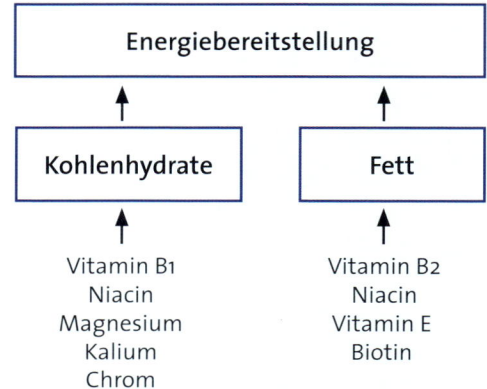

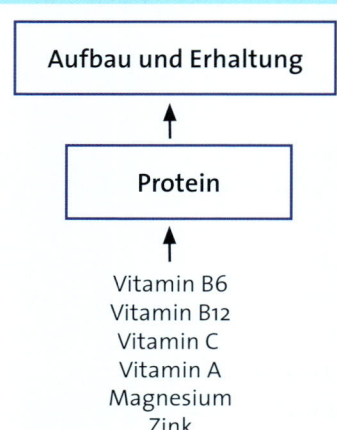

Vitamine – verlässliche Schutzstoffe

Wir leben bekanntlich nicht von Kalorien allein. Neben den energieliefernden Makronährstoffen Kohlenhydrate, Fette und Proteine benötigen wir auch funktionsfördernde Mikronährstoffe sowie Wasser als Transport- und Betriebsmittel für den gesamten Stoffwechsel.

Vitamine und Mineralstoffe sind nicht energieliefernde Nährstoffe. Sie müssen regelmäßig mit der Nahrung aufgenommen werden, damit es nicht zu Leistungsabfall und spezifischen Mangelerscheinungen kommt, sondern vielmehr die optimale Stoffwechselfunktion und ein bestmöglicher Gesundheitsschutz

sichergestellt werden kann. Als Bestandteile oder Aktivatoren von Enzymen (körpereigenen Biokatalysatoren) fungieren sie im Energiestoffwechsel als »Zündstoffe« und sind an materiellen Umsetzungen unseres Körpers im Baustoffwechsel beteiligt. Außerdem schützen sie die Gesundheit insbesondere bei hohen Belastungen. Daran beteiligt sind zum Beispiel neben den Omega-3-Fettsäuren die Spurenelemente Zink und Selen, die Vitamine C und E sowie bioaktive antioxidative Pflanzenstoffe wie Carotinoide und Polyphenole.

Ohne Vitamine und Mineralstoffe, das heißt ohne Mengen- und Spurenelemente, läuft nichts in unserem Stoff-

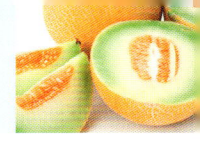

wechselbetrieb. Die Übersicht auf Seite 60 (Stoffwechseleinfluss von Vtaminen und Mineralstoffen) zeigt, welche ausgewählten Mikronährstoffe in den Stoffwechsel der Makronährstoffe eingreifen. Bei der Fülle der Mikronährstoffe – von Vitamin A bis Spurenelement Zink – können nur stichwortartig die wichtigsten Funktionen und Zusammenhänge dargestellt werden. Vitamine werden bekanntlich in wasser- und fettlösliche Verbindungen eingeteilt. Die meisten sind mit Buchstaben und Fachbegriffen gekennzeichnet, einige tragen nur ihren Fachnamen, wie die folgende Übersicht zeigt. Im leistungsorientierten Training ist ein Augenmerk für eine ausreichende Versorgung an Vitaminen von großer Bedeutung wie hier ausgeführt wird.

Fit und gesund mit Vitaminen

Vitamine sind für viele der Inbegriff gesunder Ernährung. Am bekanntesten ist das Vitamin C, doch fehlen darf keiner der insgesamt 14 Vitaminfaktoren, das Beta-Carotin eingeschlossen. Ihrer Funktion nach können wir Vitamine in Regler- und Schutzstoffe einteilen. So sind B-Vitamine als Coenzymbestandteile an wichtigen Stoffwechselreaktionen beteiligt. Vitamin B1 ist das Energievitamin, weil es an mehreren Stellen in den Kohlenhydratstoffwechsel eingreift. Vitamin B6 gilt als Schlüsselvitamin des Proteinstoffwechsels. Ähnlich wie bei den Kohlenhydraten und Proteinen schrieb man deshalb dem Vitamin B1 einen besonderen Stellenwert für Ausdauersportler und

AUF EINEN BLICK
Einteilung der Vitamine

fettlöslich		wasserlöslich	
Retinol (Vorstufe Carotin)	A	Thiamin	B1
Calciferol	D	Riboflavin	B2
Tocopherol	E	Niacin	
Phyllochinon	K	Pyridoxin	B6
		Pantothensäure	
		Biotin	
		Folsäure	
		Cobalamin	B12
		Ascorbinsäure	C

dem Vitamin B6 für Kraftsportler zu. Natürlich brauchen beide Gruppen beide B-Vitamine und andere mehr. Ebenfalls eine zentrale Bedeutung im Kohlenhydrat-, Fett- und Proteinhaushalt haben Niacin, Vitamin B2 und Pantothensäure. Vitamin B12 und Folsäure sind wichtig für die Blutbildung, während Biotin für Haut, Haare und Nägel wahre Kosmetik von innen ist.

Die große Gruppe der B-Vitamine bildet zusammen mit dem Vitamin C – jenem Allround-Könner für Immunsystem, Eisenverwertung, Bindegewebe – die Fraktion der wasserlöslichen Vitamine. Achtung: Wasserlösliche Vitamine sind empfindlich bei der Lagerung und Nahrungszubereitung. Sie können ausgelaugt und zum Teil durch Sauerstoff, Hitze und Lichteinflüsse zerstört werden. Die vier fettlöslichen Vitamine A, D, E und K sind in dieser Reihenfolge zuständig für die gesunde Haut und Schleimhautfunktion sowie Sehleistung, Kalziumstoffwechsel und Knochenbildung, die Abwehr freier Radikale (Antioxidanzienwirkung) sowie die Blutgerinnung.

Eine nahrungsbedingte Unterversorgung mit diesen Vitaminen kann leicht zu einer Leistungsbegrenzung und zur erhöhten Krankheitsanfälligkeit führen. Sportler sollten in jedem Fall die empfohlene Tagesdosis der Vitamine und Mineralstoffe, wie sie innerhalb der Europäischen Gemeinschaft gilt, aufnehmen.

Ein Mangel wirkt sich bei Sportlern, im Vergleich zu Nichtsportlern, schneller leistungsmindernd aus. Auch die Trainingsleistung und die Fähigkeit zur Regeneration können sich verschlechtern.

Brauchen Sportler mehr Vitamine?

Die unspezifischen Symptome einer leichten Unterversorgung mit Vitaminen, wie Antriebsschwäche, Mattigkeit, schnelle Erschöpfung, Konzentrationsschwäche und allgemeiner Leistungsabfall, wurden schon früh auf den Leistungssport übertragen. So versuchte man ähnliche dort auftretende Symptome mit hohen Vitamindosen zu behandeln bzw. mit solchen eine Leistungssteigerung zu erzielen.

Aus der Funktion der Vitamine im Stoffwechsel lässt sich ableiten, dass bei allen stoffwechselsteigernden Vorgängen wie Schwangerschaft und Wachstum sowie im Zusammenhang mit Erkrankungen ein erhöhter Vitaminbedarf besteht. Das lässt sich in gewisser Weise auch auf sportliche Belastungen übertragen. Allerdings konnte die Erwartung, mit hohen Vitamindosen (sogenannten Megadosierungen) eine Leistungssteigerung zu erreichen, nicht bewiesen werden. Vielmehr sind Leistungssteigerungen nach Vitamingaben damit zu erklären, dass sie einen vorher vorhandenen leichten Mangel ausgeglichen haben.

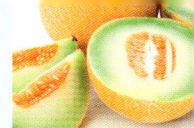

Referenzwerte für die Mikronährstoffzufuhr
für Personen zwischen 10 und 50

Mikronährstoff	Referenzwerte pro 1000 kcal Energiebedarf	
	Männer	Frauen
Vitamin A	0,42 mg RÄ	0,42 mg RÄ
Vitamin D	2,1 µg	2,5 µg
Vitamin E	5,9 mg TÄ	6,2 mg TÄ
Vitamin K	28 µg	31 µg
Vitamin C	38 mg	50 mg
Thiamin	0,5 mg	0,5 mg
Riboflavin	0,6 mg	0,6 mg
Niacin	6,7 mg NÄ	6,7 mg NÄ
Pyridoxin	0,63 mg	0,63 mg
Folsäure	0,16 mg FÄ	0,21 mg FÄ
Pantothensäure	2,4 mg	3,1 mg
Biotin	12–24 µg	15–31 µg
Cobalamin	1,17 µg	1,55 µg
Natrium	230 mg*	230 mg*
Chlorid	350 mg*	350 mg*
Kalium	840 mg	1090 mg
Kalzium	420 mg	540 mg
Phosphor	290 mg	380 mg
Magnesium	160 mg	160 mg
Eisen	5,4 mg	7,9 mg
Jod	80 µg	105 µg
Fluorid	1,5 mg	1,5 mg
Zink	3,8 mg	3,8 mg
Selen	12–28 µg	15–36 µg
Kupfer	0,4–0,6 mg	0,5–0,8 mg
Mangan	0,8–2,0 mg	1,0–2,6 mg
Chrom	12–40 µg	15–50 µg
Molybdän	20–40 µg	25–50 µg

* Pro Liter Schweiß können bis zu 0,5 g Natrium und 0,75 g Chlorid verloren gehen.

Quelle: zitiert nach Schek, 2008, Seiten 64 und 67. Quelle für beide Tabellen: Froboese, Hamm 2006.

wasserlösliche Vitamine	tägl. Zufuhr-empfehlung*	gute Nahrungs-quellen	Wirkungsweise
B1 (Thiamin)	1,0 mg/1,2 mg	Vollkornprodukte, Hülsenfrüchte, Fleisch	Kohlenhydratstoff-wechsel Energie-und Nervenvitamin
B2 (Riboflavin)	1,2 mg/1,4 mg	Milch/-produkte, Fleisch, Fisch, Ei, Getreide	Energiestoffwechsel
B6 (Pyridoxin)	1,2 mg/1,5 mg	Weizenkeime, Vollkornprodukte, Käse, Fleisch, Fisch, Ei	Eiweißstoffwechsel
B12 (Cobalamin)	3 µg	Milch/-produkte, Fleisch, Fisch, Ei	Blutbildung
Folsäure	400 µg	grünes Gemüse, Fenchel, Tomaten, Kartoffeln , Vollkornbrot, Leber, Milch/-produkte, Eier, Orangen	Zellteilung, Blutbildung, Gefäßschutz
C (Ascorbinsäure)	100 mg	Obst (Erdbeeren, Johannisbeeren, Kiwis, Zitrusfrüchte), Gemüse (Paprika, Kohlgemüse), Kartoffeln	Immunsystem, allgemeiner Gesundheitsschutz, Bindegewebsaufbau
Biotin	30–60 µg	Leber, Sojabohnen, Eigelb, Nüsse, Haferflocken	Fettstoffwechsel, Wachstum, Hautvitamin
Niacin	13 mg/16 mg	Fleisch, Fisch, Eier, Brot, Kartoffeln, Hefe	Zellstoffwechsel, Energiegewinnung
Pantothensäure	6 mg	Fleisch, Fisch, Leber, Milch, Vollkornprodukte	zentrales Stoffwechselvitamin
fettlösliche Vitamine	**tägl. Zufuhr-empfehlung***	**gute Nahrungs-quellen**	**Wirkungsweise**
A (Retinol) und Beta-Carotin (Vitamin-A-Vorstufe)	0,8mg/1,0mg	Leber, Butter, Margarine, Eigelb, Milch, grüne, gelbe, rote Gemüse (Karotten, Tomaten, Spinat, Grünkohl)	Haut- und Schleim-hautfunktion, Aufbau des Sehpurpurs, Schutz vor Nachtblindheit
D (Calciferol	5 µg	Leber, Fettfisch (z.B. Hering), Käse, Milch, Eigelb	Kalzium- und Knochenstoffwechsel
E (Tocopherol)	12mg/14mg	Pflanzenöle, Nüsse, Samen, grünes Blattgemüse	Antioxidans, Schutz der Zellmembran (»Zellschutzvitamin«)
K (Phyllochinon)	60 µg/70 µg	grünes Gemüse, Milch, Fleisch	normaler Ablauf der Blutgerinnung

*Bei Angabe von zwei Werten gelten die niedrigeren für Frauen / die höheren für Männer
1 mg = 1 Tausendstel Gramm, **1 µg** = 1 Millionstel Gramm

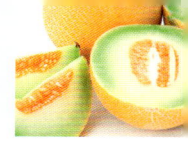

Es gibt auch keinen Grund zu der Annahme, dass der Mikronährstoffbedarf überproportional zum Energiebedarf steigt. Sportlich Aktive, die mehr Energie umsetzen, benötigen allenfalls in gleichem Maße auch mehr Vitamine und Mineralstoffe. Dieser physiologische Mehrbedarf wird wiederum durch die erhöhte Zufuhr von Lebensmitteln bei ausgewogener Mischkost leicht gedeckt. Eine Ausnahme davon ist eine kalorieneingeschränkte Ernährung zur Erzielung und Haltung eines niedrigen Körpergewichts in bestimmten Sportarten und Sportabschnitten.

Von dieser Ausnahme einmal abgesehen, ist die Orientierung an der Nährstoffdichte bzw. an den empfohlenen Nährstoffdichten für Vitamine und Mineralstoffe das gegebene Praxismaß.

Bei der auf den D-A-CH-Referenzwerten für die Nährstoffzufuhr basierenden Berechnung wird der Vitamin- und Mineralstoffbedarf nicht absolut, sondern bezogen auf einen Energiebedarf von 1000 Kilokalorien Energieumsatz angegeben. Wer statt 2000 Kilokalorien bei körperlicher Leichtarbeit 4000 Kilokalorien im Leistungssport umsetzt, bekommt dementsprechend die doppelte Vitamin- und Mineralstoffdosis. Eventuelle Überdosierungen durch eine unbegründete und unkontrollierte Megadosierung von Vitaminen werden bei dieser Vorgehensweise sicher vermieden.

Der oxidative Stress

Mit oxidativem Stress ist ein Ungleichgewicht von freien Radikalen gegenüber den antioxidativen Schutzmechanismen im eigenen Körper gemeint. Intensiver Sport, schädigende UV-Strahlen und aggressive Sauerstoffverbindungen, bestimmte Schadstoffe aus Abgasen, Zigarettenrauchen, Zerstörung der Ozonschicht etc. können die Bildung freier Radikale fördern, die zell- und muskelschädigende Wirkungen entwickeln, wenn sie nicht durch Antioxidanzien (z. B. Vitamine E und C, Carotinoide und Polyphenole als bioaktive Pflanzenstoffe sowie Selen) abgefangen werden.

Während körperlicher Aktivität entstehen vermehrt freie Radikale, zum einen durch den erhöhten Sauerstoffumsatz und zum anderen durch sportinduzierte Entzündungsreaktionen. So wird im Leistungssport zur Vermeidung von ungünstigen Einflüssen auf die Belastbarkeit auch der vermehrte Einsatz von antioxidativen Substanzen diskutiert.

>> *Neben den aus der Nahrung oder Nahrungsergänzungspräparaten stammenden antioxidativen Vitaminen und Spurenelementen üben körpereigene, also im Organismus gebildete antioxidative Schutzsysteme ebenfalls eine Abwehrfunktion gegenüber freien Radikalen aus.*

Bei durchtrainierten Athleten nimmt die Aktivität im Stoffwechsel gebildeter Antioxidanzien (zum Beispiel Enzyme) deutlich zu. Zumindest was den Ansturm freier Radikale betrifft, befinden sich durchtrainierte gegenüber untrainierten Menschen im Vorteil. Die Gewöhnung an ein regelmäßiges Training schützt die Sportler vor möglichen zell- und muskelschädigenden Reaktionen durch entsprechende Adaptionsmechanismen.

Über eine vollwertige Ernährung sollten sportlich Aktive jedoch in jedem Fall die auch für gesunde Erwachsene veranschlagten präventiven Zufuhrempfehlungen für antioxidative Vitamine aufnehmen. Sie bewegen sich im Bereich von 100 bis 200 Milligramm Vitamin C, 15 bis 30 Milligramm Vitamin E und zwei bis vier Milligramm Carotinoide.

Um dieses Ziel zu erreichen, eignet sich am besten eine an der klassischen Ernährungsweise im Mittelmeerraum orientierte Kost mit viel Gemüse, Salaten, Kräutern, Olivenöl und frischen Früchten. Gegenüber der Aufnahme isolierter und hochdosierter Einzelvitamine in Form von Präparaten garantiert eine solche Kostzusammenstellung eher, dass für den antioxidativen Schutz des Körpers alle erforderlichen Teamplayer zur Abwehr freier Radikale in ausgewogenem Maß und in sich gegenseitig unterstützender Weise zusammenkommen.

Eine spezielle Stellungnahme aus dem Jahr 2008 zur zusätzlichen Antioxidanziengabe im Sport gibt den derzeitigen Wissensstand zu diesem Thema wieder:

>> *Obwohl die wichtige protektive Rolle nutritiver Antioxidanzien gegenüber oxidativem Stress gesichert ist, konnten bisherige Arbeiten keinen leistungssteigernden Effekt einer zusätzlichen Einnahme aufzeigen. Weiterhin liegen keine überzeugenden Daten dazu vor, dass die orale Zufuhr von Antioxidanzien den belastungsbedingten Muskelschaden reduziert oder die muskuläre Ermüdung verzögert.*

Analog zum bereits diskutierten allgemeinen Mikronährstoffbedarf von Sportlern wird weiter angeführt: »In welchem Ausmaß regelmäßige sportliche Aktivität den Bedarf an Antioxidanzien erhöht, ist gegenwärtig nicht vollständig geklärt. Es kann aber davon ausgegangen werden, dass bei Deckung des Energiebedarfs mit einer abwechslungsreichen, gemüse- und obstreichen Mischkost eine ausreichende Nährstoffdichte und damit genügende Versorgung mit Antioxidanzien beim Sportler gewährleistet ist.« (Nieß et al. 2008)

>> *Die zusätzliche Gabe von Antioxidanzien kann im Einzelfall*

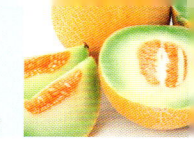

Mengen-elemente	tägl. Zufuhr-empfehlung	gute Nahrungsquellen	Wirkungsweise
Na/Natrium	550 mg	Kochsalz, Mineralwasser, mit Salz hergestellte Lebensmittel	Regulation des Wasser-haushalts
Cl/Chlorid	830 mg	Kochsalz, Mineralwasser, mit Salz hergestellte Lebensmittel	Regulation Wasserhaushalt, Salzsäurebildung im Magen
K/Kalium	2000 mg	Obst, insbesondere Bananen, Kartoffeln, Trockenobst, Frucht-säfte, Gemüse, Reis,	Regulation des Wasserhaus-halts, Muskeltätigkeit
Ca/Kalzium	1000 mg	Milch/-produkte, Brokkoli, Sojabohnen, Mineralwasser, Sesam	Aufbau von Knochen und Zäh-nen, Erregbarkeit von Nerven und Muskeln
P/Phosphor	700 mg	in fast allen Lebensmitteln	Aufbau von Knochen und Zähnen, Energieübertragung
Mg/Magnesium	300 mg/350 mg	Vollkornprodukte, grüne Gemü-se, Bananen, Nüsse, Hülsen-früchte, Mineralwasser	Enzymaktivierung, Muskel-funktion, Hochleistungsele-ment des Stoffwechsels

Spuren-elemente	tägl. Zufuhr-empfehlung	gute Nahrungsquellen	Wirkungsweise
Fe/Eisen	15 mg/10 mg	Fleisch, Roggenbrot, Gemüse, Hafer, Hülsenfrüchte, Nüsse	Blutbildung, Sauerstofftrans-port
J/Jod	200 µg	Jodsalz, Seefisch, Milch/-pro-dukte, mit Jodsalz hergestellte Lebensmittel	Bestandteil der Schilddrüsen-hormone, Grundumsatzsteu-erung
F/Fluorid	3,1 mg/3,8 mg	Fisch, Meeresfrüchte, grüner Tee	Härtung des Zahnschmelzes
Zn/Zink	7,0 mg/10,0 mg	Fleisch, Eier, Milch/-produkte, Meeresfisch und Muscheln, Voll-kornprodukte, Linsen, Nüsse	Immunsystem, Eiweißstoff-wechsel
Se/Selen	30–70 µg	Fleisch, Fisch, Nüsse, Linsen, Spargel, Knoblauch	Antioxidans
Cu/Kupfer	1,0–1,5 mg	Leber, Fisch, Schalentiere, Nüsse, Kakao	Eisenstoffwechsel, Blutbildung
Mn/Mangan	2,0–5,0 mg	Tee, Lauch, Kopfsalat, Spinat, Erdbeeren	Enzymaktivierung
Cr/Chrom	30–100 µg	Fleisch, Leber, Eier, Hafer, Toma-ten	Kohlenhydratstoffwechsel, Glukose-Toleranz-Faktor
Mo/Molybdän	50–100 µg	Hülsenfrüchte, Getreide	Enzymbestandteil

Bei Angaben von zwei Werten gelten die ersten für Frauen/die zweiten für Männer *bei Athleten in Abhängigkeit von deren Ernährungs- und Gesundheitszustand sowie der Belastungssituation erwogen werden. Die Gabe sollte niedrig dosiert und in möglichst vollständiger Form – wie in Lebensmitteln vorkommend – erfolgen.*

Mineralstoffe – unentbehrliche Körperbausteine

Mineralstoffe (Oberbegriff für Mengen- und Spurenelemente) sind chemische Elemente und ihre anorganischen Verbindungen. Sie stellen Bau- und Reglersubstanzen für den menschlichen Organismus dar und kommen in harten und weichen Körpergeweben sowie Körperflüssigkeiten vor. Sie sind beteiligt an der Reizbildung, Reizbeantwortung und an der Muskelkontraktion. Die lebensnotwendigen Mengen- und Spurenelemente müssen mit der Nahrung aufgenommen werden. Kalzium (Ca), Phosphor (P), Natrium (Na), Chlorid (Cl), Kalium (K), Magnesium (Mg) und Schwefel (S – aus schwefelhaltigen Aminosäuren stammend) sind für den Menschen essenziell.

Bei den Mineralstoffen unterscheidet man nach ihrem Gehalt zwischen Mengenelementen, deren Konzentration mehr als 50 Milligramm pro Kilogramm Körpergewicht (0,005 Prozent) beträgt, und Spurenelementen, deren Gehalt im Körper unterhalb dieser Grenze liegt. Eisen liegt mit 0,007 Prozent nach dieser Definition im Grenzbereich zwischen Mengen- und Spurenelement, wird aber heute überwiegend den Spurenelementen zugeordnet. Entsprechende Unterschiede ergeben sich auch im Bedarf an Mengen- und Spurenelementen. Während die erste Gruppe im Mehrere-Hundert-Milligramm-Bereich bis Mehrere-Gramm-Bereich liegt, benötigen wir von den Spurenelementen nur wenige Milligramm- bzw. Mikrogramm-Mengen. Lebensnotwendige, mit der Nahrung aufzunehmende Spurenelemente sind: Eisen (Fe), Jod (J), Zink (Zn), Fluorid (F), Selen (Se), Kupfer (Cu), Mangan (Mn), Chrom (Cr), Molybdän (Mo), Kobalt (Co). Mineralstoffe sind anorganische Mikronährstoffe, die im Körper in unterschiedlichen Mengen vorhanden sind und auch mit der Nahrung in unterschiedlichen Mengen zugeführt werden müssen. Demzufolge sprechen wir von Mengen- und Spurenelementen.

>> *Für sportlich Aktive spielen Magnesium und Eisen eine große Rolle – einmal zur Sicherung eines guten Zusammenspiels von Nerven und Muskeln und zum anderen als Aufbauelement für den Blutfarbstoff und damit den Sauerstofftransport im Körper.*

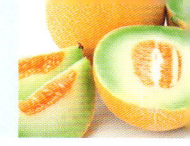

Im Blickpunkt einer gesunderhaltenden und leistungsgerechten Ernährung stehen vor allem folgende Mengen- und Spurenelemente:

☐ **Kalzium** – der Knochenfestiger und Zahnbaustein. Eine ausreichende Kalziumversorgung in jungen Jahren ist zusammen mit körperlicher Aktivität der beste Schutz vor Osteoporose (Knochenschwund) im Alter. Die besten Nahrungsquellen sind Milch und fettarme Milchprodukte.

☐ **Magnesium** – das Hochleistungselement. Magnesium aktiviert mehr als 300 Enzyme des Energie- und Proteinstoffwechsels. Sorgt für ein optimales Zusammenspiel von Nerv und Muskel und schützt vor Muskelverkrampfungen. Reichhaltige Nahrungsquellen sind Gemüse, Vollkornprodukte und entsprechende Mineralwässer sowie im Bedarfsfall spezielle Präparate und Sportlergetränke.

☐ **Kalium** – der Muskelfitmacher. Gegenspieler von Natrium bei der Regulation des Wasserhaushalts. Ebenfalls wichtig für die Muskelfunktion und die Glykogenspeicherung in der Muskulatur. Obst, Säfte und Gemüse sowie Kartoffeln sind kaliumreich.

☐ **Eisen** – der Sauerstofftransporteur. Wichtig für die Bildung des Blutfarb-

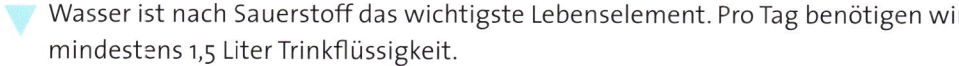

▼ Wasser ist nach Sauerstoff das wichtigste Lebenselement. Pro Tag benötigen wir mindestens 1,5 Liter Trinkflüssigkeit.

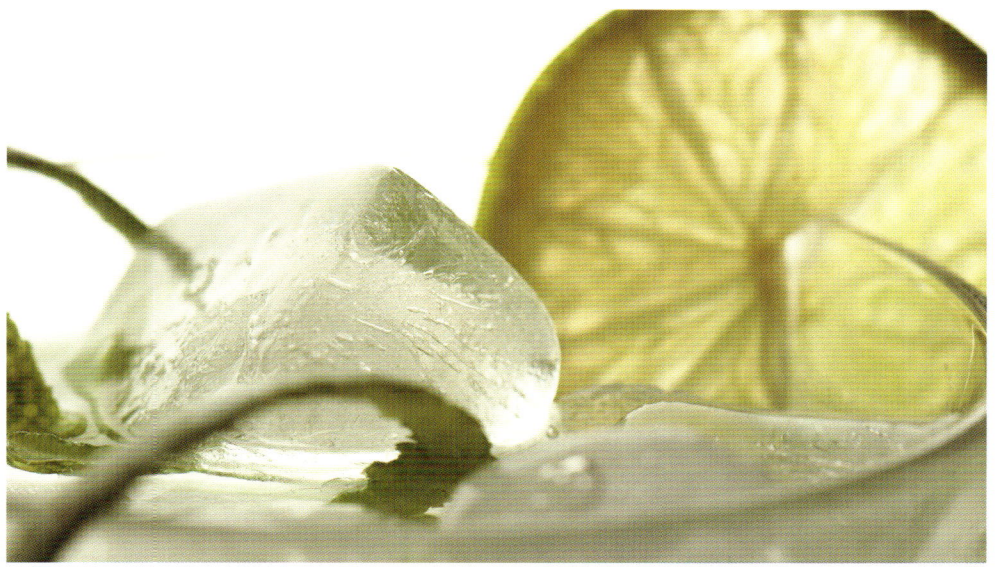

stoffs Hämoglobin und damit auch für den Sauerstofftransport. Frauen und Ausdauersportler, vor allem wenn sie sich vegetarisch ernähren, müssen auf eine ausreichende Eisenversorgung achten. Eisen aus Fleisch ist besonders gut verfügbar und verbessert sogar die Ausnutzung pflanzlichen Eisens, wenn man beispielsweise Fleisch zusammen mit Gemüse isst. Pflanzliches Eisen wird auch mithilfe von Vitamin C besser für den Körper verfügbar, zum Beispiel Vollkorn mit Obst oder Gemüse.

□ Zink und Selen – die Schutzelemente. Beide Spurenelemente sind wichtig für das Immunsystem. Zink aktiviert zahlreiche Enzyme, unter anderem die der Proteinbiosynthese. Selen ist wie das Vitamin E ein wichtiges Antioxidanz und schützt die Zellen vor freien Radikalen. Fisch, Fleisch und Meeresfrüchte sowie Vollkornprodukte, in Abhängigkeit von der Bodenbeschaffenheit, gelten als gute Quellen für die lebensnotwendigen Spurenelemente.

□ Jod – der Stoffwechselaktivator. Bestandteil der Schilddrüsenhormone und damit zuständig für eine gesunde Schilddrüsenfunktion. Jod ist in unserer Ernährung ein kritischer Nährstoff. Empfehlung: Seefisch essen, Jodsalz verwenden; auch Brot, das mit Jodsalz hergestellt wird, ist eine gute Quelle.

□ Chrom – der Kohlenhydratfaktor. Wichtig für die Insulinwirkung und damit die Kohlenhydratverwertung in der Zelle. Es wird auch als »Glukose-Toleranz-Faktor« bezeichnet. Bei Ausdauersportlern, Übergewichtigen und Diabetikern ist die Chromversorgung unter Umständen besonders zu beachten. Es gibt wenig Angaben über die Chromgehalte der Lebensmittel und die Versorgung der Bevölkerung. Chrom soll in Fleisch, Bierhefe, Käse und Vollkornprodukten vorkommen.

Für den (Mehr-)Bedarf im Sport gelten bei Mengen- und Spurenelementen in etwa dieselben Überlegungen wie bei den Vitaminen. Auch hier empfiehlt sich eine Nahrungsaufnahme orientiert an der empfohlenen Nährstoffdichte (vgl. Tabelle auf Seite 63).

Eine ausführlichere Orientierung über Referenzwerte sowie Nahrungsvorkommen und weitere Wirkungsweisen von Mengen- und Spurenelementen ermöglicht die Übersicht auf Seite 67.

Wasser – zweitwichtigstes Lebenselement

Eng verbunden mit dem Mineralstoffhaushalt ist der Wasserhaushalt, der für die Leistungsfähigkeit besonders wichtig ist.

Kein Nährstoffdefizit macht sich so schnell leistungsmindernd bemerkbar wie ein Mangel an Wasser. Freizeit- und Leistungssportler machen einen gravie-

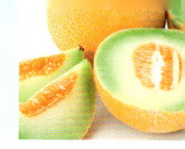

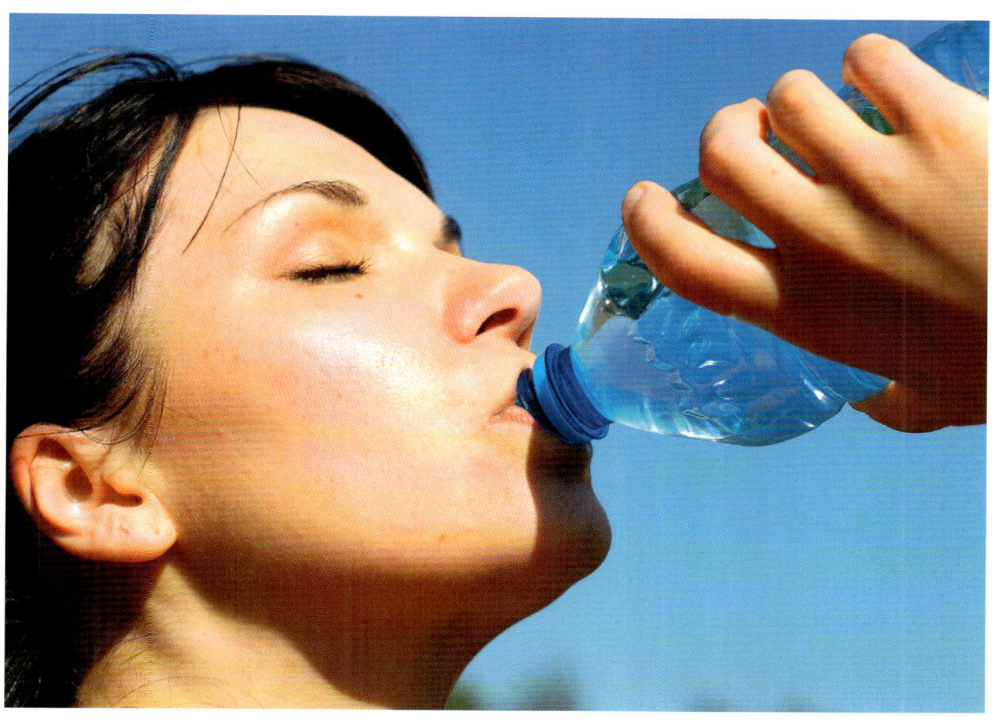

🔺 Ein Wasserdefizit bewirkt schnell eine Leistungsminderung. Deshalb: Trinken, schon bevor der Durst kommt!

renden Fehler, wenn sie zu wenig und das Falsche trinken. Sich nur auf den Durst zu verlassen, ist auch nicht immer opportun, weil sich dann bereits Flüssigkeitsverluste ergeben haben, die dann während einer langen Belastung unter Umständen nicht schnell genug aufgefüllt werden können.

In der Praxis gilt deshalb: vor, während und nach dem Sport genügend und das Richtige trinken. Wasser ist nach Sauerstoff das zweitwichtigste Element zum Leben. Alle Lebensvorgänge auf der Erde sind von Wasser abhängig. Ein Mensch kann bereits nach wenigen Tagen ohne Wasserzufuhr sterben, während er wesentlich länger ohne feste Nahrung überlebt. Das Lebenselixier Wasser ist nicht nur mengenmäßig unser wichtigstes Lebensmittel – immerhin benötigen wir täglich mindestens 1,5 Liter Trinkflüssigkeit. Wasser wird sowohl in Form von Getränken als auch über die feste Nahrung aufgenommen.

>> *Wasser ist Hauptbestandteil des menschlichen Körpers. Am wasserreichsten sind Gehirn, Leber, Muskelzellen und Haut. Fast die Hälfte des gesamten Wasserbestands liegt im Muskelgewebe vor, denn je höher die Stoffwechselleistung einer Zelle, desto höher ist ihr Wassergehalt.*

Aktive Muskeln brauchen mehr Wasser. Der Wassergehalt des menschlichen Körpers beträgt je nach Lebensalter und Körperzusammensetzung zwischen 50 und 70 Prozent des jeweiligen Körpergewichts. Mit zunehmendem Alter oder Körperfettanteil sinkt der Wassergehalt. Wasser hat viele lebenswichtige Aufgaben. Es ist vor allem Lösungsmittel und macht dadurch den Transport von Substanzen und Stoffwechselreaktionen im Körper erst möglich. Wasser ist ferner ein wirksames Hilfsmittel bei der Temperaturregulierung, denn durch Wasserverdunstung (Schweißsekretion) wird Wärme nach außen abgeführt und einer leistungsmindernden Erhöhung der Körpertemperatur vorgebeugt.

Wasser auch zur Temperaturregulation

Der Wasserbedarf eines Menschen resultiert im Wesentlichen aus dem Bedarf für die Wärmeregulation und jenem für die Ausscheidung von Stoffwechselendprodukten und Salzen über die Nieren. Die Ausscheidungsprodukte müssen in einer bestimmten Konzentration in Wasser gelöst sein, damit die Nieren sie ausscheiden können. Ist der Körper ausreichend

AUF EINEN BLICK
Eine ausgeglichene 24-Stunden-Wasserbilanz

Wasseraufnahme		Wasserabgabe	
Trinkflüssigkeit	1500 ml	Harn	1300 ml
Wasseranteil in Lebensmitteln und Speisen	700 ml	Stuhl	200 ml
Oxidationswasser (entsteht im Stoffwechsel bei der Verbrennung von Nährstoffen)	300 ml	Haut und Lunge (schwitzen und abatmen)	1000 ml
Summe	2500 ml	Summe	2500 ml

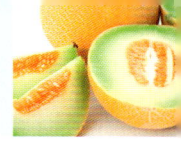

Wasserverlust bei verschiedenen sportlichen Aktivitäten

Testen Sie selbst: Der Wasserverlust bei verschiedenen sportlichen Aktivitäten lässt sich auf einfache Weise ermitteln. Man stellt sich unmittelbar vor und nach dem Sport unbekleidet auf die Waage. Der dann festgestellte Gewichtsverlust ist hauptsächlich auf einen Wasserverlust zurückzuführen.

Als einfache Faustformel zur Ermittlung des Wasserbedarfs eignet sich auch im Fall der Wasseraufnahme die Orientierung am jeweiligen Energieumsatz. Die tägliche Wasseraufnahme sollte im Bereich von einem Milliliter je Kilokalorie Energieumsatz liegen. Wer 3000 Kilokalorien umsetzt, benötigt demnach etwa drei Liter Wasser insgesamt. Diese Berechnungsgrundlage gilt für mitteleuropäische Temperaturen. Neben hohem Energieumsatz und Hitze erhöhen krankhafte Zustände wie Fieber, Erbrechen und Durchfall den Wasserbedarf.

mit Wasser versorgt, können die Nieren optimal arbeiten. Ein dunkler Urin zeigt an, dass zu wenig getrunken wurde.

Die Flüssigkeitsabgabe über Haut und Lunge ist ein variabler Bereich. Gerade der Schweißverlust bei sportlichen Aktivitäten variiert sehr und hängt stark von der Dauer und der Intensität der Belastung sowie von den klimatischen Bedingungen ab. Allgemein liegt bei intensiver körperlicher Arbeit in gemäßigtem Klima diese Form des Wasserverlusts bei einem bis 1,5 Liter pro Stunde. Sportler müssen diesen Verlust ausgleichen und insbesondere bei Langzeiteinsätzen die Gelegenheiten zum Zwischendurchtrinken nutzen. Bei körperlichen Belastungen wird entsprechend der gesteigerten Atmung auch vermehrt Wasser über die Lunge abgegeben. An kalten Tagen ist dies besonders gut sichtbar. Die ver-

mehrte Wasserabgabe über die Atemluft ist in Höhenlagen und somit beim Skisport und Bergsteigen besonders zu berücksichtigen.

Trinken für mehr Fitness

Wassermangel beeinträchtigt die Leistungsfähigkeit und kann, je nach Ausmaß, auch zu schwerwiegenden gesundheitlichen Schäden führen. Flüssigkeitsverluste bergen relativ schnell die Gefahr einer Bluteindickung. Der Nährstoff- und Sauerstofftransport zu den Zellen verschlechtert sich ebenso wie der Abtransport von Stoffwechselendprodukten (zum Beispiel Milchsäure) und die Regulation des Wärmehaushalts. Der Muskel reagiert im wahrsten Sinne des Wortes »sauer« und leistet weniger. Überwärmung und Hitzestau bis zum Kollaps können die Folge sein. Ein schlei-

AUF EINEN BLICK
Getränke zur
schnellen Rehydratation

Ein Getränk zur schnellen Rehydratation (Wiederauffüllung) sollte hypo- bis isoton sein und zwei bis zehn Prozent Kohlenhydrate in Form von Glukose, Saccharose oder Maltodextrin sowie 400 bis 1100 Milligramm Natrium pro Liter enthalten. Bei Langzeitbelastungen mit besonders hohen Energieumsätzen können Maltodextrine und lösliche Stärken mit bis zu 15 Prozent höher konzentriert sein. Andere leistungsrelevante Mineralstoffe wie Kalium und Magnesium müssen nicht während eines Wettkampfs zugeführt werden. Sie sollten in der Vorbereitungsphase und nach dem Wettkampf in der Regenerationsphase über Speisen und Getränke aufgenommen werden, zum Beispiel über Fruchtsäfte, Obst, Getreideprodukte etc.

chender Wasserverlust, der nicht ausreichend kompensiert wird, beeinträchtigt schließlich die Nierenfunktion. Auch Darmträgheit kann die Folge von zu wenig Wasser sein. Bereits ein Wasserverlust von zwei Prozent des Körpergewichts, das heißt zirka 1,5 Liter bei 75 Kilogramm Körpergewicht, schränkt den Stoffwechsel in der arbeitenden Muskulatur deutlich ein. Es kommt zum Leistungsabfall. Müdigkeit, Konzentrationsverlust, Kopfschmerzen, Übelkeit und Schwäche können die Folgen sein. Lebensbedrohliche Wasserverluste entstehen bei einem Wasserdefizit im Bereich von zehn bis 15 Prozent des Körpergewichts.

Auf eine ausreichende Flüssigkeitszufuhr muss außer bei sportlich Aktiven besonders bei Kindern und Jugendlichen im Wachstum, bei Senioren und bei Personen, die eine Gewichtsreduktion anstreben, geachtet werden. Ältere Menschen nehmen aufgrund ihres abgeschwächten Durstempfindens ein Flüssigkeitsdefizit oft nicht mehr adäquat wahr. Sie müssen daher, um einem Wassermangel vorzubeugen, regelmäßig und ausreichend trinken. Ein Praxistipp, der nicht nur für ältere Menschen, sondern auch für Berufstätige gilt: Getränke in sicht- und greifbare Nähe stellen, damit man ans Trinken erinnert wird.

Während einer Gewichtsreduktion fallen durch die Vorgänge im Stoffwechsel (Fett- und Eiweißabbau) vermehrt harnpflichtige Substanzen an. Gerade

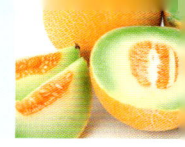

beim Abnehmen ist eine ausreichende Flüssigkeitsaufnahme wichtig für die gesunde Nieren- und Herz-Kreislauf-Funktion. Wer durch weniger Trinken und schweißtreibende Saunabäder schnelle Gewichtsverluste auf der Waage provoziert, gefährdet sich selbst. Gewichtsverluste durch weniger Wasser zählen nicht beim Ziel der Gewichtsabnahme in Form einer Verringerung von Fettgewebe.

Trinken, bevor der Durst kommt

Durst signalisiert den Bedarf und das Bedürfnis nach Flüssigkeit. In der Hierarchie der physiologischen Triebe kann Durst nur durch starke Schmerzen und Luftnot verdrängt werden. Allerdings sollte es so weit erst gar nicht kommen und Durst nur in Ausnahmefällen Stimulus zur Flüssigkeitsaufnahme sein. Durst kann sich bereits ab einem Flüssigkeitsdefizit von etwa 0,5 Prozent des Körpergewichts einstellen. Normalerweise erfolgt bei unseren Ernährungsgewohnheiten aber die Flüssigkeitsaufnahme bereits, bevor es zum Auftreten eines ausgeprägten Durstempfindens kommt. Bei Sportlern ist Durst als »Grobregulation« der Flüssigkeitsaufnahme ohnehin nicht immer ein verlässliches Signal. Wenn der Sportler Durst empfindet, ist dies eher ein warnendes Zeichen dafür, dass sein Blutvolumen und damit seine Leistungsfähigkeit bereits vermindert sind.

>> *Untersuchungen an Leistungssportlern konnten belegen, dass Durstempfindungen geringer sind als der tatsächliche Flüssigkeitsbedarf. So rät man Aktiven, auf jeden Fall zu trinken, bevor sie durstig sind.*

Richtig trinken kann man lernen – am besten schon im Training. Das gilt auch für das persönlich richtige Getränk, das heißt den Pausenschluck, der einem am besten bekommt. Vor der Aktion kann man bereits in der Aufwärmphase noch etwas trinken (zirka 200 Milliliter), damit man nicht schon mit einem Flüssigkeitsdefizit starten muss. Bei Langzeiteinsätzen sollte man etwa alle zehn bis 20 Minuten etwas trinken, und zwar lieber häufiger kleine Schlucke als zu viel auf einmal und zu hastig!

Wir nehmen Wasser hauptsächlich in Form der verschiedenen Getränke auf. Wasser ist aber auch Inhaltsstoff vieler Lebensmittel, zum Beispiel Gemüse und Obst. Außer reinen Durstlöschern können Getränke auch Genussmittel sein und zum Beispiel eine erfrischende oder anregende Wirkung haben. Dazu zählen Kaffee und andere koffeinhaltige Getränke. Wir nehmen aber Wasser ebenfalls mit alkoholischen Getränken wie Bier und Wein auf.

Andere Getränke können einen bestimmten Ernährungszweck erfüllen.

Diese Getränke können den sogenannten Functional Foods zugeordnet werden, also Lebensmitteln mit besonderen funktionellen Eigenschaften.

Getränke für aktive Menschen, insbesondere Sportler, liefern bzw. geben dem Organismus die Nährstoffe zurück, die er während intensiver körperlicher Belastungen verbraucht und zusätzlich durch Schwitzen verliert. Im Wesentlichen handelt es sich dabei um Wasser, energiespendende Kohlenhydrate und verschiedene Mineralstoffe. Im Bereich von Functional Food werden noch weitere Substanzen einzeln oder in Kombination zugesetzt wie zum Beispiel Aminosäuren (vgl. Seite 51).

Flüssigkeits- oder Energieersatz?

Abhängig von der Belastungsdauer, der Intensität und den klimatischen Bedingungen muss beides ersetzt werden. Besonders bei lang andauernden Belastungen ist es sinnvoll, dass neben dem Flüssigkeitsersatz dem Körper auch genügend Kohlenhydrate zugeführt werden. Optimal sind etwa 60 Gramm Kohlenhydrate pro Stunde.

Ein für Sportler geeignetes Getränk kann nur effektiv sein, wenn es rasch aufgenommen wird. Wie schnell dies geschieht, ist von seiner Zusammensetzung – insbesondere dem Kohlenhydrat-Natrium-Gehalt – abhängig. Ein entsprechendes

Mineralwasser kann beispielsweise gut zur Versorgung mit diesem gerade für Aktive wichtigen Mineralstoff beitragen, liefert aber für lang andauernde Belastungen keinen Energienachschub. Daher kommt auch die Empfehlung, eine Apfelsaftschorle zu trinken, das heißt eine Mischung aus Fruchtsaft und natriumhaltigem Mineralwasser im Verhältnis 1 : 1 bis 1 : 2, die dann auch geringe Kohlenhydratmengen bereitstellt.

Zuckerreiche Getränke sind keine Durstlöscher

Unverdünnte Fruchtsäfte und Limonaden enthalten wiederum so viel Kohlenhydrate, dass dadurch die Magenentleerung und Darmabsorption verzögert werden kann. Stark zuckerreiche Getränke löschen deshalb bekanntlich auch nicht den Durst.

Isotone Getränke sind vom Prinzip her auf den möglichst raschen Wasserersatz ausgerichtet, weil sie die gleiche Konzentration bzw. den gleichen osmotischen Druck haben wie die Blutflüssigkeit.

Sogenannte Energydrinks sind dagegen vor allem im Kohlenhydratgehalt höher konzentriert und enthalten mitunter (zu) viel Koffein, was mengenabhängig (über 300 Milligramm) zur vermehrten Wasserausscheidung führt. Ebenfalls entspricht die Mineralstoffzusammensetzung von koffeinhaltigen Getränken nicht den Bedürfnissen von Sportlern.

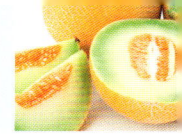

Das richtige Timing

Die Aufnahme von Wasser erfolgt vorrangig im Dünndarm und ist an die Aufnahme von Glukose und Natrium gekoppelt. Zunächst hängt die Geschwindigkeit, mit der das Wasser im Dünndarm aufgenommen wird, von der Magenentleerungsrate ab, denn es kann nicht mehr Flüssigkeit aufgenommen werden, als der Magen weitergibt. Die Magenentleerungsrate ist wiederum abhängig vom Gehalt an gelösten Teilchen (vor allem Kohlenhydrate und Mineralstoffe) im Getränk. Glukose und Saccharose in einer Konzentration bis maximal zehn Prozent, Maltodextrin und Stärke bis maximal 15 Prozent verzögern die Flüssigkeitsabgabe aus dem Magen in den Dünndarm nicht wesentlich. Zu viel Kohlensäure im Getränk behindert die ausreichende Flüssigkeitsaufnahme.

Neben dem »Kühlwasser-Check« kommt es auch auf das richtige Timing der Flüssigkeitszufuhr an. Zunächst gilt: Die Getränke sollten nicht eiskalt, sondern angenehm temperiert sein, das heißt, etwa 15 °C betragen. Bei Langzeitdauereinsätzen kann und soll schon vor dem sportlichen Einsatz der »Wassertank« gut aufgefüllt sein, damit man nicht schon mit einem leichten Defizit startet. So können zum Beispiel in der Aufwärmphase 15 bis 30 Minuten vor dem Wettkampf noch 250 Milliliter getrunken werden. Bei Einsätzen über eine Stunde können etwa alle 15 bis 20 Minuten 150 bis 200 Milliliter getrunken werden. In der Praxis sind während der Ausübung sportlicher Aktivitäten Trinkmengen von 0,6 bis 0,9 Liter pro Stunde möglich. Da man durch schweißtreibenden Sport durchaus mehr Wasser pro Stunde verlieren kann, ist ein vollständiger Ersatz der Verluste während der Belastung nicht immer möglich. Es ist ratsam, sowohl die Auswahl des Getränks als auch den Trinkmodus auf persönliche Verträglichkeit hin zu testen, das heißt, das richtige Trinken während Belastung zu üben.

Wenn das Gehirn Alarm schlägt

Erlebnismäßig ist Durst eng mit der Trockenheit des Mundes verbunden, physiologisch reagiert der Körper bei Austrocknung im extra- und intrazellulären Raum mit Durst. Der entstandene Flüssigkeitsmangel wird von empfindlichen Sensoren im Blut und in den Zellen registriert und dem Gehirn gemeldet. Vereinfacht kann man sagen, das Gehirn schlägt Alarm, wenn das Blut zu dickflüssig wird. In dieser Mangelsituation entzieht der Körper aber bereits anderen Zellen die benötigte Flüssigkeit.

3

Ernährungsstrategien
in der Praxis

Für die Leistung und Erhaltung der Gesundheit benötigen wir zirka 50 Nährstoffe in Form einer abwechslungsreichen Ernährung. In der Praxis müssen beim Essen die richtigen Akzente gesetzt werden – je nachdem, ob wir uns ausdauernd fordern oder auf Kraftzuwachs trainieren. Auch die Sportabschnitte Training, Wettkampf und Regeneration spielen eine große Rolle, wenn es um die Zusammensetzung und das Timing der Nahrungsaufnahme geht.

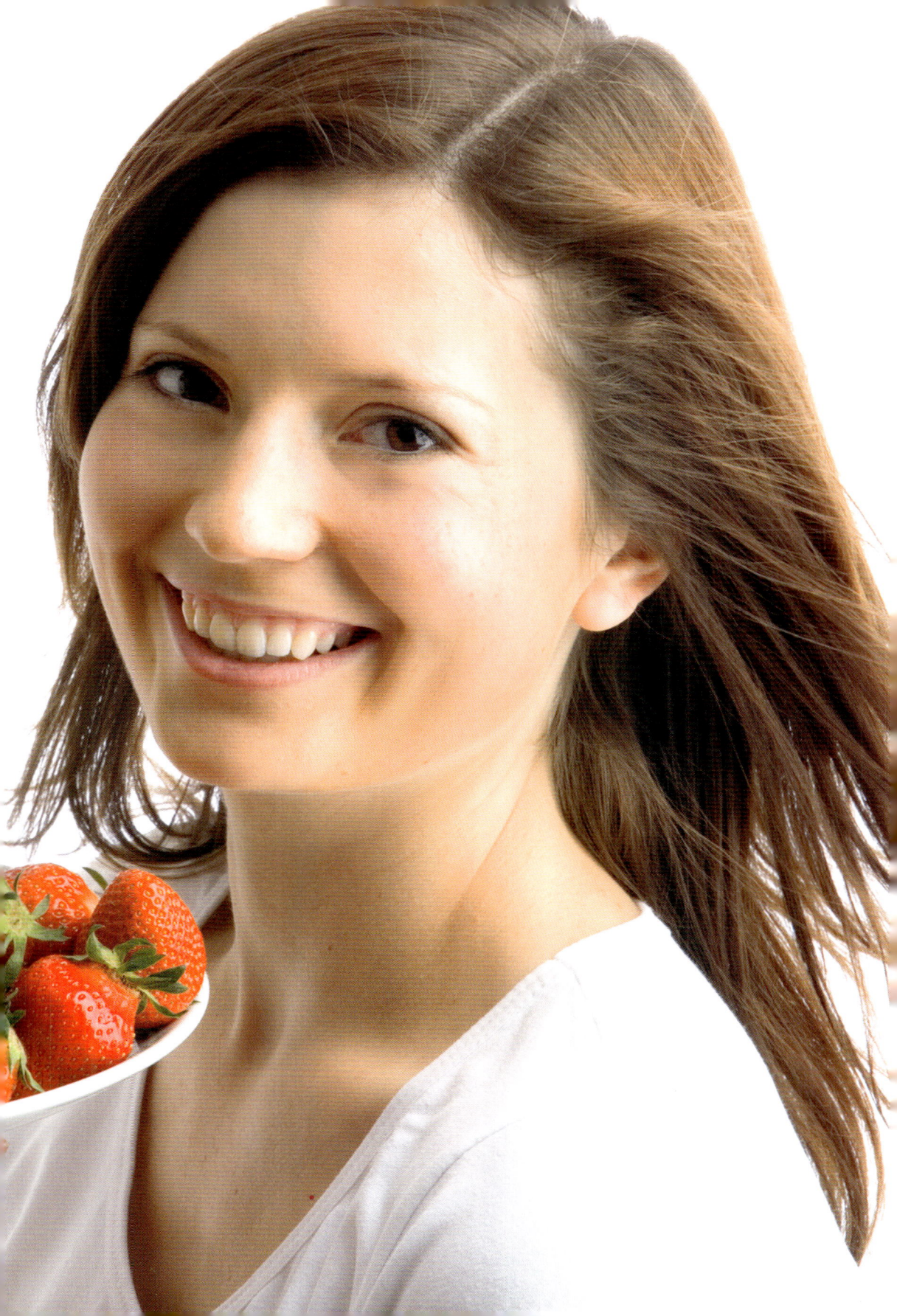

Ernährungsstrategien

in der Praxis

Freizeitsportler sollten sich ausgewogen ernähren. Wer drei bis vier Stunden wöchentlich trainiert, kann seinen (leicht) erhöhten Energie- und Nährstoffbedarf problemlos mit einer kohlenhydratbetonten Mischkost gemäß den Empfehlungen der Deutschen Gesellschaft für Ernährung decken. Wichtig ist jedoch eine ausreichende Flüssigkeitszufuhr.

Im Leistungs- und Hochleistungssport wird Essen und Trinken differenzierter gestaltet. Wir sprechen hier von einer sportart- und sportabschnittsspezifischen Ernährung.

Richtig essen und trinken hilft gewinnen. Voraussetzung dafür ist, dass man seine Ernährung den Bedürfnissen und Anforderungen der jeweils ausgeübten Sportart und den Sportphasen – vom Training bis zum Wettkampf – anpasst. Eine Kunstturnerin muss sich anders ernähren als ein Radrennfahrer, und die Ernährung am Wettkampftag unterliegt, im Vergleich zur Trainingsaufbaukost, anderen Spielregeln.

Unterschiedliche Anforderungsprofile

Die Art der Belastungsanforderung bestimmt die Quantität und Qualität der Nahrung, wobei Sportwissenschaftler fünf motorische Hauptbeanspruchungen unterscheiden:

- ☐ Koordination (Technik),
- ☐ Flexibilität (Gelenkigkeit),
- ☐ Ausdauer,
- ☐ Kraft,
- ☐ Schnelligkeit (Schnellkraft).

Ausdauer, Kraft und Schnellkraft sind die Hauptmerkmale sportlicher Leistungen. Da sie in der Sportpraxis nicht nur in »Reinform«, sondern auch in Kombination vorkommen, sind die Übergänge oft fließend. Dies wird besonders in den Mannschafts- und Spielsportarten deutlich, die im Wechsel Elemente der Ausdauer, Kraft und Schnellkraft beinhalten können. Als zusätzliches Element kommt die Koordination hinzu.

Bei Schwimmen muss mehr »Kraft« als beim Laufen eingesetzt werden. Die 100-Meter-Distanz ist dem Schnellkraftbereich und die 800-Meter-Distanz wohl eher der Sparte Ausdauer zuzuordnen.

Bei anderen Sportarten, zum Beispiel Schießen, Skispringen und Segelfliegen, sind die mentalen Belastungen höher als die muskulären Anforderungen. Hierbei steht der Energiebedarf des Gehirns und der Nervenzellen im Vordergrund.

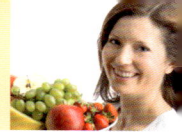

Faustregel
für die Energiebereitstellung

Die unterschiedlichen Anforderungen in den verschiedenen Sportarten machen eine angepasste Ernährung erforderlich. Man kann und muss jedoch nicht für jede einzelne Sportart eine bestimmte »Sportdiät« entwickeln. Auch sind die Unterschiede nicht so groß, dass man stark voneinander abweichende Relationen der energieliefernden Hauptnährstoffe Kohlenhydrate, Fett und Eiweiß vorschreiben müsste. Im Prinzip gilt zunächst für die anteilige Energiebereitstellung für alle sportlich Aktiven:

- ☐ mindestens 50 Prozent Kohlenhydrate,
- ☐ 25–35 Prozent Fette,
- ☐ 15–20 Prozent Proteine.

Bei den sogenannten kompositorischen Sportarten wie Turnen, Kunstspringen und Eiskunstlauf liegen mentale Belastungen (Konzentration und Koordination) wiederum in Kombination mit hochintensiven muskulären Beanspruchungen vor.

Bei Ausdauersportlern können zur Wettkampfvorbereitung 60 Prozent und mehr Kohlenhydrate erforderlich sein, während im Kraftaufbautraining maximal 20 Prozent Protein allein deshalb schon ausreichen, weil sich die Prozentanteile auf den (hohen) Gesamtenergieumsatz beziehen.

Bei der Zusammenfassung von einzelnen Sportarten zu Sportartengruppen, wie in den nachfolgenden Ausführungen, geht es vor allem um die ernährungsmäßigen Gemeinsamkeiten. Unterschiede innerhalb einer oder zu einer anderen Gruppe können sich bei der Höhe des Energiebedarfs in den einzelnen Sportarten ergeben. Insgesamt muss die Ernährung jedoch stets individuell und flexibel gehandhabt, in den Trainingsprozess integriert und den jeweiligen Wettkampfbedingungen angepasst werden.

Die Ausdauerformel

Ausdauersportarten trainieren das vom Bewegungsmangel bedrohte Herz-Kreislauf-System besonders effizient und fördern die Fettverbrennung. Wer regelmäßig große Muskelgruppen mit Ausdauer bewegt, schützt seine Gesundheit und beugt gleichzeitig Übergewicht vor. Sportwissenschaftler verstehen unter Ausdauer die Widerstandsfähigkeit des Organismus gegenüber Ermüdungserscheinungen bei lang dauernden körperlichen Belastungen.

Für die Ausdauerleistungsfähigkeit des Sportlers spielen die örtlichen Energievorräte (Glykogen) in der Arbeitsmuskulatur und ihre Nutzungsmöglichkeiten (beim Fett) die entscheidende Rolle. Beides ist durch Training und Ernährung beeinflussbar.

>> *Mittelstreckenlauf, Langstreckenlauf, Marathon, 20 bis 50 Kilometer Gehen, Skilanglauf, Biathlon, Ski- und Bergwandern, Radfahren und Schwimmen stellen vor allem Ausdauerleistungen dar. Dementsprechend muss die Ernährung kohlenhydratreich (zirka 60 Prozent der Energiezufuhr) sein.*

Die Bedeutung des Kohlenhydrat- und Fettstoffwechsels sowie der optimalen Glykogenspeicherung für die körperliche Ausdauerleistungsfähigkeit wurde bereits ausführlich dargestellt (vgl. Seite 22 und Seite 23). Es geht im Wesentlichen um zwei Gesichtspunkte: Als ein Trainingseffekt der Grundlagenausdauer ergibt sich eine bessere Nutzung der körpereigenen Fette und damit ein Spareffekt in Bezug auf die Kohlenhy-

drate. Dennoch sollte die Kost in der Wettkampfvorbereitungsphase und am Aktionstag fettkontrolliert und kohlenhydratbetont sein, um die optimale Anlage der vorteilhaften Glykogenspeicher nicht zu mindern. Hier ist dann eine Anhebung des Kohlenhydratanteils auf 60 Prozent und mehr und eine Beschränkung des Fettanteils auf 25 Energieprozent angezeigt.

Umgesetzt in einen Speiseplan könnte die Tagesempfehlung für einen Ausdauersportler, der etwa 3000 bis 3200 Kilokalorien bzw. 12 600 bis 13 440 Kilojoule umsetzt, etwa wie folgt aussehen. Der Beispielplan (siehe rechts) entspricht etwa 400 bis 500 Gramm Kohlenhydraten. Wählen Sie aus folgendem Baukastensystem nach persönlichem Geschmack aus, aber aus der Querspalte bitte immer nur eine Variante.

Anmerkung: Beim Blick auf die empfohlenen Mengen kohlenhydratreicher Lebensmittel wie Getreide, Kartoffeln, Obst und Gemüse wird schnell deutlich, dass damit ein relativ großes Nahrungsvolumen verbunden ist. Man kann sich das Mengenproblem etwas erleichtern, indem man einen Teil der Lebensmittel durch konzentrierte Kohlenhydratspender wie Maltodextrin oder wasserlösliche Stärkepulver ersetzt. Während 100 Gramm Brot zirka 45 Prozent Kohlenhydrate enthalten, sind es bei Maltodextrin und anderen Kohlenhydratkonzentraten

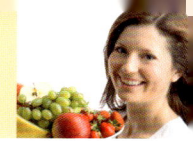

Tagesplan Ausdauersport

ca. 250 g Vollkornbrot (5–6 Scheiben)	oder	ca. 150 g Vollkornbrot (3–4 Scheiben) und 60 g Getreideschrot	oder	100 g Vollkornbrot (2–3 Scheiben) und 80 g Vollkornflocken	
ca. 400 g Kartoffeln (mittelgroße)	oder	120 g Vollkornreis	oder	120 g andere Getreide-sorten oder Vollkorn-nudeln	
500 g Gemüse (roh oder gekocht) und 150 g Gemüsesaft	oder	350 g Gemüse (roh oder gekocht) und 300 g Gemüsesaft			
300 g frisches Obst und 350 g Obstsaft und 100 g Trockenobst	oder	300 g frisches Obst und 700 g Obstsaft und 50 g Trockenobst	oder	700 g Obstsaft und 100 g Trockenobst	
500 g Milch oder Sauermilch und 150 g Magerquark	oder	500 g Milch oder Sauer-milch und 50 g Magerquark und 50 g Käse (30 % F.i.Tr.)	oder	250 g Milch oder Sauermilch und 100 g Magerquark und 50 g Käse (30 % F.i.Tr.)	
ca. 200 g fettarmes Fleisch, Geflügel oder Fisch	oder	100 g fettarmes Fleisch, Geflügel oder Fisch und 1–2 Eier	oder	150 g Sojaprodukte oder 50 g Trockensoja und 30 g vegetarische Paste	
30 g Streichfett und 20 g Zubereitungsfett	oder	40 g Streichfett und 10 g Zubereitungsfett			
50 g Honig oder Marmelade, kleine Mengen an Zucker	oder	30 g Honig und 20 g Fruchtkonzentrat, kleine Mengen an Zucker			
ca. 30 g Nüsse	oder	50 g Vollkornkekse			

Als Nahrungsaufwertung empfehlen sich eventuell Hefeflocken oder Weizenkeime; Kohlenhydratkonzentrate als Nahrungsergänzung bei sehr hohem Energieumsatz zur Reduzierung des Nahrungsvolumens. Quelle: verändert nach Hamm, M., Weber, M., 1988, Seite 94

bis zu 100 Prozent! Hier muss man letztendlich einen persönlich akzeptablen Kompromiss finden und insbesondere in der Wettkampfsituation die individuelle Verträglichkeit zur Priorität machen.

Nicht vergessen werden darf allerdings, dass Vollkornprodukte, Obst und Gemüse nicht nur Kohlenhydrate, sondern auch leistungswichtige Vitamine und Mineralstoffe bereitstellen. Konzentrate

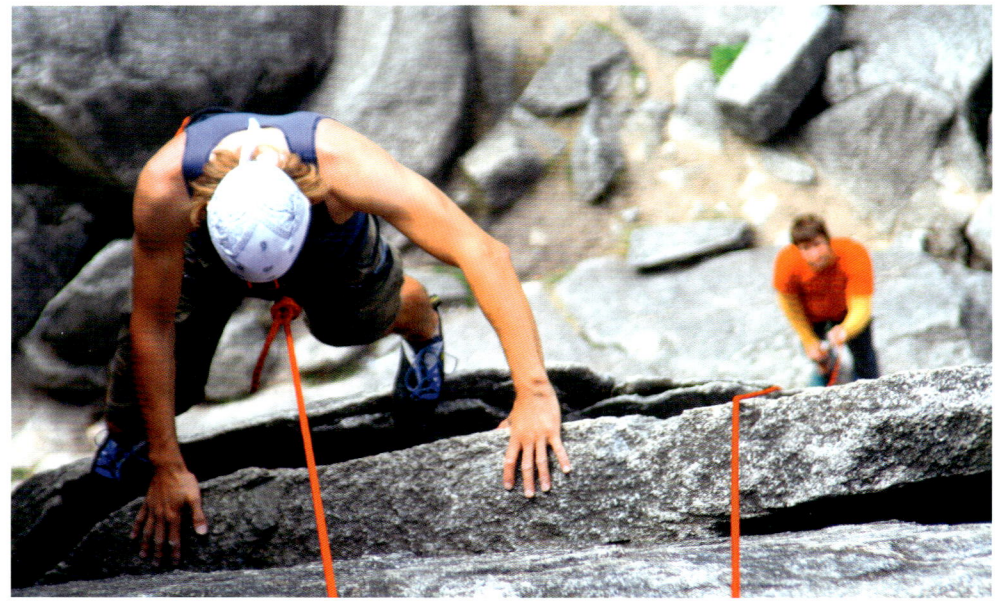

⚠ Ausdauersportler in gutem Trainings- und Ernährungszustand sind am besten vor dem Hungerast geschützt.

können also nur Ergänzung einer insgesamt vollwertigen Ernährung sein.

Der gefürchtete Hungerast

Kohlenhydrate sind das eigentliche Muskelbenzin. Doch auch Gehirn und Nervenzellen sind bekanntlich auf dieses Energiesubstrat angewiesen. Besonders das Gehirn ist von einer ständigen Glukosezufuhr über das Blut abhängig. Die im Blut erforderliche Traubenzuckerkonzentration wird laufend aus dem Leberglykogen reguliert. Während das Muskelglykogen direkt in den Muskelzellen gespeichert und auch dort zur Energiegewinnung verbrannt wird, hat das Leberglykogen primär die Aufgabe, kontinuierlich Glukose in das Blut abzugeben, um so einen gleichmäßigen Spiegel aufrechtzuerhalten. Falls die Muskelglykogenvorräte zur Neige gehen, kann die Muskelzelle dem Blut einen Teil der Glukose bei Belastungen entnehmen und verbrennen, sodass dadurch der Blutzuckerspiegel absinkt. Ein Blutzuckerabfall bedeutet jedoch eine Gefahr bzw. einen Energiemangel für das zentrale Nervensystem. Es wird in Alarmzustand versetzt, der in Sportlerkreisen als »Hungerast« gefürchtet ist. Physiologisch be-

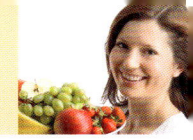

trachtet handelt es sich dabei um eine vorübergehende Unterzuckerung ohne Krankheitswert. Plötzlich auftretendes Hungergefühl, Schwindel, Übelkeit, Kraftlosigkeit und Schwarzwerden vor den Augen, Zittern und kalte Schweißausbrüche sind die Symptome.

> **»** **Radsportler wissen: Wer vom Hungerast eiskalt erwischt wird, für den ist das Rennen buchstäblich gelaufen. Die Beine werden schwer, jeder Tritt in die Pedale scheint schließlich wie ein unüberwindbares Hindernis.**

Insgesamt handelt es sich beim Hungerast um eine Unterzuckerungs- bzw. Hypoglykämie-Symptomatik. Der Körper soll durch dieses Warnsignal zum Abbruch der Leistung gezwungen werden. Begegnen kann man diesem Symptom erfahrungsgemäß beim Ankündigen der ersten Anzeichen durch kleine Gaben

schnell verfügbaren Zuckers, zum Beispiel Traubenzucker, Obst oder Kekse. Der Hungerast trifft übrigens eher den schlecht trainierten Ausdauersportler, zum Beispiel in der Periode des Frühjahrstrainings, wenn die Trainingsbelastungen an Umfang und Intensität zunehmen und die Nutzung des Fettstoffwechsels (vgl. Seite 43) noch nicht ausreichend trainiert wurde. Ohne den Spareffekt der verbesserten Fettverwertung werden bekanntlich die Muskel- und nachfolgend auch die Leberglykogenvorräte vorzeitig verbraucht. Natürlich würden sich auch vorangegangene Hunger- bzw. Fastenperioden negativ auf die Glykogenbevorratung auswirken. Im guten Trainings- und Ernährungszustand sind Ausdauersportler am besten vor dem Hungerast geschützt. Dennoch kann es in Einzelfällen zu Überbeanspruchungen bei extremen Leistungsanforderungen und Fehlregulationen kommen. Vorbeugend sorgen schließlich auch koh-

Die Ausdauerformel – ganz wichtig auch im Spielsport

Gemeinsam ist allen Spielsportlern, dass sie einen verhältnismäßig hohen Anteil an Ausdauerleistungsfähigkeit haben und damit, wie die Ausdauersportler, eine kohlenhydratbetonte Ernährung (zirka 50 bis 60 Prozent der täglichen Kalorien) benötigen. Es handelt sich bei ihrer sportlichen Belastung jedoch, im Vergleich zu Langläufern, nicht um eine kontinuierliche Dauerbelastung. Aufgrund des intervallartigen Charakters der Belastung – also ständigem Intensitätswechsel – werden besonders hohe Anforderungen an den Kohlenhydratstoffwechsel gestellt, der ja vom Spielsportler sowohl anaerob als auch aerob zur Energiegewinnung genutzt werden kann.

85

lenhydrathaltige Getränke während der Ausdauerbelastungen für eine Aufrechterhaltung der Blutzuckerkonzentration.

Die unterschiedlichen Spielsportarten in einer gemeinsamen Gruppe zusammenzufassen, stellt einen Kompromiss dar. Die Unterschiede zwischen Fuß-, Hand-, Basketball, Tennis, Volleyball, Hockey, Eishockey, Wasserball, Squash und Rugby sind bekannt.

Ein Fußballspieler hat ein höheres Laufpensum zu leisten, beim Basketball werden dagegen mehr Anforderungen an die Sprungkraft gestellt. Das Spektrum reicht von Ausdauersportarten mit hohem Krafteinsatz bis zu mehr schnellkraftbetonten Disziplinen wie Volleyball, Eishockey und Squash.

Je häufiger die Wettkämpfe sind, beispielsweise bei Turnieren oder sogenannten englischen Wochen, desto gewissenhafter muss der Form wegen auf eine kohlenhydratbetonte und fettarme Ernährung geachtet werden. Oft ist dann die Ernährung in der Erholungsphase schon wieder Vorbereitung auf den nächsten Einsatz.

Wie verschiedene Untersuchungen im Fußball zeigten, sind Laufleistung, Schnelligkeit und Spritzigkeit – besonders in der zweiten Spielhälfte – ohne Zweifel auch eine Frage der vorteilhaften Energiebevorratung in Form gut angelegter Muskelglykogendepots. Werden Fußballspiele erst in der Verlängerung oder durch Elfmeterschießen entschieden, so wird der Kohlenhydrat-Energie-Stoffwechsel noch mehr beansprucht, und nur gut mit Kohlenhydraten bevorratete Spieler können das Siegerteam ausmachen.

Die Kraftformel

Kraftbetonte Sportarten umfassen reine Kraftsportdisziplinen, bei denen die Entwicklung der Maximalkraft das wichtigste Trainingsziel ist. Besonders deutlich wird dies beim Training für das Gewichtheben. Aber auch Kugelstoßen, Hammer- und Diskuswerfen gehören zu den reinen Kraftsportarten. Zur Entwicklung der Muskelkraft und Muskelmasse ist ein entsprechendes Eiweißangebot mit der Nahrung erforderlich.

Bei Sprints, Sprungdisziplinen, leichtathletischem Mehrkampf, Fechten, Gymnastik und Turnen, aber auch beim Eiskunstlauf sowie Tanzsport spielt dagegen die Schnellkraft eine wichtige Rolle. Ihr Ziel ist es, die Geschwindigkeit der Muskelkontraktion und die Koordination der Bewegungsabläufe zu verbessern. Bei den Kraftausdauersportarten wird beides gefordert: Anspruch an die Muskelkraft verbunden mit einem guten Durchhaltevermögen. Rudern, Kanurennsport, Straßenradsport, Boxen und Ringen sind Beispiele dafür.

In den Kampfsportarten besteht ähnlich wie bei Eiskunstläuferinnen, Turnerin-

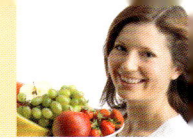

Tagesplan Kraftsport

ca. 250 g Vollkornbrot (5–6 Scheiben)	oder	ca. 150 g Vollkornbrot (3–4 Scheiben) und 60 g Getreideschrot	oder	100 g Vollkornbrot (2–3 Scheiben) und 80 g Vollkornflocken	
ca. 400 g Kartoffeln (5 mittelgroße)	oder	120 g Vollkornreis	oder	120 g andere Getreidesorten oder Vollkornnudeln	
500 g Gemüse (roh oder gekocht) und 150 g Gemüsesaft	oder	350 g Gemüse (roh und gekocht) und 300 g Gemüsesaft			
300 g frisches Obst und 250 g Obstsaft und 50 g Trockenobst	oder	200 g frisches Obst und 100 g Trockenobst	oder	200 g frisches Obst und 500 g Obstsaft	
ca. 1 l Milch oder Sauermilch und 250 g Magerquark	oder	ca. 1 l Milch oder Sauermilch und 100 g Magerquark und ca. 50 g Käse (30 % F.i.Tr.)	oder	500 g Milch oder Sauermilch und 100 g Magerquark und 100 g Käse (30 % F.i.Tr.)	
ca. 350 g fettarmes Fleisch, Geflügel oder Fisch	oder	150 g fettarmes Fleisch, Geflügel oder Fisch und 2 Eier	oder	250 g Sojaprodukt oder 50 g Trockensoja und 50 g vegetarische Paste	
30–50 g Streichfett und 20 g Zubereitungsfett	oder	20–30 g Streichfett und 30–40 g Zubereitungsfett			
ca. 40 g Honig oder Marmelade, kleine Mengen an Zucker	oder	ca. 40 g Honig und Fruchtkonzentrate			
ca. 50 g Nüsse	oder	100 g Vollkornkekse			

Wählen Sie aus jeder Querspalte bitte immer nur eine Variante aus.
Quelle: verändert nach Hamm, M., Weber, M., 1988, Seite 95

nen und in der Gymnastik häufig das Problem der Gewichtsreduktion bzw. des sogenannten Gewichtmachens (siehe Seite 164 ff.).

In der Gruppe der kraftbetonten Sportarten gibt es deutliche Unterschiede im Energieumsatz, sodass ein beispielhafter Tagesplan, ähnlich wie für die Ausdauersportler, sicherlich nicht für die gesamte Gruppe gelten kann. Am »Tagesplan Kraftsport«, der zum Beispiel für einen Ruderer im Training gelten könnte, soll aber versucht werden, den Lebensmitteleinsatz bei zirka 3500 bis 3800 Kilokalorien (14 700 bis 15 960 Kilojoule) und mindestens 150 Gramm Protein bei möglichst nicht mehr als 120 Gramm Fett deutlich zu machen.

Anstelle von eiweißreichen Milch- und Fleischprodukten kann ein teilweiser Austausch mit Milch-, Ei- oder Sojaeiweißkonzentraten in Betracht kommen, um das Nahrungsvolumen gering zu halten und um den Fettanteil weiter zu reduzieren. Allerdings liegen die in diesem Beispielplan zugrunde gelegten Proteinmengen bereits an der oberen Grenze, sodass auch ein teilweiser Austausch proteinreicher Komponenten gegen mehr kohlenhydratreiche Produkte möglich ist. Dieses Beispiel zeigt aber auch, dass bei Energiezufuhrmengen von über 3500 Kilokalorien ein akzeptables Nahrungsvolumen bereits seine Grenze erreicht.

Die Sprintformel

Jedes schnellere Tempo, Zwischen- und Endspurts sind nur möglich, wenn die energieliefernden Prozesse im Muskel schneller ablaufen können. Das bedeutet, dass in erster Linie Kohlenhydrate abgebaut werden müssen, weil sie am schnellsten und effektivsten Energie bereitstellen. Vor allem wenn die Belastung bis an die Grenze der maximalen Sauerstoffaufnahme geht, benötigt der Körper Kohlenhydrate, weil sie Energie mit dem geringsten Sauerstoffverbrauch liefern.

» *Für individuelle Höchstleistung ist eine kohlenhydratreiche Ernährung geradezu Pflicht. Bei der heutigen Leistungsdichte im Sport wird ein Sieg oftmals nur durch das Sprintvermögen entschieden, das wiederum vom vorhandenen und mobilisierbaren Glykogen abhängig ist.*

Eine ausreichende Kohlenhydratbevorratung und -versorgung kommt jedoch nicht nur der Energiebereitstellung zugute, sondern verbessert darüber hinaus die Konzentrationsfähigkeit und Reaktionsschnelligkeit.

Eckpfeiler der Mahlzeitenplanung im Rahmen der Sprintformel sind ein kohlenhydratreiches Abendessen vor dem Wettkampftag (zum Beispiel Nudeln mit Gemüsesoße aus pürierten Paprika und Tomaten) und am Aktionstag selbst ein kohlenhydratbetontes Frühstück (zum Beispiel Haferflockenmüsli mit frischem Obst) sowie kohlenhydrathaltige Snacks und Getränke (zum Beispiel Banane und Apfelsaftschorle 1:2 mit natrium- und magnesiumhaltigem Mineralwasser verdünnt). Von Aerobic über Turnen bis zum Zehnkampf – genügend Kohlenhydrate und Trinkflüssigkeit sorgen stets für eine Topform.

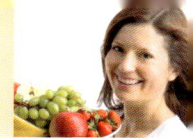

Spielregeln an Trainingstagen

Vermehrter Energieumsatz durch Sport bedingt zwangsläufig größere Nahrungsmengen. Damit aber die Ernährung an Trainingstagen – das gilt natürlich erst recht in der Wettkampfsituation – nicht wie ein »Stein im Magen« liegt, sollten Sie einige Spielregeln beachten. Kenntnisse über die unterschiedliche Verweildauer von Speisen im Magen sind für das richtige Timing Ihrer Mahlzeiten nützlich. Grundsätzlich gilt:

☐ Je höher der Fettgehalt eines Lebensmittels oder einer Speise, desto länger ist die Verweildauer im Magen.

☐ Grobe Nahrung verweilt länger im Magen als bei der Zubereitung entsprechend zerkleinerte oder beim Essen gut gekaute Lebensmittel.

☐ Flüssige Mahlzeiten (Suppen, Getränke etc.) verlassen den Magen schneller als feste Speisen.

☐ Bei Getränken verzögert die Konzentration der gelösten Stoffe – vor allem Zucker – die Magenentleerung, das heißt, Cola oder Limonade verbleibt wesentlich länger im Magen als ein gut verdünnter Fruchtsaft oder Mineralwasser oder auch ein Isodrink.

Zur groben Orientierung kann man sich folgende Zeitleiste vorstellen, wenn man

 Der Sprinter wird nur gewinnen, wenn er seine Glykogenvorräte mobilisieren kann.

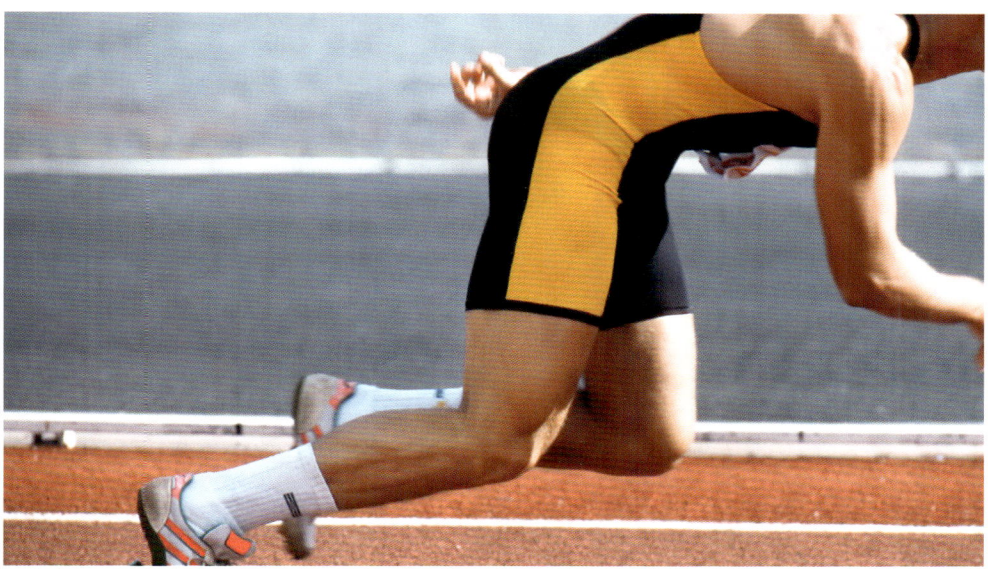

wissen will, wann was vor dem Sport gegessen oder getrunken werden kann.

Durchschnittliche Magenverweildauer von Speisen und Getränken:

☐ vier und mehr Stunden: fettreiche Speisen, ballaststoffreiche Gerichte (zum Beispiel Hülsenfrüchte),

☐ drei bis vier Stunden: normale gemischte Mahlzeiten (zum Beispiel Fleisch mit Kartoffeln und Gemüse, Nudeln mit Fleischsoße),

☐ zwei bis drei Stunden: leichte kohlenhydratbetonte Mahlzeit (zum Beispiel Reisgericht mit Gemüse und Fisch, Suppe mit Nudeleinlage, Nudeln mit leichter Gemüsesoße),

☐ ein bis zwei Stunden: Imbissmahlzeit, Fitnesssnack (zum Beispiel Müsliriegel) und Quarkspeise oder Joghurt mit Früchten oder Fruchtbuttermilch mit Keksen, Haferflocken/Müsli, Proteinshakes,

☐ 15 bis 30 Minuten: kohlenhydratreiche Getränke je nach Konzentration der Inhaltsstoffe, Peptide und Aminosäuren als Präparate.

>> *Ein guter Rat: Probieren geht über Studieren! Immer auf die persönliche Verträglichkeit von Speisen und Getränken achten. Keine Experimente in der Wettkampfsituation! Im Training kann man am besten testen, was einem bekommt.*

Richtiges Timing von Essen und Trinken

Morgens und tagsüber (zu) wenig, abends gut und reichlich, das ist sowohl für Gehirnjogger als auch für sportlich Aktive der falsche Essrhythmus. Natürlich sollte man sich bei der Mahlzeitenplanung keinen allzu strengen Regeln unterwerfen und versuchen, auf seine Bedürfnisse zu hören. Es ist aber leicht einsichtig, dass weder ein hungrig knurrender noch ein überfüllter Magen zu Höchstleistungen beflügelt. Ein voller Bauch studiert bekanntlich nicht gern, und Sport treiben fällt dann ebenfalls schwer.

Orientierung für körperlich Aktive – insbesondere mit höherem Energiebedarf – ist das sogenannte 5-Mahlzeiten-Modell. Die über den Tag verteilte Nahrungsaufnahme unterstützt den Verlauf der persönlichen Leistungskurve, die zwei Hochphasen am Vormittag und Nachmittag hat und Tiefpunkte jeweils mittags und spät in der Nacht aufweist. Die nebenstehende Grafik zeigt, wie die Energiekurve beim 5-Mahlzeiten-Modell verläuft.

☐ Morgens: kohlenhydratbewusstes Frühstück für die Startenergie.

☐ Vormittags: Kohlenhydrat-Protein-Snack für ein besseres Durchhaltevermögen.

☐ Mittags: leicht, proteinhochwertig, kohlenhydrathaltig, Fett mit Augenmaß, hohe Nährstoffdichte – das beugt dem Mittagstief vor und hält das Leistungs-

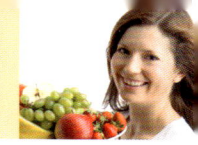

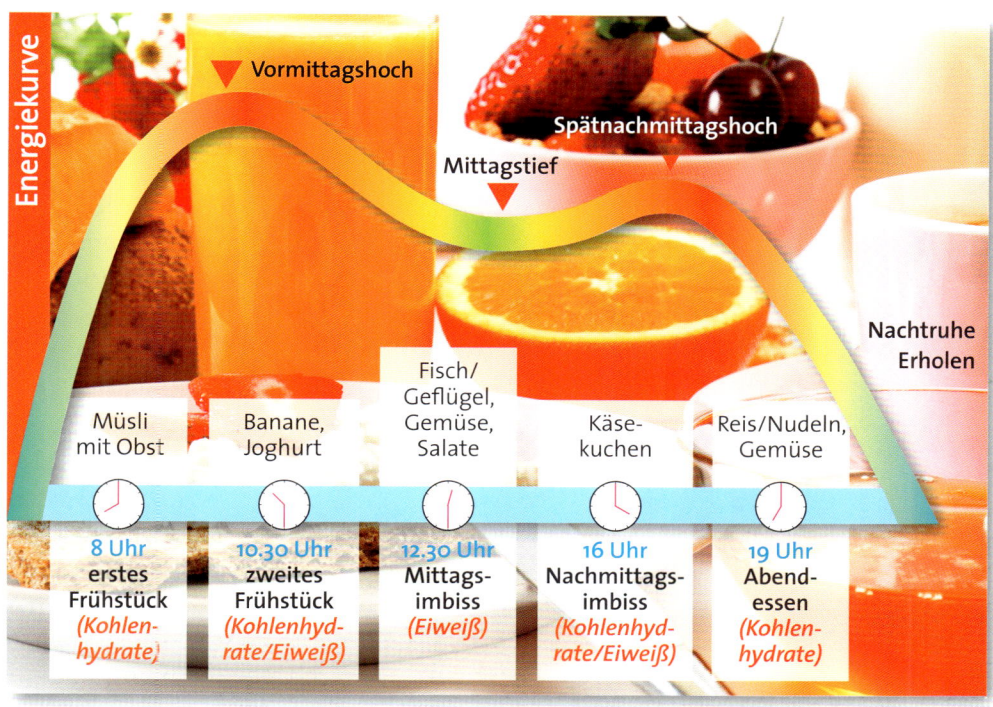

Energiekurve

Vormittagshoch

Spätnachmittagshoch

Mittagstief

Nachtruhe
Erholen

Müsli mit Obst	Banane, Joghurt	Fisch/ Geflügel, Gemüse, Salate	Käse- kuchen	Reis/Nudeln, Gemüse

8 Uhr	10.30 Uhr	12.30 Uhr	16 Uhr	19 Uhr
erstes Frühstück	zweites Frühstück	Mittags- imbiss	Nachmittags- imbiss	Abend- essen
(Kohlen- hydrate)	*(Kohlenhyd- rate/Eiweiß)*	*(Eiweiß)*	*(Kohlenhyd- rate/Eiweiß)*	*(Kohlen- hydrate)*

 Energiekurve beim Fünf-Mahlzeiten-Modell

vermögen auch in der zweiten Tageshälfte stabil.

☐ Nachmittags: kohlenhydratbetonter Snack – macht fit für den Sport nach der Arbeit.

☐ Abends: leicht, kohlenhydratbetont, hohe Nährstoffdichte für die Regeneration und einen erholsamen Schlaf.

Mit halb leerem Tank lässt sich keine Leistung erbringen. Bei sehr hohen Energieumsätzen im Leistungs- und Hochleistungssport kann es sinnvoll sein, zwei zusätzliche Zwischenmahlzeiten einzuplanen, um die Energie zu verteilen und den Körper nicht mit allzu großen Portionen zu belasten. So schützen Sie sich auch vor einem hinderlichen Völlegefühl.

In diesem Zusammenhang wird deutlich, dass für die körperliche (und geistige) Leistungsfähigkeit jede Tagesmahlzeit wichtig ist, und diese eine jeweils spezielle Aufgabe erfüllt. Die Stichworte sind: Initialzündung, Energienachschub und Auftanken (Regeneration).

Erfolg in Etappen

Körperliche und geistige Hochleistungen erfordern eine gezielte Ernährung. Im Leistungs- und Spitzensport werden die grundlegenden Empfehlungen einer Leistungskost jedoch noch individuell und situationsspezifisch differenziert. So kommt es darauf an, die Ernährungsgestaltung möglichst genau mit den jeweiligen Bedingungen und Anforderungen von Training und Wettkampf sowie den unterschiedlichen Sportarten abzustimmen.

Ernährungsfehler können sich im Leistungs- und Hochleistungssport schneller leistungsmindernd auswirken als bei geringen Beanspruchungen und in der Wettkampfsituation den verdienten Trainingserfolg infrage stellen. Dazu reicht es aber nicht, nur am Wettkampftag entsprechend sportgerecht zu essen. Entscheidend für die Leistungsfähigkeit in der Wettkampfsituation ist bereits die Ernährung in der Vorbereitungsphase. Ebenfalls kann eine den Trainingsprozess unterstützende Ernährung den Wirkungsgrad des Trainings um ein Vielfaches erhöhen.

Die Sport- und Leistungskost zählt also zu den wesentlichen trainingsunterstützenden und wettkampfbegleitenden Maßnahmen. In der Sporternährungs-

▼ Flüssigkeit, Vitamine, Ballaststoffe: Wichtig ist eine regelmäßige gute Basisernährung.

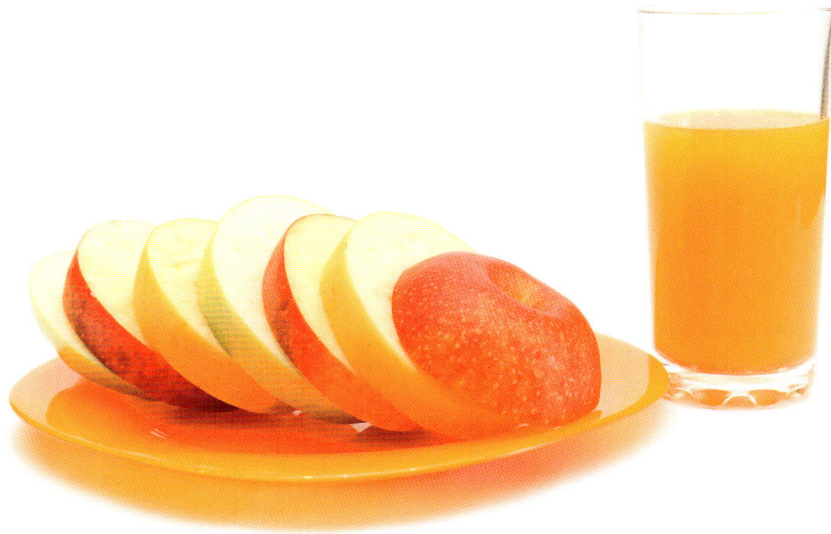

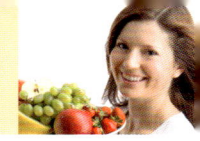

wissenschaft unterscheidet man im Wesentlichen folgende sportphasenspezifische Ernährungsprinzipien:

- [ ] vollwertige Basisernährung,
- [ ] modifizierte Basiskost = Trainingsernährung,
- [ ] Vorwettkampfernährung,
- [ ] Ernährung am Wettkampftag,
- [ ] Nachwettkampfernährung.

Grundmuster einer Basisernährung

Trotz der unterschiedlichen Ernährungsbedürfnisse in den verschiedenen Sportarten hat die Ernährung aller Aktiven etwas gemeinsam: die ausgewogene und vollwertige Basiskost. Sie ist die solide Basis für die Gesundheit und Leistungsfähigkeit des Sportlers und ist nicht auf bestimmte Zeitabschnitte begrenzt. Wer durchgängig leistungs- und gesundheitsbewusst isst, braucht seine Ernährung dann auch nur mit verhältnismäßig geringem Aufwand an die besonderen Erfordernisse in der Trainingsperiode oder Wettkampfsaison anzupassen. Es leuchtet ein, dass die Grundgesundheit eines jeden Aktiven nur günstig beeinflusst werden kann, wenn Essen und Trinken das ganze Jahr über stimmen. Auch aus leistungsphysiologischer Sicht ist die Ernährung keine schnellgreifende Maßnahme der letzten Minute. Und ein noch so ausgeklügelter Sportdrink kann am Wettkampftag nicht die Fehler einer mangelhaften und nicht rechtzeitigen Ernährungsvorbereitung wettmachen. Die einmalige Versorgung über Präparate in der Situation vor dem Sport ist weniger effektiv als die Regelmäßigkeit einer guten Basisernährung.

> **»** **Auf den Punkt gebracht sollte die Alltagskost aller Sporttreibenden kohlenhydratbetont, fettbewusst, eiweißhochwertig sein und eine günstige Nährstoffdichte an Vitaminen und Mineralstoffen aufweisen.**

Ganz unspektakulär handelt es sich dabei um eine ausgewogene Mischkost, wobei die Lebensmittel Getreide und Getreideprodukte (möglichst aus dem vollen Korn), Kartoffeln, Gemüse und Obst dominieren und die eiweißreichen Komponenten (Milch, Milchprodukte, Fleisch, Fisch, Ei und Hülsenfrüchte) eher die Ergänzung (»Beilagen«) sind. Dieses Grundmuster einer vollwertigen Basisernährung gilt auch für das durchgängige ganzjährige Training.

Ernährung in der Trainingsphase

Modifizierte Basiskost bedeutet, die Ernährung den verschiedenen Trainingsanforderungen anzupassen. Am bekanntesten ist die Erhöhung der Proteinzufuhr im Zusammenhang mit kraftbetonten Trainingseinheiten.

93

Entsprechend der Einteilung des Jahrestrainings in bestimmte Perioden und Abschnitte, in denen die Erarbeitung unterschiedlicher spezieller leistungsbestimmender physischer Faktoren schwerpunktmäßig erfolgt, wird die vollwertige Basiskost zeitweise zu modifizieren sein. So zielt Krafttraining auf den Aufbau von Muskelmasse ab.

>> *Kraftbetonte Trainingseinheiten erfordern ein höheres Eiweißangebot (1,2 bis 1,7 Gramm Protein pro Kilogramm Körpergewicht) im Vergleich zum »normalen« Eiweiß-Soll (0,8 bis 1,0 Gramm) an Wettkampftagen.*

Die Empfehlungen für eine erhöhte Eiweißzufuhr an Krafttrainingstagen lassen sich leicht durch proteinreiche Zulagen zum Frühstück (fettarmer Käse und Geflügelaufschnitt, Quark) und/oder in Form eiweißreicher Nachtische bzw. Zwischenmahlzeiten (Milchmixgetränke, Sojadrinks, Quark- und Joghurtspeisen, Sojadesserts) realisieren, ohne das Grundmuster einer kohlenhydratbetonten und fettkontrollierten Basisernährung allzu sehr verändern zu müssen. Schließlich darf nicht vergessen werden, dass die Energie zur Absolvierung des Trainingspensums am vorteilhaftesten durch Kohlenhydrate bereitgestellt wird. Entsprechend kohlenhydratreich muss die Ernährung insbesondere bei regelmäßigem Training sein.

Vorsicht, Übertraining!

Bei hohen Trainingsbelastungen ist die Regeneration fast genauso wichtig wie das Training selbst. Andererseits droht bei fortgesetzter Belastung, die zum Glykogenabbau führt, eine schleichende Verarmung an dieser vorteilhaften körpereigenen Energiespeichersubstanz, deren Mangel letztlich einen Übertrainingszustand provoziert. Die Missachtung regenerativer Maßnahmen ist oft Ursache für Leistungsstagnation und das Übertraining.

Wird beides – eine ausreichende Kohlenhydrat- und Proteinzufuhr – nicht beachtet, geht so manches Training im wahrsten Sinne des Wortes an die Substanz. Übrigens: Die Nahrungsproteine können besser für den Muskelproteinaufbau genutzt werden, wenn das Eiweißangebot in Form mehrerer kleinerer Portionen über den Trainingstag verteilt wird. Öfters kleine Proteindosen (zum Beispiel Joghurt- und Quarkspeisen, Sojadrinks oder Proteinshakes) belasten nicht und sind effektiver als wenige üppige Portionen bzw. hohe einmalige Proteingaben. Man sollte also Eiweiß nicht »auf Vorrat« essen, zum Beispiel 500 Gramm Magerquark zum Frühstück, wenn erst am späten Nachmittag trainiert wird. Ebenso wenig sinnvoll ist das riesige Steak am

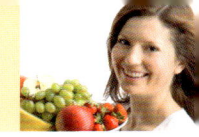

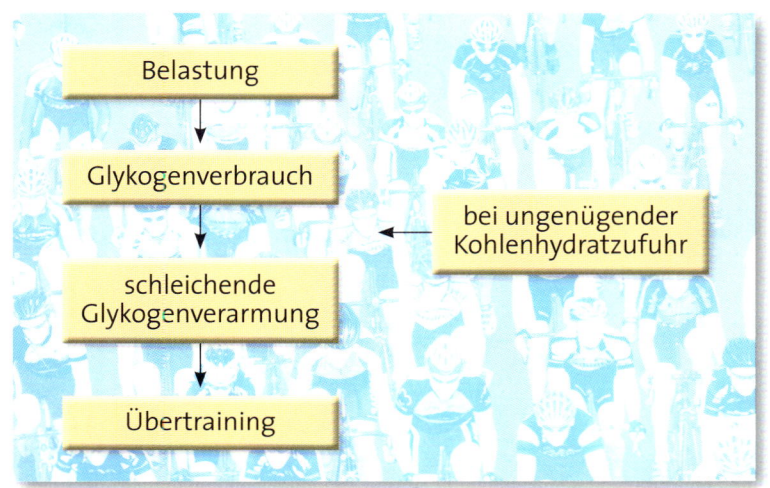

Belastung

↓

Glykogenverbrauch

bei ungenügender Kohlenhydratzufuhr →

schleichende Glykogenverarmung

↓

Übertraining

◄ Zusammen-hänge von Belastung, Kohlenhydrat-zufuhr und Leistungs-fähigkeit

Abend, wenn man bei den anderen Mahlzeiten kaum auf Eiweiß geachtet hat.

>> **Was man vor dem Training nicht essen sollte, nämlich fettreiche Schnellimbissangebote wie Bratwurst, Pommes frites, Mayonnaisesalate, Frikadellen und Paniertes, ist auch nach dem Training fehl am Platz. Eiweißreiche Nahrung, die mit viel Fett belastet ist, baut nach dem Training nicht auf, sondern verzögert die Wiederauffüllung der Glykogenspeicher. Dies ist die denkbar schlechteste Voraussetzung für den nächsten Trainingseinsatz.**

Um einen optimalen Aufbaueffekt zu erzielen, ist eine gewisse zeitliche Nähe von Trainingsreiz und Eiweißangebot sinnvoll, das heißt zirka 1,5 bis drei Stunden vor

dem Training je nach Größe und Zusammensetzung der Mahlzeit und bis zu zwei Stunden nach dem Training. Aber auch in diesem Fall sollte man nicht alles Protein um das Training herum essen. Wer beispielsweise 100 bis 150 Gramm Protein an einem Trainingstag aufnehmen will, kann das durchaus auf fünf Portionen à 20 bis 30 Gramm Eiweiß verteilen.

Auch im Training hat sich die Kombination Kohlenhydrate und Eiweiß bestens bewährt. So kann das Eiweißangebot für den Muskelaufbau genutzt werden, während Kohlenhydrate die richtige Energie für das Krafttraining bereitstellen.

Ernährung vor dem Wettkampf

Für den Erfolg an Wettkampftagen kommt es darauf an, optimale Energie- und Nährstoffspeicher anzulegen, um vorzeitigen Mangelerscheinungen so weit wie möglich vorzubeugen. Wer in der Vorbereitungsphase auf diese Möglichkeit der Nährstoffbevorratung verzichtet, kann das am Wettkampftag selbst nicht mehr aufholen.

Zwei Nährstoffe spielen in allen Sportabschnitten eine besondere Rolle. Deshalb heißt es in der Praxis: vor, während und nach dem Sport auf genügend Kohlenhydrate und Wasser achten. Dabei müssen insbesondere Aspekte der zeitlichen Verfügbarkeit und persönlichen Verträglichkeit beachtet werden.

Wegen ihrer Bedeutung als vorteilhafte Energiereserve spielen besonders die Glykogendepots eine Rolle. Die Kohlen-hydratspeicherung soll in den vorherigen Tagen und nicht erst in den Stunden vor dem Einsatz erfolgen. Insofern ist die wettkampfvorbereitende Ernährung wichtiger als eine spezielle Zusatzversorgung am Aktionstag. Diese Überlegung gilt auch für das Hochleistungsmineral Magnesium. Eine gute Magnesiumversorgung (über Gemüse, Getreideprodukte und entsprechend magnesiumreiches Mineralwasser) in den Tagen vor dem Wettkampf ist einer Einmalgabe am Aktionstag vorzuziehen. Die Vorwettkampfernährung kann sich in einigen Sportarten über einige Tage bis zu einer Woche erstrecken, insbesondere wenn man das

▼ Die Nudelparty: Vor, während und nach dem Sport sollten Sie auf die Aufnahme von genügend Kohlenhydraten achten.

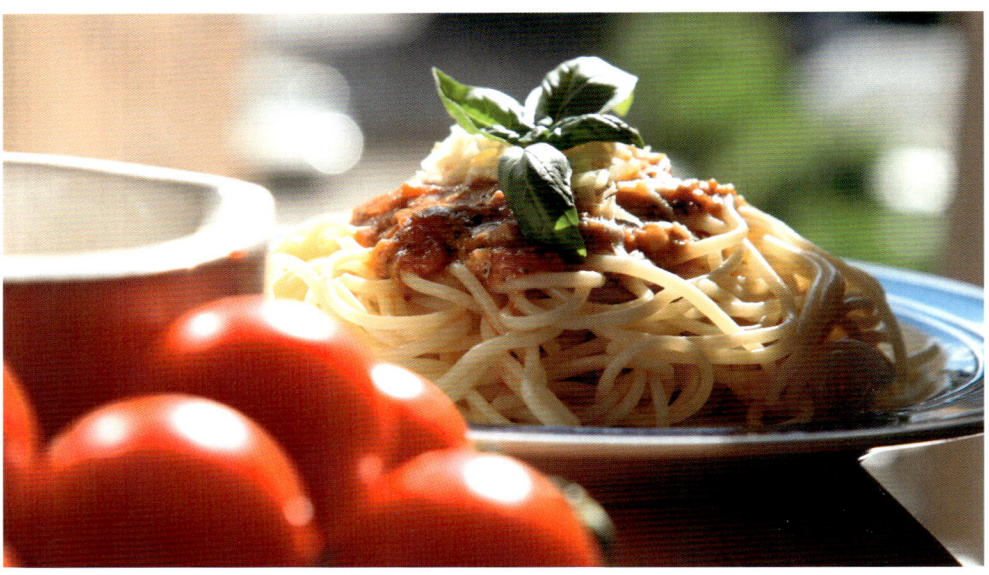

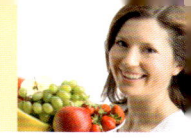

Prinzip der Glykogensuperkompensation (vgl. auch Seite 36 ff.) vor einem entscheidenden Wettkampf umsetzt: Eine Woche vor dem Wettkampf erfolgt die tägliche Belastungsverminderung im Training und gegenläufig die Zunahme der Kohlenhydrataufnahme.

Die Ernährung zur Wettkampfvorbereitung geht dann fließend in die eigentliche Wettkampfernährung über, wenn man etwa zwei bis drei Stunden vor einem Wettkampf Kohlenhydrate in leicht verdaulicher und/oder in flüssiger Form aufnimmt, um auch eine sichere Auffüllung der Leberglykogenreserven zu erreichen. Zusätzlich ist es sinnvoll, an den beiden Tagen vor einem Wettkampf reichlich zu trinken und auf schwer verdauliche sowie fettreiche Speisen zu verzichten.

Ernährung am Wettkampftag

Eigentlich genügt die Beachtung einiger weniger Spielregeln, denn die Ernährungsgrundlage für die Leistung wird ja bereits in den Tagen vor dem Wettkampf und nicht erst am Wettkampftag selbst gelegt. Neben der guten Verträglichkeit von Speisen und Getränken stehen das Timing von Essen und Trinken und besonders der Ausgleich von Flüssigkeitsverlusten im Vordergrund.

Grundregeln:

☐ Weder mit überfülltem Magen noch hungrig-nüchtern und auch nicht mit einem Flüssigkeitsdefizit an den Start gehen!

☐ Bei der Lebensmittelauswahl – gilt ganz besonders auch für Getränke – haben persönliche Verträglichkeit und leichte Verdaulichkeit Vorrang. Keine Kostexperimente, wenn es darauf ankommt!

☐ Den Bedingungen des Wettkampfs entsprechend öfters kleine Portionen essen und trinken, vor allem rechtzeitig einem Flüssigkeitsdefizit entgegenwirken und jede Gelegenheit dafür nutzen. Allgemein wird, wo es renn- oder spieltechnisch möglich ist, der kontinuierlichen Flüssigkeits- und Kohlenhydratzufuhr der Vorrang gegeben.

☐ Die letzte größere Mahlzeit sollte zirka 2,5 bis drei Stunden vor dem Wettkampf liegen. Fettreiche Speisen mit noch längerer Magenverweildauer verbieten sich ohnehin.

☐ Bei der Aufnahme von Getränken – auch handelsüblichen Sportlergetränken – sind die Mengen auf zirka 0,8 Liter pro Belastungsstunde zu begrenzen; am besten verteilt auf Portionen von zirka 0,2 Liter alle 15 bis 20 Minuten. Höhere Zuckerkonzentrationen im Getränk (deutlich über zehn Prozent) werden zu langsam resorbiert und es entsteht ein Völlegefühl im Magen und Darm.

Ein guter Anhaltspunkt sind zirka 60 Gramm Kohlenhydrate (zum Beispiel Glukose, Saccharose, Maltose) pro Liter

Getränk, wobei Maltodextrin und lösliche Stärke auch etwas höher dosiert werden können. Im Grunde genommen geht es immer um einen Kompromiss von optimaler Kohlenhydratenergiezufuhr, zeitlicher Verfügbarkeit (Magenentleerungsgeschwindigkeit, Aufnahme im Darm) und bestmöglicher individueller Verträglichkeit. In diesem Zusammenhang muss auch darauf hingewiesen werden, dass die Aufnahme von Fruktose in höheren Dosierungen bei vielen Sportlern zu Magen-Darm-Problemen führen kann. Fruchtzucker sollte deshalb im Sportlergetränk nicht die einzige Kohlenhydratquelle sein und allenfalls die Hälfte der oben genannten Orientierungsmenge von 60 Gramm pro Liter ausmachen.

Glukose mit Fruktose steigert die Leistung

Untersuchungen an der Universität von Birmingham an Radsportlern haben gezeigt, dass durch eine Mischung der Kohlenhydrate Glukose und Fruktose im Verhältnis 2:1 die Kohlenhydratverwertung von 60 Gramm auf 105 Gramm pro Stunde gesteigert werden kann. Dies ermöglicht eine Leistungssteigerung während intensiver Belastungen von bis zu acht Prozent. Die Erklärung: Beim

AUF EINEN BLICK

Kohlenhydrataufnahme während der Belastung

Der Sportmediziner Georg Neumann (1988, Seite 261) hat die Empfehlungen für die Kohlenhydrataufnahme während einer Belastung zusammengestellt:

- ☐ Bei Belastungen unter 45 Minuten Dauer besteht kein objektiver Bedarf zur Kohlenhydrataufnahme.
- ☐ Die erste Kohlenhydratgabe sollte nach 60 Minuten Belastung erfolgen (die Flüssigkeitsaufnahme aber zeitiger – etwa nach 30 Minuten).
- ☐ Bei mehrstündigen Belastungen kann früher – ebenfalls ab 30 Minuten – mit der Kohlenhydrataufnahme begonnen werden, um einer Mangelsituation rechtzeitig vorzubeugen.
- ☐ Ab der zweiten Belastungsstunde reichen 40 bis 60 Gramm Kohlenhydrate pro Stunde. Am besten ist eine kontinuierliche Aufnahme kleiner Portionen mit dem Getränk – entsprechend dem empfohlenen Trinkrhythmus.

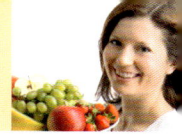

Verzehr von Glukose und Fruktose greift der Körper auf duale Transportmechanismen zurück, um die Kohlenhydrate aufzunehmen. Auf diese Weise kann der Körper gleichzeitig beinahe doppelt so viele Kohlenhydrate verwerten. Somit werden die arbeitenden Muskeln deutlich besser versorgt – die spezielle Kohlenhydratmischung wirkt wie eine »Treibstoffinjektion« (Jeukendrup et al., 2007). In der Praxis ist zum Beispiel eine Mischung aus Getreideprodukten, Zucker und Früchten empfehlenswert.

Das richtige Trinken sollte schon während der Trainingsphase geübt werden. Bei sehr langer Wettkampfdauer, bei mehreren Starts an einem Tag und auch bei Turnieren mit längeren Zwischenphasen reicht die Zufuhr von Trinkflüssigkeiten, auch wenn sie mit Maltodextrinen, leicht löslichen Haferflocken oder Hafer- bzw. Reisschleim angereichert sind, allein nicht aus. Dann können verschiedene »feste« Speisen gereicht werden, von Obststückchen (reife Banane) über Vollkornkekse und -knäckebrot, Energieriegel, fettarme Müsliriegel, Fruchtschnitten bis zur kleinen leicht verdaulichen Mahlzeit (zum Beispiel fettarm belegtes Brot oder Suppe mit Reis- oder Nudeleinlage).

Leistungssportler, die vor einem entscheidenden Wettkampf zu aufgeregt zum Essen sind oder von einem flauen Gefühl im Magen geplagt werden, sollten zumindest zwischendurch öfter kleine Happen verzehren, beispielsweise Reiscracker, Müsliriegel, Bananenstückchen, Misch- oder Haferbrot (dünn mit Quark oder Frischkäse bestrichen). Tees sollten nur wenig gesüßt sein, Gemüsebrühen sind ebenfalls erlaubt. Kohlensäurearmes, stilles und nicht zu kaltes Mineralwasser ist allgemein gut verträglich. Säfte werden durch den Zusatz von leicht löslichen Instant-Haferflocken besser bekömmlich, da die Fruchtsäuren gebunden (abgepuffert) werden. Obst und Säfte mit einem hohen Säureanteil sollten jedoch vermieden werden.

Das Nibbling-Prinzip

Diese Form der Nahrungsaufnahme, bei der viele Happen über den Tag verteilt gegessen und immer wieder kleine Schlucke getrunken werden, wird auch »Nibbling-Prinzip« genannt. Durch die kleinen Portionen wird die Verdauung nicht überfordert, trotzdem erhält man die wichtigen Nährstoffe, die der Körper für die anstehende Belastung braucht.

Fazit: Weder mit »knurrendem« noch mit überfülltem Magen lässt sich gut Sport treiben. Versuchen Sie also, stets ein gutes Magengefühl zu erreichen.

Allerdings können nicht alle Leistungssportler die Energie, die sie während eines Wettkampfs umsetzen, zeitgerecht am Wettkampftag wieder ersetzen. Bekannt ist das Beispiel des leichtathletischen

Zehnkampfs, bei dem ein energetisches Defizit eintritt, das erst in den Tagen nach dem Wettkampf ausgeglichen werden kann. Ein besonderes Problem stellt auch die bedarfsgerechte Energiezufuhr bei Etappenradrennfahrern dar. Wenn durch die vorangegangene Wettkampfsituation (intensive Wettkampfbelastung im Ausdauersport, Mehrkämpfe, zahlreiche Einsätze) die Energie- und Nährstoffspeicher eines Sportlers erschöpft sind, ist richtiges »Auffüllen« nach dem intensiven und kräftezehrenden Einsatz die entscheidende Voraussetzung für den Erholungsprozess.

Ernährung in der Regeneration

Dieser Ernährungsabschnitt ist umso wichtiger, je dichter die Trainingseinheiten und Wettkampfeinsätze aufeinanderfolgen und je höher das Leistungsniveau ist. Wer im Freizeitbereich ein- bis zweimal pro Woche sportlich aktiv ist, regeneriert auch mit einem »durchschnittlichen Ernährungsbewusstsein«. Die Ernährung in diesem Abschnitt, auch Regenerationsphase genannt, dient der Erholung, das heißt der Verkürzung des Zeitraums bis zur Wiederherstellung der vollen Leistungsfähigkeit. Intensive Ausdauerbelastungen haben zu einer starken Verarmung der Muskulatur an Glykogen und damit zu einem hohen Wiederauffüllbedarf geführt. Die Regeneration erschöpfter Kohlenhydratspei-

cher erfolgt schneller, wenn nach der Belastung reichlich Nahrungskohlenhydrate zur Verfügung stehen. Wie man vom Prinzip der Superkompensation weiß, nimmt die »ausgelaugte« Muskulatur begierig Kohlenhydrate auf. Nachholbedarf besteht auch für Wasser: Man kann den Ersatz von schweißbedingten Wasserverlusten zwar während einer Ausdauerbelastung einleiten, aber die Verluste unter Wettkampfbedingungen nicht vollständig ersetzen. Ein voller Ersatz nach intensivem Einsatz ist erst nach dem Wettkampf möglich. Da man nach intensiven Ausdauerbelastungen nicht sofort wieder »normal« essen kann und auch zunächst kein Appetit auf eine komplette Mahlzeit bzw. feste Speisen besteht, bieten sich als erste »Erholungsnahrung« Trinkflüssigkeiten an, am besten Fruchtsäfte und Fruchtkaltschalen oder mit Kohlenhydratkonzentraten angereicherte Getränke.

>> *Kohlenhydratreiche Getränke sind eine sinnvolle Maßnahme, um nach dem Sport die Wiederauffüllung der Glykogenspeicher einzuleiten. Der natürliche Kaliumgehalt in Fruchtsäften fördert außerdem die Regeneration der Kohlenhydratreserven, indem ein Enzym aktiviert wird, das zur Kohlenhydratspeicherung benötigt wird.*

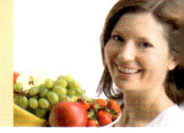

Mit zunehmender Erholung kommt der Appetit auf »handfeste« Speisen zurück. Allerdings sollte jeder Leistungssportler wissen, dass die vollständige Wiederherstellung der Glykogenvorräte mindestens ein bis zwei Tage in Anspruch nimmt, vorausgesetzt die Ernährung ist kohlenhydratreich. Eine fettreiche Kost und Alkohol verzögern dagegen die Regeneration. Das kann sich immerhin auf einen Zeitraum von zirka 72 Stunden erstrecken. Deshalb ist auch nach dem Sport ein besonderes Ernährungsbewusstsein notwendig, besonders wenn bei häufigen Trainings- und Wettkampfeinsätzen mit der Nachwettkampfernährung schon wieder der Grundstein für die nächste Leistung gelegt werden muss, die Ernährung in der Regenerationsphase praktisch schon Vorwettkampfernährung ist.

Da der Leistungssportler in Ausdauerdisziplinen aufgrund des notwendigen Ersatzes von Körpereiweiß (Verschleiß von Muskelfasern, vermehrte Energiegewinnung aus Eiweißbausteinen bei hohen Ausdauerbelastungen) in der Nachwettkampfernährung einen leicht erhöhten Eiweißbedarf hat, sollte er bestrebt sein, diesen mit fettarmen tierischen Eiweißträgern zu decken.

Außerdem ist es sinnvoll, vermehrt pflanzliche Proteinquellen in die Ernährung miteinzubeziehen, da diese gleichzeitig eine Quelle für die regenerationsfördernden Nahrungskohlenhydrate sind. Buffets mit fettreichen Speisen, reichliche Fleischportionen und alkoholische Getränke sind unter Regenerationsgesichtspunkten einmal mehr fehl am Platz.

AUF EINEN BLICK

Regenerationsfördernde Substanzen im Leistungssport nach Neumann

- ☐ Energiestoffwechsel: Kohlenhydrate, verzweigtkettige Aminosäuren (siehe Seite 125), Kreatin (siehe Seite 134)
- ☐ Katabolieschutz: Glutamin, verzweigtkettige Aminosäuren (BCAA), Arginin, Kohlenhydrat-Protein-Kombination
- ☐ Mikronährstoffe: Magnesium, Zink, Kalium, Selen, Chrom, Vitamin C
- ☐ Vorbeugung vor Entzündungen: Omega-3-Fettsäuren
- ☐ Zellschutz/Antioxidanzien: Vitamin E, Vitamin C, Selen und Carotinoide, weitere bioaktive Pflanzenstoffe aus Grüntee, roten Früchten und grünem Gemüse

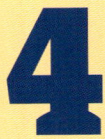

4

Fitnessfood
und spezielle Kostformen

Alle Ernährungsempfehlungen müssen Lebensmittelempfehlungen sein. Wir benötigen zwar Nährstoffe, genießen aber Lebensmittel in Form von Speisen und Getränken. Warenkundekenntnisse über die Inhaltsstoffe unserer Lebensmittel sind das A und O für die Gestaltung und Auswahl einer fitnessfördernden Ernährung zu Hause, am Arbeitsplatz oder unterwegs im Restaurant.

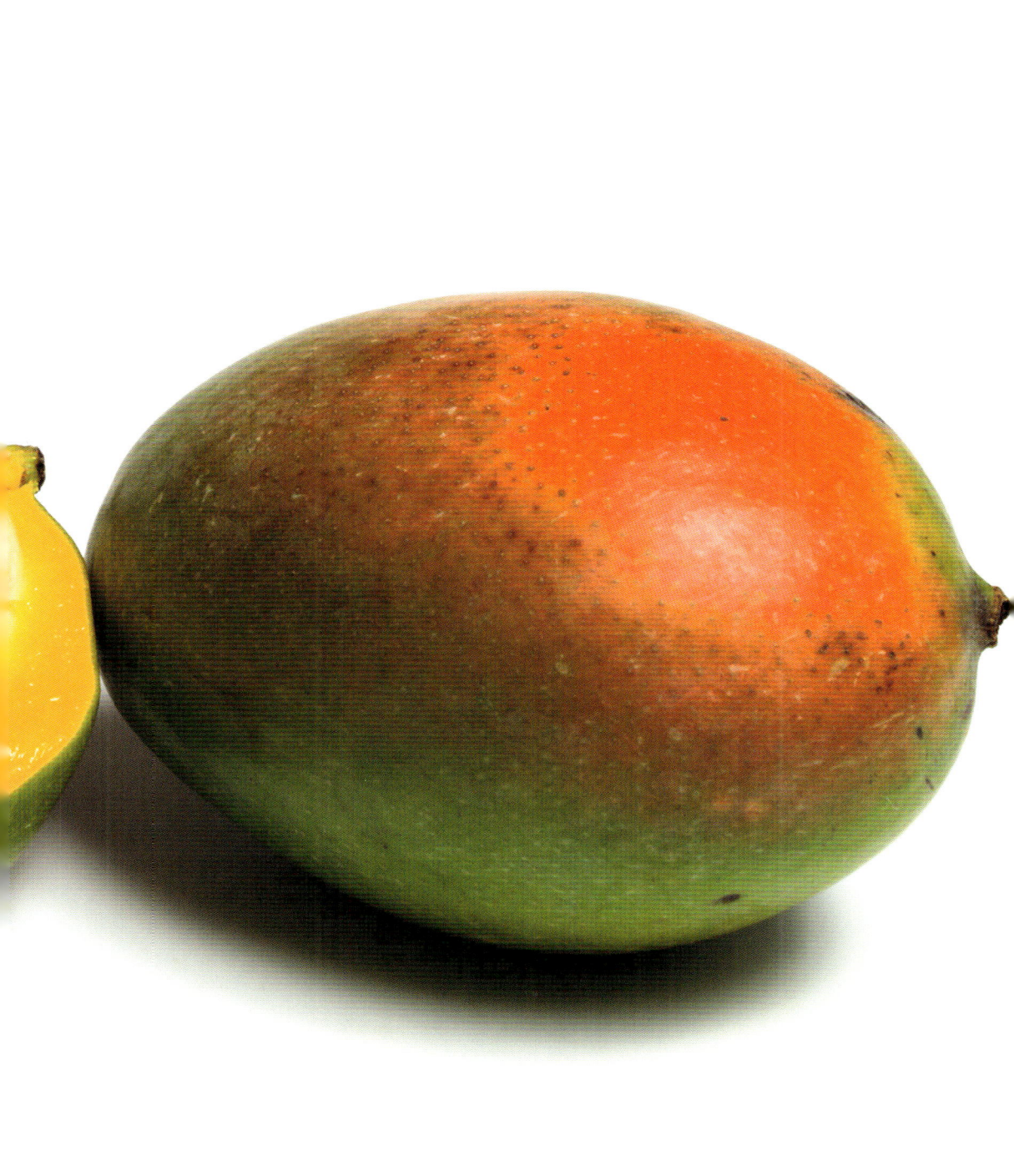

Fitnessfood

und spezielle Kostformen

Fitnessernährung fängt mit der richtigen Lebensmittelauswahl an und umfasst den Einkauf, die Zubereitung in der Küche sowie die Bestellung im Restaurant. Auch für Sportler ist eine ausgewogene Mischkost mit pflanzlichen und tierischen Lebensmitteln der beste Fitmacher. Entscheidend für den Nährwert und Fitnessfaktor der verschiedenen Lebensmittel ist deren Nährstoffdichte, die etwas über das Verhältnis von Vitaminen und Mineralstoffen zum Energiegehalt des Nahrungsmittels aussagt. Je höher die Nährstoffdichte ist, desto besser eignet sich das Lebensmittel zur Versorgung mit bestimmten Vitaminen und Mineralstoffen. So hat Vollkornbrot zum Beispiel eine höhere Nährstoffdichte hinsichtlich Vitamin B1 und Magnesium als Weißbrot. Lebensmittel mit einer sehr niedrigen Nährstoffdichte werden laienverständlich mit dem Begriff »leere Kalorien« bezeichnet. Damit ist vor allem der Haushaltszucker gemeint. Eine hohe Nährstoffdichte weisen dagegen fast alle Gemüse- und Obstsorten auf, ebenso fettarmes Fleisch und fettarme Milch und Milchprodukte. Das alles ist Superfood für den Speiseplan jedes Fitness- und Figurbewussten.

Lebensmittel-Warenkunde

Nicht alle Lebensmittel sind für eine Hochleistungskost geeignet. Verbote gibt es zwar keine, satt essen sollte man sich allerdings mit Lebensmitteln, die eine hohe Nährstoffdichte aufweisen.

Getreide und Getreideprodukte

In der kohlenhydratbetonten Ernährung für Ausdauersportler spielen diese Lebensmittel eine andere Rolle als in der Ernährung des bewegungsarmen Sitzmenschen. Den höchsten Fitnessfaktor unter den Getreideerzeugnissen haben Vollkorngetreide und Vollkornprodukte. Je geringer der Verarbeitungsgrad und der Zusatz von Zucker, Salz und Fett, desto höher ist ihr Wert.

>> *Ein selbst gemachtes Müsli aus Vollkornweizenflocken oder Vollkornhaferflocken mit frischem Obst und fettarmem Joghurt hat mehr Vitamine und Mineralstoffe als ein Fertigmüsli mit hohem Zuckeranteil. Vollkornhafererzeugnisse haben darüber hinaus einen günstigen glykämischen Index und stabilisieren so den Blutzuckerspiegel auf ideale Weise.*

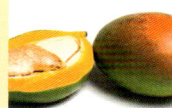

Mehltypen
und Fitnessfaktor

Ausmahlungsgrad und Typenzahl bestimmen beim Mehl den Fitnessfaktor. Je höher der Ausmahlungsgrad, das heißt, vom vollen Korn werden möglichst viele Bestandteile vermahlen, desto höher ist die Typenzahl und damit der Mineral- stoff- und Ballaststoffgehalt eines Mehls. Ein Weizenmehl der Type 1050 hat also eine höhere Nährstoffdichte im Vergleich zur Type 550. Bei Vollkornmehl steht auf der Packung keine Typenzahl, da hier alle Bestandteile des Korns enthalten sein müssen.

Achtung: Wer eine spezifische Unverträglichkeit gegenüber Weizen, Roggen, Gerste, Dinkel und Hafer aufweist, kann auf sogenannte glutenfreie Getreide wie Reis, Mais, Hirse und Buchweizen ausweichen.

Probieren Sie auch die vielen Vollkornbrotsorten aus – unter anderem herzhaftes Roggenvollkornbrot mit Schrot oder ganzen Körnern.

Gemüse

Wenn Sie Gemüsearten mit hoher Nährstoffdichte suchen, so halten Sie sich am besten an die leichten und knackigen Blattgemüse wie zum Beispiel Spinat, Römersalat, Feldsalat, Brunnenkresse oder Mangold. Sie haben allesamt wenig Kalorien und einen besonders hohen Fitnessfaktor. Den Blattgemüsen folgen die Kohlgemüse, zu denen zum Beispiel Brokkoli, Blumenkohl, Grünkohl und Rosenkohl zählen, aber auch das beliebte Sauerkraut. Sie enthalten alle sehr viel Vitamin C und bioaktive Pflanzenstoffe (unter anderem Carotinoide und Flavonoide) sowie Ballaststoffe, Kalium, Magnesium und Kalzium.

Zu den Spitzenreitern in Sachen Nährstoffdichte gehören auch Rettich, Paprika sowie Möhren und die stark wasserhaltigen Tomaten, Kürbisse und Okras, die ebenfalls einen hohen Gehalt an Carotinoiden und Vitamin C sowie an Ballaststoffen aufweisen. Im Vergleich zu überlagertem Gemüse aus dem Supermarkt ist Tiefkühlware die vitaminfrischere Alternative. Beim Gemüseeinkauf sollten Sie sich am jahreszeitlichen Angebot orientieren. Gemüse der Saison schneidet hinsichtlich Geschmack und Nährwert am besten ab.

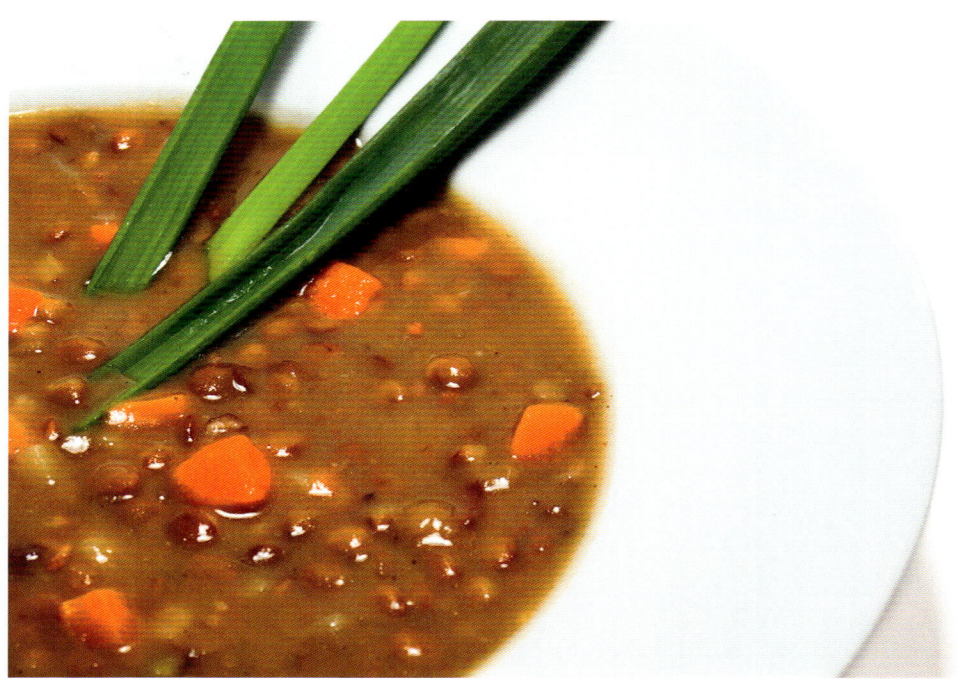

🔺 Hülsenfrüchte wie Erbsen, Bohnen oder Linsen sollten viel öfter auf dem Speiseplan stehen. Sie sind eine gute Alternative zu Fleisch.

Hülsenfrüchte

Sie sollten viel häufiger auf den Speiseplan gesetzt werden, als es zurzeit üblich ist. Früher wurde wenigstens einmal wöchentlich ein Eintopf mit Hülsenfrüchten gegessen. Auch in der Fitnessküche sollten öfter Erbsen, Bohnen, Linsen oder andere Hülsenfrüchte auf dem Speiseplan der vollwertigen Basiskost stehen, denn sie stellen eine gute Alternative zum Fleisch dar. Sie sind eiweiß- und ballaststoffreich und versorgen uns mit wertvollen Vitaminen und Mineralstoffen. Den höchsten Nährwert haben Sojabohnensprossen (Keimlinge), Bohnen und Erbsen. Aber auch Linsen und Tofu (sogenannter Sojaquark), Sojadrinks und Sojadesserts sind sehr wertvoll. Von Vorteil ist, dass keines dieser pflanzlichen Produkte Cholesterin enthält. Neuere Untersuchungen bestätigen dem Sojaeiweiß zudem eine dem tierischen Eiweiß vergleichbare hohe biologische Wertigkeit. Der Fettanteil in Sojaprodukten zeichnet sich durch einen günstigen Gehalt von einfach und mehrfach ungesät-

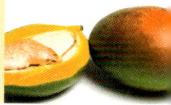

tigten Fettsäuren aus. Allerdings muss bei Hülsenfrüchten auf die persönliche Verträglichkeit geachtet werden. Dies gilt besonders in der Wettkampfsituation. An solchen Tagen sollte man besser auf schwer verdauliche Hülsenfruchtgerichte verzichten.

Obst

Früchte enthalten wie Gemüse sehr viel Wasser, sodass ein hoher Obstverzehr zur Deckung des Flüssigkeitsbedarfs von Aktiven beitragen kann. Die erfrischende Wirkung von Früchten hängt auch mit ihrem Gehalt an Fruchtsäuren und fruchteigenen Zuckern zusammen. Frisches Obst ist für viele Inbegriff einer gesunden, vitaminreichen Ernährung. So enthalten tropische Früchte, Südfrüchte und einheimisches Obst – allen voran Erdbeeren und Johannisbeeren – viel Vitamin C und verschiedene Carotinoide, von denen einige Vorstufen von Vitamin A (Provitamin A) sind. An Mengen- und Spurenelementen sind Kalium, Magnesium und zum Teil auch Eisen vorhanden. Reifes Obst ist das klassische Lebensmittel zum Rohverzehr. Früchte können aber auch tiefgefroren werden. Trockenobst ist dagegen vor allem eine konzentrierte Kohlenhydrat-, Ballaststoff- und Kaliumquelle. Der Fitnessfaktor von rohem Obst wird durch Einkochen und Zuckerzusätze (Kompott, Obstkonserven, Konfitüre etc.) gemindert.

>> *Für Sportler sind Bananen die Favoriten beim Obstverzehr – und das nicht ohne Grund. Praktisch verpackt bieten sie vor allem Stärke als Kohlenhydratenergiespender, versorgen mit B-Vitaminen, Kalium und Magnesium und sind zudem gut magenverträglich – also ein idealer Pausensnack.*

Obstsalate sind ideale kohlenhydratreiche Nachtische und in der Kombination mit Joghurt oder Quark eine kleine Fitmachermahlzeit, die nicht belastet.

Milch, Milchprodukte, Eier

Milch und fettarme Milchprodukte sollen ein wichtiger Bestandteil unserer täglichen Ernährung sein, vor allem bei der Versorgung mit hochwertigem Eiweiß, dem Knochen- und Zahnbaustein Kalzium sowie wichtigen Vitaminen wie dem Vitamin B2, das auch für den Energiestoffwechsel von großer Bedeutung ist. Da Fett und Cholesterin »negativ« bewertet werden, schneiden fettarme Milchprodukte wie Magermilch, Magermilchpulver und -joghurt recht gut ab. Für Kinder und schlanke Erwachsene ist allerdings Vollmilch oder Joghurt mit 3,5 Prozent Fett eine gute Quelle für die beiden fettlöslichen Vitamine A und D. Tipp: Käse ist im Durchschnitt fettärmer als Wurst. Wer weichen Käse wählt, kann auf das Streichfett verzichten.

EXPERTENINFO
Käsesorten
und ihr Fettgehalt

Bei Käse wird der Fettgehalt prozentual als Fett in der Trockenmasse angegeben. Da Käse im Durchschnitt (Frischkäse mehr, Hartkäse weniger) zu 50 Prozent aus Wasser besteht, kann man die angegebene Prozentzahl in etwa halbieren und erhält so den absoluten Fettgehalt. Beispiel: Ein Schnittkäse mit 45 Prozent Fett in der Trockenmasse enthält zirka 22 Gramm Fett pro 100 Gramm.

Auch Eier sind sehr nährstoffreich. Während Vitamine und Mineralstoffe ebenso wie Fett und Cholesterin im Eidotter konzentriert sind, enthält das Eiklar vor allem viel Eiweiß.

Fleisch, Geflügel, Fisch

Diese Lebensmittelgruppe liefert hochwertiges Eiweiß, wichtige B-Vitamine sowie neben Mineralstoffen wertvolle Spurenelemente wie Eisen, Zink und Selen (Fleisch) sowie Jod und Zink (Seefisch). Fettarme Produkte (mageres Rind- und Schweinefleisch, Geflügelfleisch und fettarme Fische, zum Beispiel gedünstet oder gegrillt) schneiden, was die Nährstoffdichte betrifft, sehr günstig ab. Wurst rangiert auf der Skala weiter unten, abhängig vom jeweiligen Fett- und Kochsalzgehalt. Essen Sie insgesamt weniger Wurst, und machen Sie Fleisch eher zur Beilage einer Mahlzeit mit reichlich Gemüse.

Fazit: Innerhalb eines ausgewogenen Speiseplans dürfen wir uns alles schmecken lassen, aber von allem das persönlich richtige Maß. Dann ist die Ernährung vollwertig und dem Bedarf angepasst. Berücksichtigen Sie darüber hinaus folgende Empfehlungen für den Einkauf und die Nahrungszubereitung:
Bevorzugen Sie frische, möglichst wenig verarbeitete Lebensmittel.
Verlassen Sie sich mehr auf Ihre Nase! Denn das beste Erkennungzeichen für optimale Ware ist nicht ihr makelloses Aussehen, sondern ein gutes Aroma.
Bevorzugen Sie Produkte aus der Region, die wegen der kürzeren Transportwege meist frischer sind.
Genießen Sie Obst und Gemüse gemäß den Jahreszeiten! Sie sind in aller Regel aromatischer, frischer und – nicht zu vergessen – oft preisgünstiger als Produkte, die lange Lagerzeiten und Transportwege hinter sich haben.

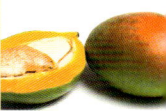

Bevorzugen Sie, wo immer es geht, Lebensmittel aus ökologischem Anbau und artgerechter Tierhaltung. Sie haben meist einen besseren Geschmack und enthalten weniger Rückstände. Zudem leisten Sie damit einen Beitrag zum Umwelt- und Naturschutz.

Seien Sie sorgfältig, wenn Sie Lebensmittel lagern und zubereiten. So können Sie sich vor Lebensmittelvergiftungen schützen und die Vitamine und den Geschmack erhalten. Dem oft zu lange gelagerten Gemüse aus dem Supermarkt ist erntefrisch eingefrorenes Tiefkühlgemüse vorzuziehen.

Achten Sie beim sinnvollen Einsatz von Fertigprodukten auf die Zutatenliste. Wählen Sie nur Produkte mit einer eindeutigen und offenen Deklaration.

Kaufen Sie frische Produkte, also Brot, Kartoffeln, Gemüse, Obst, Fisch, Eier, Milchprodukte und Fleisch, möglichst nur im Fachgeschäft und auf dem Wochenmarkt oder direkt beim Erzeuger ein. Lebensmitteleinkauf ist Vertrauenssache. Als Stammkunde sind Sie sicherlich gut beraten. Fragen Sie nach der Herkunft der Lebensmittel, und achten Sie auf vorhandenen Qualitätshinweise und Prüfsiegel.

Fett sparen ohne Genussverlust

Fett ist bekanntlich ein Geschmacksträger. Doch wer die Tricks der leichten Küche beherrscht und Kräuter und Gewürze entsprechend großzügiger dosiert, muss sich um den Genuss beim Essen keine Sorgen machen. Außerdem bleiben bei der neuen, leichten Art zu garen auch die Vitamine und andere wertvolle Inhaltsstoffe optimal erhalten.

So sparen Sie Fett schon beim Zubereiten Ihrer Speisen:

- ☐ grillen im Backofen oder auf dem heißen Stein,
- ☐ dämpfen im Siebeinsatz oder Dämpfkörbchen,
- ☐ garen in der Folie oder in einem Bratschlauch,
- ☐ garen im Tontopf (»Römertopf«) im eigenen Saft,
- ☐ braten in beschichteten Pfannen,
- ☐ garen im Wok (dem Universalgerät der asiatischen Küche) durch sogenanntes Pfannenrühren,
- ☐ Bratensoßen mit püriertem Gemüse binden,
- ☐ Johanniskrautpulver als pflanzliches Bindemittel verwenden,
- ☐ für die Salatsauce Joghurt statt Mayonnaise nehmen,
- ☐ Vinaigrette mit Brühe oder Tomatensaft verlängern,
- ☐ Fisch nicht mit Semmelbröseln, Ei und Mehl panieren, sondern nur in Mehl oder Speisestärke wenden,
- ☐ reichlich frische Kräuter und Gewürze verwenden.

☐ Fettspar-Tipp: Speiseöl lässt sich besser mit einem Tee- oder Esslöffel dosieren als direkt aus der Flasche.

Kostformen in der Bewertung

Menschen essen nahezu alles, was auf diesem Planeten gedeiht. Es gibt Völker, die überwiegend tierische Lebensmittel verzehren, und solche, die hauptsächlich von pflanzlicher Nahrung leben. Die gewählte Ernährungsweise muss nur ein Kriterium erfüllen: Sie muss in der Lage sein, den Energie- und Nährstoffbedarf des Menschen zu decken. Im asiatischen Raum beispielsweise liefert Reis als Grundnahrungsmittel die energiespendenden Kohlenhydrate, die man bei uns wiederum aus Kartoffeln, Brot oder Teigwaren erhält.

>> *Je vielseitiger die Kombination der Lebensmittel ist, desto besser ist auch die Nährstoffversorgung gesichert. Je begrenzter die Lebensmittelauswahl ist, desto schwieriger wird es, alle lebensnotwendigen Nährstoffe zu sich zu nehmen. Jede einseitige Kost birgt daher die Gefahr eines Mangels in sich – nicht nur an Nährstoffen, sondern ebenso an Geschmackserlebnissen.*

▼ Ein selbst gemachtes Müsli mit fettarmem Joghurt enthält jede Menge Vitamine und Mineralstoffe. Es ist ideal für eine kohlenhydratbetonte Ernährung.

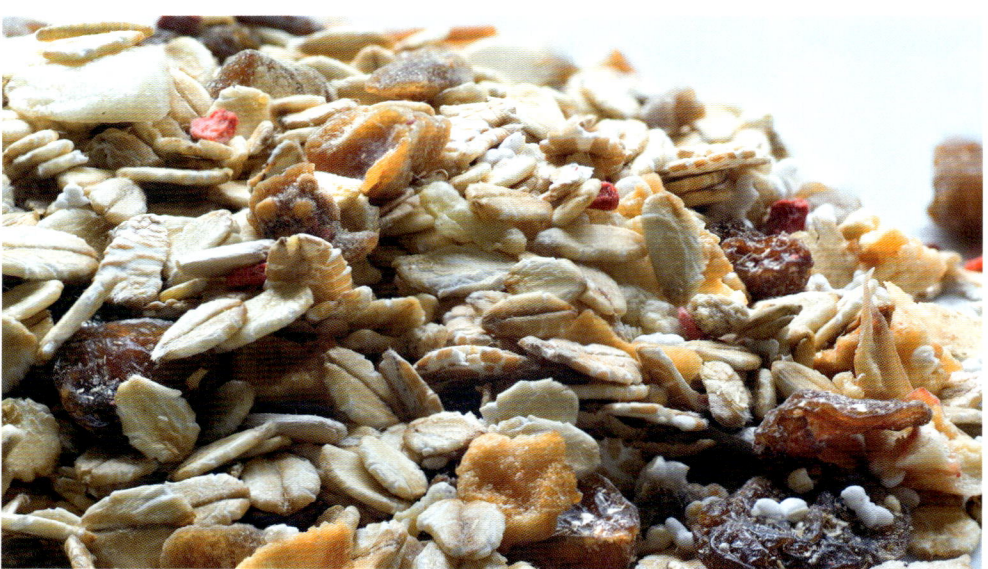

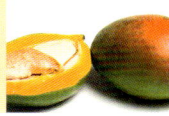

Auch der Eiweißbedarf kann auf unterschiedlichste Weise gedeckt werden. Ob Haferflocken mit Milch, Kartoffeln mit Ei oder Fleisch, Reis mit Fisch oder Bohnen mit Mais, die Eiweißversorgung stimmt in jedem Fall und ist auf die spezielle Lebens- und Umweltsituation abgestimmt.

Auch für die sogenannten alternativen Ernährungsweisen gelten die Überlegungen, Lebensmittel am besten vielseitig zu kombinieren. Anders essen – die Entscheidung dafür wird meist aus weltanschaulichen, religiösen, gesundheitlichen oder ökologischen Gründen getroffen. Gemeinsam ist allen alternativen Kostformen allerdings eine freiwillige Beschränkung bei der Wahl der Nahrungsmittel. Meist verzichtet man auf Fleisch und Wurst, tierische Fette, häufig auf Zucker und Weißmehlerzeugnisse. Pflanzlichen Lebensmitteln gibt man den Vorzug, wobei der Verzehr von Rohkost eine große Rolle spielt. In einigen Fällen sind die Vorschriften zum Teil kompliziert und physiologisch nicht sinnvoll. So zum Beispiel bei der Hay'schen Trennkost und beim Fit-for-life-Prinzip, die die gleichzeitige Aufnahme von Kohlenhydraten und Eiweißen ablehnen. Der Laie kann oft nur schwer die Spreu vom Weizen trennen, vor allem dann nicht, wenn die Argumentationen auf wissenschaftlich nicht haltbaren Behauptungen aufbauen, die Kostformen bestimmte Heilungserfolge versprechen oder den Lebensmitteln magische Wirkungen nachgesagt werden. Diese geradezu abergläubischen Vorstellungen haben schon immer das Ernährungsverhalten beeinflusst.

Beim Wunsch, kohlenhydratbetont und vollwertig zu essen, orientieren sich auch immer mehr sportlich Aktive an den Prinzipien einer vegetarischen Ernährung. Grundsätzlich unterscheidet man bei den vegetarischen Kostformen die vegane Ernährung, bei der nur pflanzliche Lebensmittel gegessen werden, von der laktovegetabilen und ovolakto-vegetabilen Ernährung. Bei den beiden letztgenannten werden Milch und Milchprodukte (»lakto«) sowie zusätzlich Eier (»ovo«) gegessen. Der komplette Verzicht auf Milch, Fleisch und Fisch kann zu einem Mangel an Kalzium, Jod, Zink, Selen und Eisen sowie, bei einer sehr einseitigen Lebensmittelauswahl, auch an lebensnotwendigen Eiweißbausteinen und biologisch aktiven Omega-3-Fettsäuren (EPA/DHA) führen. Bei einer streng vegetarischen Kost können auch die Vitamine B2, B12 und D ins Defizit geraten. Wer sich vegetarisch ernähren möchte, benötigt in jedem Fall mehr Kenntnisse bei der Auswahl und Zusammenstellung seiner Speisen.

Die Vollwerternährung bevorzugt frische pflanzliche Lebensmittel, sie wird überwiegend laktovegetarisch gestaltet und

111

durch kleine Portionen von Eiern, Fisch und Fleisch ergänzt. Die Frische der Lebensmittel und die nährwerterhaltende Speisenzubereitung stehen im Vordergrund, aber auch Gesichtspunkte, die die Umweltverträglichkeit berücksichtigen wie Energieaufwand der Lebensmittelproduktion und unnötige Lebensmitteltransporte. In der Vollwerternährung wird das regionale und saisonale Lebensmittelangebot bevorzugt.

>> *Je einseitiger die Lebensmittelauswahl und je komplizierter die Durchführung, desto weniger ist die Ernährungsform für den Sportler geeignet. Eine vielseitige Mischkost bietet die beste Grundlage für den sportlichen Erfolg.*

Bei einer modernen Hochleistungskost ist der Anteil an pflanzlichen Nahrungskomponenten höher als jener an tieri-

▼ Auch für Sportler ist eine ausgewogene Mischkost mit pflanzlichen und tierischen Lebensmitteln der beste Fitmacher.

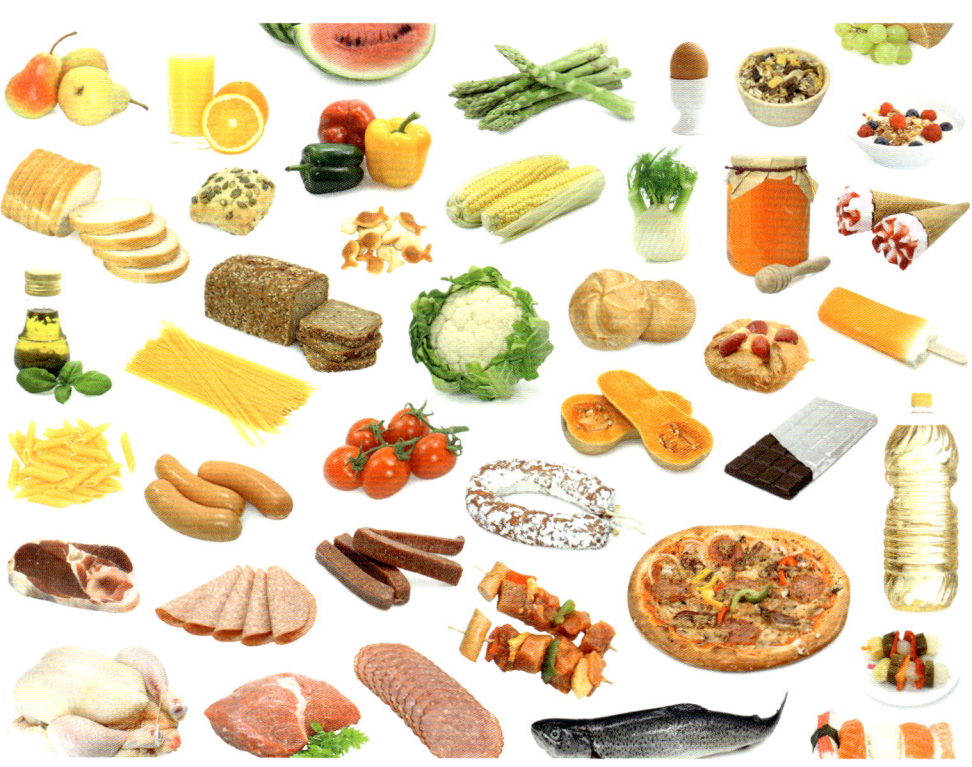

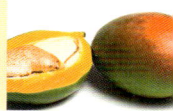

Folgende fünf Ernährungsfehler werden besonders oft gemacht:
- ☐ ungünstiger Mahlzeiten-Rhythmus, zum Beispiel morgens und tagsüber nur wenig, abends zu viel,
- ☐ zu wenig Kohlenhydrate und zu viel Fett,
- ☐ zu wenig und/oder das falsche Trinken,
- ☐ mangelndes Qualitätsbewusstsein beim Essen, das heißt, die Nährstoffdichte von Lebensmitteln und Speisen wird zu wenig beachtet,
- ☐ hungrig und mit leerem Magen Sport treiben.

Diese Fehler mindern in jedem Fall die Erfolgschancen.

Essen und Trinken sind für uns etwas Alltägliches. Gerade weil dies so ist, machen sich viel zu wenig Aktive Gedanken darüber. Oft bestimmt allein der Zufall oder die Situation, was und wie man isst. So weichen die „Ernährungsfehler" eines Sportlers sicher nicht von denen der meisten Menschen ab.

schen. Dennoch sollten eiweiß- und mineralstoffreiche Ergänzungen in Form von fettarmen Milchprodukten, Fisch und Fleisch nicht fehlen.

Die Grundprinzipien für eine fitnessfördernde Ernährung sind in der Regel bekannt. Neben der richtigen Nährstoffrelation und günstigen Nährstoffdichte geht es vor allem um die Alltagstauglichkeit und das passende Timing von Essen und Trinken.

Das ideale Energiekonzept für körperliche und geistige Fitness baut auf kohlenhydratreiche Kost. Ein über den Tag verteiltes Nahrungs- und Getränkean-

gebot verhindert sowohl das »Durchhängen« am Arbeitstag als auch den Leistungseinbruch auf dem Sportplatz. Die Currywurst ist aber für den Sportler ebenso wenig Erfolgsnahrung wie das Stück Sahnecremetorte für den Büroarbeiter. Limonaden, Süßigkeiten sowie fettreiche Schnellimbissmahlzeiten sind im Vergleich zu Apfelsaftschorle, frischem Obst, Joghurt und dem Pausenbrot eher »Absteiger-Nahrung«. Wer die falschen Brennstoffe tankt – sprich fettreiche und kohlenhydratarme Kost – und statt nährstoffdichter Nahrung vitaminarmen Lebensmitteln den Vorzug gibt, darf sich über Leistungseinbußen nicht wundern.

Hinzu kommt, dass der Leistungssportler auf Ernährungsfehler schneller und empfindlicher reagiert als jemand, der sich zwar fehlernährt, aber auch nicht fordert. Richtige Ernährung hilft, Höchstleistungen abzusichern.

Obwohl die Zusammenhänge zwischen Ernährung und Leistung bekannt sind, begegnen wir im Alltag immer wieder krassen Ernährungsfehlern, zum Teil aus Mangel an – vor allem praktischem – Ernährungswissen, zum Teil auch aufgrund einer allzu lässigen Einstellung der Ernährung gegenüber. Wer aber das tägliche Essen und Trinken nicht ernst

nimmt, verzichtet auf einen ganz wesentlichen Erfolgsbaustein im Sport und natürlich auch im Beruf.

Essen außer Haus

Im Zusammenhang mit möglichen Ernährungsfehlern im Sport stellt sich besonders häufig die Frage nach Fastfood, Essen in der Kantine und unterwegs auf Reisen.

Welcher Sportler hat sich nicht schon einmal vor dem Training an einem Schnellimbiss »durchgewurschtelt«? Das Essen auf die Schnelle ist meist eine Art Notlösung, weil man sich nicht rechtzeitig und nicht ausreichend Gedanken um eine kleine, sportgerechte Zwischenmahlzeit

AUF EINEN BLICK

Im Schnellimbiss bewusst auswählen

Wenn man gelegentlich ein Schnellimbissrestaurant aufsucht, sollte man auf alle Fälle bewusst auswählen und in Ruhe essen, beispielsweise:

- ☐ einen einfachen Hamburger und ein Glas Mineralwasser oder Saftschorle,
- ☐ Salatteller, Baguettebrötchen und ein Glas Mineralwasser,
- ☐ Brötchen mit Salat und Geflügelfleisch, Fisch oder Fischfrikadelle und ein Glas Mineralwasser oder Fruchtsaftschorle.

Besonders nachteilig für Sportler ist der hohe Fettgehalt des Schnell-mal-nebenbei-Verzehrten, weil man sich durch die damit verbundene längere Magenverweildauer vor dem Training belastet. Bei Jugendlichen kommt hinzu, dass Limonadengetränke häufig die Milch und Milchmixgetränke verdrängen und so das für den Knochenaufbau so wichtige Kalzium zu kurz kommt.

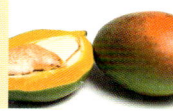
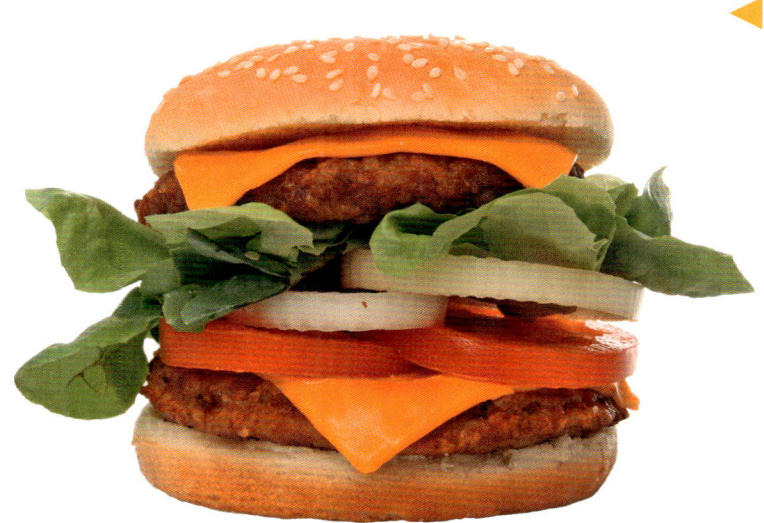

Was Vitamine und Fett betrifft, schneidet ein einfacher Hamburger gegenüber Bratwurst mit Pommes weitaus besser ab.

gemacht hat. Aber mit hungrigem Magen lässt sich bekanntlich nicht gut Sport treiben.

Sicherlich ist jedem klar, dass ein fettarm belegtes Brot, ein Becher Joghurt mit frischem Obst, eine kleine Portion Müsli oder eine Banane bessere Alternativen sind. Dennoch kann man nicht alle Fastfood-Mahlzeiten verurteilen, denn es gibt auch bei der Schnellimbissverpflegung erhebliche Qualitätsunterschiede. So schneidet ein einfacher Hamburger beim Vitamin- und Fettgehalt besser ab als eine Bratwurst mit Pommes frites. Mit Vorsicht zu genießen sind typische Fastfood-Kombinationen wie Bratwurst mit Currysoße, dazu Pommes frites mit Mayonnaise und eine zuckerreiche Limonade. Unterschätzen Sie aber nicht den Energiegehalt. Beim Essen auf die Schnelle merkt man meistens nicht, dass diese Schnellimbissmenüs sogar mehr Kalorien als ein herkömmliches Mittagessen liefern. Außerdem werden Fastfood-Mahlzeiten häufig gar nicht als richtige Mahlzeiten registriert.

Die Frage nach dem optimalen Verpflegungsangebot stellt sich in Sportschulen, Leistungszentren und im Trainingslager, ganz besonders aber bei internationalen Veranstaltungen mit Teilnehmern aus verschiedenen Ländern und mit unterschiedlichen Ernährungsgewohnheiten. Besteht Vollverpflegung, so muss vor allem auf ein kohlenhydratbetontes, vielseitiges Frühstück geachtet werden. Dieses lässt sich am einfachsten durch ein Frühstücksbuffet verwirklichen.

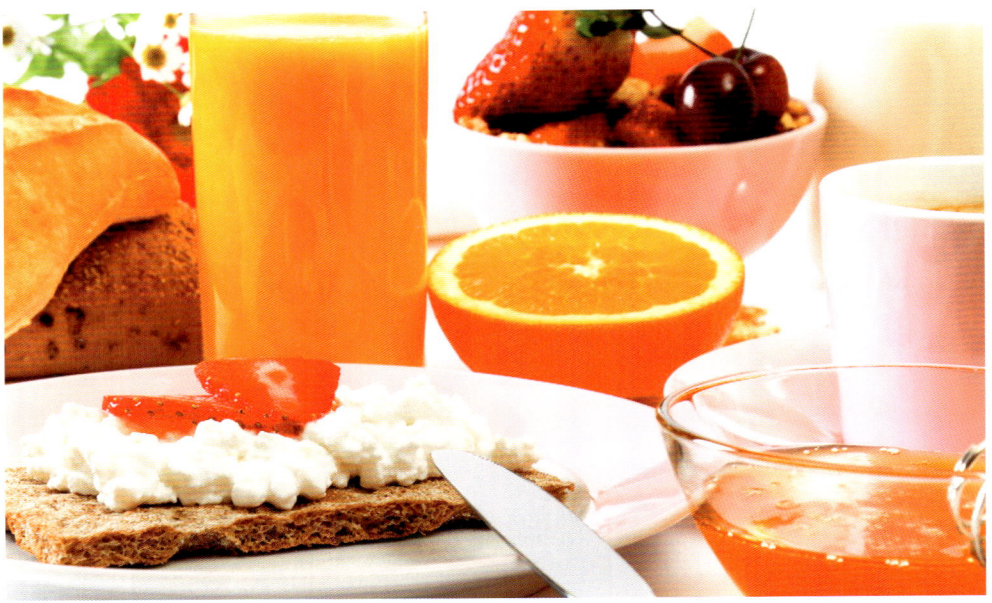

▲ Beim Frühstück sollte vor allem auf ausreichend Kohlenhydrate und hochwertiges Eiweiß geachtet werden.

Auffallend ist das durchgängige Kohlenhydratdefizit im Speisenangebot, die Fettzufuhr ist dagegen häufig viel zu hoch. Die kohlenhydratreichen Nährmittelbeigaben wie Kartoffeln, Reis, Nudeln oder auch Brot sollten im Idealfall zusammen mit dem Gemüse in einem Menü dominieren.

>> *Insgesamt sind fettarme Zubereitungen wie Dünsten und Dämpfen, Garen in Spezialtöpfen zu bevorzugen. Auf Paniertes, in Fett Gebratenes oder Frittiertes sollte man besser verzichten.*

Als kohlenhydratreiche Nachspeisen empfehlen sich frisches Obst, Obstsalate, Fruchtkaltschalen und Pudding mit Fruchtsirup oder Fruchtsoßen. Auch das Getränkeangebot in der Gemeinschaftsverpflegung sollte abwechslungsreich sein und aus Mineralwasser, verschiedenen Teezubereitungen, Fruchtsäften mit Mineralwasser gemischt, Milchmixgetränken – auch mit Buttermilch oder Molke – und Kakao bestehen.

»Stiefkind« in der Gemeinschaftsverpflegung ist immer noch die Zwischenmahlzeit. Das Angebot an geeigneten kleinen Imbissmahlzeiten ist meist un-

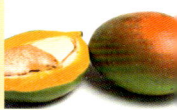

zureichend. Zumindest sollten den ganzen Tag über Snacks wie Obst (Bananen), Getränke und Vollkornkekse, eventuell Fruchtschnitten und kohlenhydratreiche Riegelprodukte bereitstehen. Es ist bekannt, dass Sportler einen Teil ihres Kohlenhydratbedarfs durch zwischendurch verzehrte Süßigkeiten decken, die genannten Snacks schneiden hinsichtlich ihrer Nährstoffdichte im Vergleich zu den Süßigkeiten besser ab.

Richtig speisen auf Reisen

Bei Reisen in ferne Länder sind für den Sportler neben der Zeitverschiebung und dem Klimawechsel vor allem die veränderten Ernährungsbedingungen und die unzureichende Lebensmittelhygiene problematisch. Ungewohnte und fettreich zubereitete Speisen sowie offene, mit Eiswürfeln gekühlte Getränke sollte man am besten meiden. Oft empfiehlt es sich, gerade ins Ausland Vollkornbrot, Vollkornkekse, Haferflocken, Müslimischungen sowie eventuell Mineralsalzkonzentrate mitzunehmen.

Das größte Problem in Ländern mit heißem Klima sind Magen-Darm-Verstimmungen mit Durchfallerkrankungen. Ungewohnte Speisen, beispielsweise ölreiche Gerichte, können die Ursache dafür sein. Vor allem aber enthalten Leitungswasser, Eis, ungeschältes Obst, ungewaschenes Gemüse und Rohkostsalate oft Mikroorganismen in höherer Konzentration, die unser Magen-Darm-System nicht verträgt.

Ein Problem kann auch die mangelnde Magensalzsäurebildung (Magensäure zerstört ebenfalls Mikroorganismen) sein, die bei hohem Schweißverlust auftritt. Man sollte das Essen entsprechend stärker salzen und würzen sowie frisch gepresste Zitrussäfte trinken.

Bei einer Durchfallerkrankung empfiehlt sich leicht gesüßter schwarzer Tee mit einer Prise Kochsalz, dazu Zwieback oder Knäckebrot. Auch koffeinhaltige Limonaden und Salzstangen sollen sich bewährt haben.

Bei stärkeren Beschwerden ist auf jeden Fall der Arzt zu fragen. Ansonsten sollte man auch unterwegs mit Appetit und Freude ans Essen gehen, denn wer mit Genuss isst, schafft die besten Voraussetzungen für eine gute Verdauung.

>> *Auch auf Reisen sollte man über den Tag verteilt mehrere kleine Portionen essen und trinken und dabei den Alkoholkonsum sehr einschränken. So beugt man Leistungseinbußen durch Zeitverschiebungen, Klimawechsel und Ernährungsumstellung vor.*

Wenn eine längere Fahrt zu den Sportstätten notwendig ist, kann man die richtige Verpflegung mitnehmen (vgl. dazu die Anregungen im Rezeptteil).

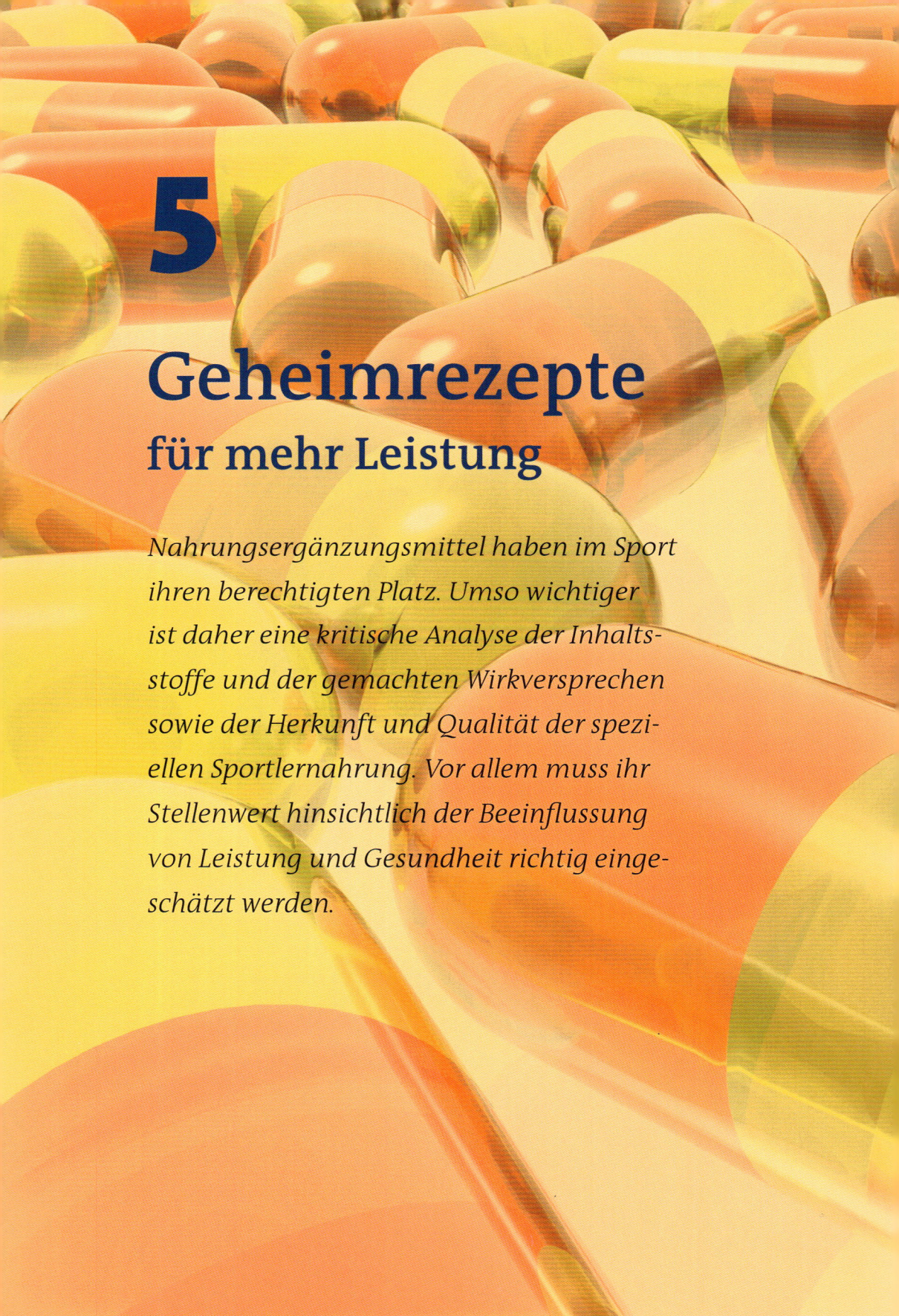

5

Geheimrezepte
für mehr Leistung

Nahrungsergänzungsmittel haben im Sport ihren berechtigten Platz. Umso wichtiger ist daher eine kritische Analyse der Inhaltsstoffe und der gemachten Wirkversprechen sowie der Herkunft und Qualität der speziellen Sportlernahrung. Vor allem muss ihr Stellenwert hinsichtlich der Beeinflussung von Leistung und Gesundheit richtig eingeschätzt werden.

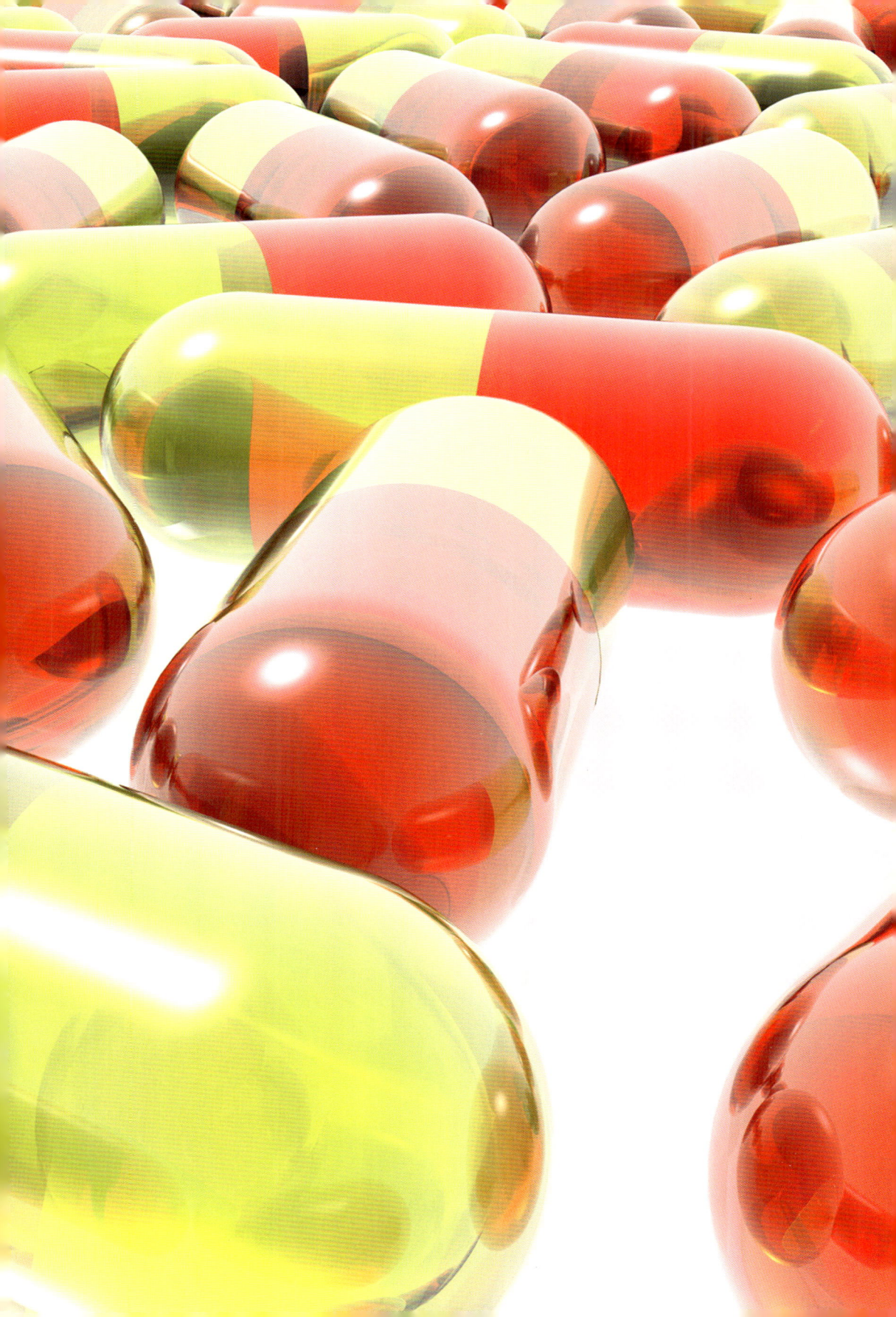

Geheimrezepte

für mehr Leistung

Der Markt für Nahrungsergänzungsmittel – speziell für Sportler – boomt. Vor allem werden immer mehr Produkte auch über das Internet angeboten. Unter bestimmten Umständen können solche Nährstoffkonzentrate sinnvoll sein. Die Bezeichnung »Nahrungsergänzung« macht jedoch gleich den Stellenwert deutlich. Sie sollen die Nahrung lediglich ergänzen und auf keinen Fall das Bemühen um eine vielseitige und vollwertige Basisernährung überflüssig machen. Im Zusammenhang mit Nahrungsergänzungsmitteln wird häufig der Begriff »Substitution« verwendet. Er kann den sinnvollen Einsatz dieser Produktgruppe am besten verdeutlichen. So soll eine Substitution zum Beispiel den Mehrbedarf an Nährstoffen decken, der durch einen höheren Energieumsatz entsteht. Zu diesem Zweck könnten auch vermehrt Kartoffeln, Brot, Reis oder Nudeln, also die klassischen Kohlenhydratträger, gegessen werden. Allerdings stellt die bei einem sehr hohen Energieumsatz – beispielsweise im Bereich von 4000 Kilokalorien – benötigte größere Nahrungsmenge im Hinblick auf sportliche Aktivitäten einen begrenzenden Faktor dar. In solchen Fällen kann ein Teil der kohlenhydratreichen Lebensmittel durch Kohlenhydratkonzentrate substituiert (= ersetzt bzw. ausgetauscht) werden. Dieses Beispiel lässt sich ebenso auf den sportbedingten Mehrbedarf an anderen Nährstoffen anwenden.

Auch der Ersatz einer herkömmlichen Mahlzeit durch ein passendes, nicht belastendes Nährstoffkonzentrat in flüssiger Form oder Zubereitung kann zum Beispiel in der Trainings- oder Wettkampfsituation eine sinnvolle Substitutionsmaßnahme sein.

> **»» Die wichtigsten Voraussetzungen für optimale sportliche Leistungen sind nach wie vor die persönlich richtige Ernährung und das entsprechend fundiert aufgebaute Trainingsprogramm. Kein noch so gutes Nahrungsergänzungsmittel kann Trainingsfleiß und Sorgfalt bei der Zusammenstellung der gesunden Basisernährung ersetzen.**

Kritische Ernährungsberater lehnen Nahrungsergänzungen oft pauschal ab und empfehlen eine ausgewogene und vollwertige Ernährung. In der Praxis aber

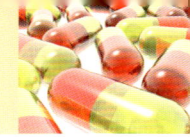
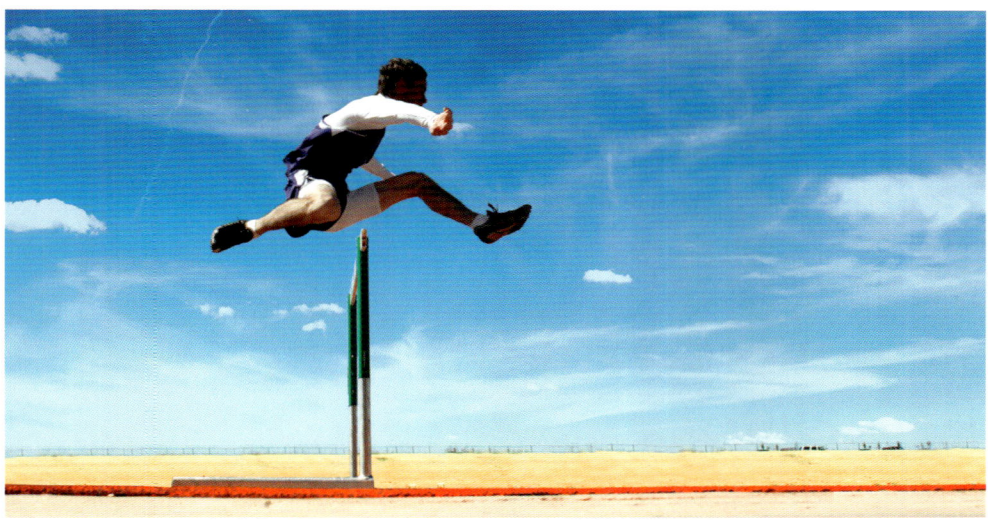

▲ In der Trainings- oder Wettkampfsituation können Nahrungsergänzungsmittel eine sinnvolle Substitutionsmaßnahme sein. Über den richtigen Einsatz sollte man sich aber genau informieren.

vertrauen immer mehr Menschen – vor allem sportlich Aktive – auf nahrungsergänzende Zugaben von Vitaminen, Mineralstoffen, Aminosäuren und anderen Gesundheits- und Leistungsförderern.

Doch kommt es beim Einsatz von Nahrungsergänzungen immer wieder zu Missverständnissen.

Viele Nahrungsergänzungsmittel entfalten ihre Wirkung sogar erst dann, wenn man bereits ein gewisses Trainingsniveau erreicht hat. So können sicher auch Sportanfänger von Fitnessgetränken und Riegeln sowie Magnesiumzugaben profitieren, viele Mittel, wie zum Beispiel spezielle Aminosäureformeln, helfen – wenn überhaupt – erst dem Fortgeschrittenen. Und wenn eine vermeintlich sensationell wirksame Substanz nichts bringt, dann lassen Aktive, die ihren Körper und seine Reaktionen sicherlich besser einschätzen können als körperlich Nichtaktive, auch bald wieder die Finger davon. Deshalb sollten auch Wissenschaftler die Erfahrungen ernsthaft trainierender Sportlerinnen und Sportler nicht unterschätzen. Wenn man die richtige Reihenfolge der Leistungsfaktoren beachtet, kann sich die einfache Handhabung von Nahrungsergänzungsmitteln im Sport im Sinne von Convenience Food durchaus als äußerst hilfreich erweisen.

AUF EINEN BLICK
Argumente
für die Nahrungsergänzung

Die folgende Übersicht nennt Argumente, die noch einmal den Nutzen der Nahrungsergänzung zusammenfassen:

☐ Die Ernährung lässt sich gezielt mit einem oder mehreren spezifischen Nährstoffen, beispielsweise mit Kohlenhydraten, anreichern. Die Auswahl des Nährstoffs richtet sich nach der Sportart und der Sportphase.

☐ Die Nährstoffdichte wird erhöht, ohne dass sich das Nahrungsvolumen vergrößert. Dabei muss jedoch beachtet werden, dass die Ausnutzung der Nährstoffe aus den verschiedenen Präparaten unterschiedlich und oft erst in entsprechend gelöster Form am besten ist.

☐ Proteinkonzentrate enthalten so wenig wie möglich stoffwechselbelastende Substanzen, wie gesättigte Fettsäuren, Cholesterin und harnsäurebildende Purine, die in vielen eiweißreichen Lebensmitteln vorkommen. Sie können als Ersatz einzelner fetthaltiger Mahlzeiten im Training aber nicht zusätzlich zu einer eiweißreichen Nahrung verzehrt werden.

☐ Nahrungsergänzungsprodukte sind praktisch und an der Sportstätte unterwegs vielseitig einsetzbar.

☐ Sie ergänzen die Kost, wenn der Sportler die Qualität, die Zusammensetzung und die Zubereitung der Nahrung, vor allem auf Reisen oder bei Verpflegung in anderen Ländern, nicht sicher beurteilen kann.

☐ Sie sichern auf einfache Weise die Nährstoffversorgung bei Zeitmangel oder Unkenntnis der richtigen Nahrungszubereitung.

Hürden im Sportleralltag

Den Anforderungen an eine sportgerechte Ernährung steht die Routinekost im Alltag gegenüber. Hürde Nummer 1 ist sicherlich mangelndes Ernährungswissen, gefolgt vom sogenannten Zeit-Mengen-Problem. Der hohe Energie- und Nährstoffbedarf einerseits und die langen Trainingszeiten oder die spezifischen Wettkampfbedingungen andererseits erfordern im Leistungssport ein ausgeklügeltes Ernährungskonzept, das auch die Verweildauer von Speisen im Magen und die persönliche Verträglich-

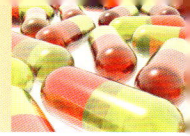

keit berücksichtigen muss. Bekanntlich trainiert ein voller Bauch nicht gern. Hier können hochwertige und leicht verdauliche Nahrungsergänzungen gewohnte Mahlzeiten sinnvoll ersetzen. Viele sportlich Aktive sind aber auch einfach zu bequem. Sie wollen in erster Linie Sport treiben und sich nicht groß um den Einkauf und die Zubereitung von Speisen kümmern. Umso mehr sind für den Sportalltag taugliche Ernährungsempfehlungen und Rezepte (vgl. Seite 188 ff.) wichtig.

Besonders schwierig wird eine vollwertige Ernährung bei Sportarten mit Gewichtslimit. Wenn im Sport weniger als 2000 Kilokalorien – bei Diäten ohne Sport weniger als 1500 Kilokalorien – gegessen werden, ist eine sichere Versorgung mit allen benötigten Mikronährstoffen kaum mehr möglich.

Auch weichen die »Ernährungsfehler« von Sportlern nicht weit ab von denen der Allgemeinheit. Die Nahrung ist zu fett, während sich Kohlenhydrate, Ballaststoffe und zum Teil auch wichtige Leistungs- und Schutznährstoffe im Defizit befinden. Das Ernährungsbewusstsein ist allerdings in den verschiedenen Sportarten unterschiedlich ausgeprägt. Ausdauersportler wie Langstreckenläufer und Radfahrer, aber auch Bodybuilder schneiden im Vergleich zu den Spielsportlern, wie Handball- und Fußballspielern, im Durchschnitt besser ab.

> **In der Ernährungsberatung muss als Erstes versucht werden, Hemmnisse für die Umsetzung einer fitnessbewussten Ernährung im Alltag so weit wie möglich auszuräumen. Dazu gehört auch, fundiertes Wissen zu vermitteln, praxisnahe Empfehlungen für den Lebensmitteleinkauf zu geben und das Bewusstsein für eine sportgerechte Ernährung aufzubauen.**

Sinnvolle Nahrungsergänzung

In der Ernährungsberatung von Sportlern muss selbstverständlich an erster Stelle versucht werden, Hemmnisse für die Umsetzung einer fitnessbewussten Ernährung im Alltag so weit wie möglich auszuräumen. Dazu gehört die Vermittlung von fundiertem Wissen und praxisnahen Lebensmittelempfehlungen ebenso wie die Notwendigkeit, zunächst einmal ein Bewusstsein für eine sportgerechte Ernährung aufzubauen.

Ziel ist eine optimierte Hochleistungskost, die keine Nährstofflücken offenlässt und nicht belastet. Nahrungsergänzungen können »Bedarfsspitzen« im Sinne der bereits beschriebenen Substitution decken. Sie können bei extrem hohem Energieumsatz verbunden mit wenig Zeit und rasch folgenden Trainings- und Wettkampfeinsätzen sogar ganze Mahlzeiten ersetzen. Sie sind nicht zuletzt als Alternativen auf Reisen, im Trainings-

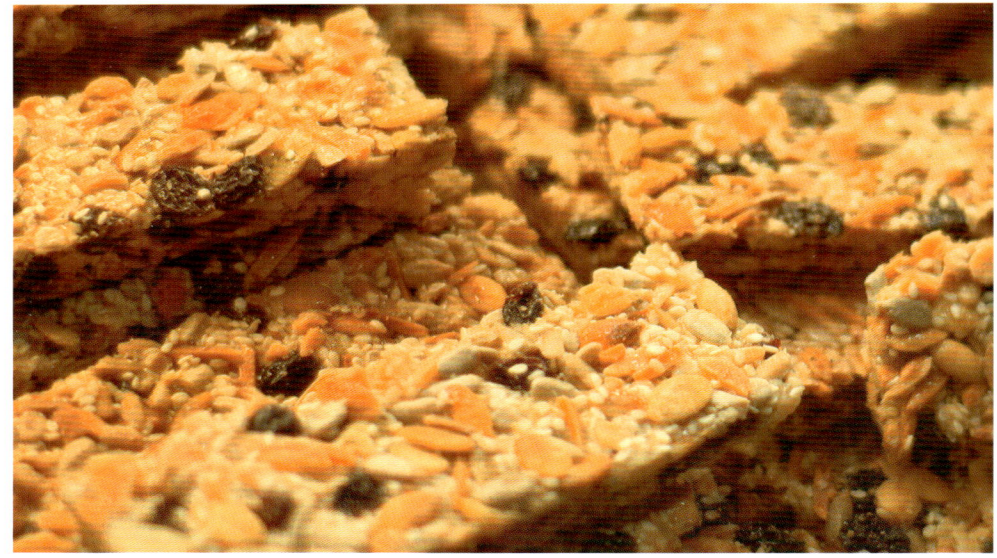

▲ Auch Riegel zählen zu den speziellen Sportlernahrungsmitteln. Sie sind vor allem kohlenhydrat- und/oder proteinreich.

lager oder bei anderen Gelegenheiten geeignet, wenn Unsicherheit über die Qualität der Nahrung besteht. Sie sollten allerdings kein Ersatz für mangelndes Ernährungsbewusstsein sein. Schließlich kommt es auf die Gesamtqualität der Nahrung an. Wenn das Kohlenhydrat-Fett-Protein-Verhältnis in der Ernährung nicht stimmt, kann das nicht durch eine Vitamin- oder Mineralstoffsubstitution wettgemacht werden.

Folgende Produktgruppen stehen als Nahrungsergänzung zur Verfügung:

☐ Energiekonzentrate (vorzugsweise Kohlenhydrate),
☐ Protein- und Aminosäurenpräparate,
☐ Kohlenhydrat-Protein-Produkte (auch Nährstoffmischungen als »liquid meals« = Flüssigmahlzeiten),
☐ Sportgetränke (Elektrolytgetränke, Isodrinks, Energydrinks),
☐ Vitamine und Mineralstoffe als Einzel- oder Kombinationspräparate,
☐ Riegel (kohlenhydrat- und/oder proteinreich).

Leistungsförderer auf dem Prüfstand

Wie gesagt, beim Griff nach Präparaten und Konzentraten stehen nicht immer ernährungsphysiologische Gründe im Vordergrund, sondern oftmals schlicht

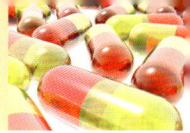

und einfach Bequemlichkeitsaspekte. Man will es sich leicht machen, den durch Sport bedingten Mehrbedarf an Nährstoffen zu decken. Bei einer Marktrecherche fällt auf, dass der Hauptabsatz dieser Produkte nach wie vor der sogenannte Fitnessmarkt ist. So gesehen muss auch die Frage nach Sinn und Unsinn einer Nahrungsergänzung im Freizeit- und Fitnessbereich gestellt werden, denn dort lassen sich die Ernährungsbedürfnisse von Aktiven problemlos durch eine bewusste Lebensmittelauswahl befriedigen. Allerdings ist auch nichts dagegen einzuwenden, dass Fitnesssportler aus den genannten Bequemlichkeitsgründen eine Art »gesundes Fastfood« verzehren und zum Sportdrink, Proteinshake oder zum Energieriegel greifen. Sie sind den zuckerreichen Limonaden und fettreichen Schnellimbissangeboten in jedem Fall vorzuziehen.

Als Fitnessgetränk oder Fitnessimbiss tut es aber auch eine Apfelsaftschorle, eine Portion Magerquark mit frischen Früchten oder eine Scheibe Brot, dünn mit fettarmem Frischkäse und Honig oder Konfitüre bestrichen. Selbstverständlich muss beim bunten Riegelangebot ebenfalls auf die Zutatenliste geachtet werden, damit der Kohlenhydratanteil beim Energieriegel oder der Proteingehalt im Kraftaufbau-Riegel nicht vom Fett »untergebuttert« wird. Nüsse, Schokoladen- und Fettglasuren, Marzipan, pflanzliche Fette etc. sind solche zu beachtende Bestandteile.

Ergogene Substanzen

Neben den bisher vorgestellten Nahrungsergänzungen mit den klassischen Nährstoffen (Kohlenhydrate, Proteine, Vitamine etc.) gibt es noch weitere, hier im positiven Sinne verstandene, leistungsbeeinflussende (ergogene) Substanzen, die zunehmend den Nahrungsergänzungsprodukten zugesetzt oder auch einzeln verabreicht werden. Dies sind zum Beispiel L-Carnitin, freie Aminosäuren und Kreatin. Von entscheidender Bedeutung bei der Abgrenzung von Lebens- und Nahrungsergänzungsmitteln und Arzneimitteln sind deren Zweckbestimmung und die Dosierung der Inhaltsstoffe. Während bei Lebensmitteln und den Produkten zur Nahrungsergänzung eindeutig der Ernährungszweck im Vordergrund steht, sind Arzneimittel dazu bestimmt, Krankheiten oder krankhafte Beschwerden zu heilen, zu lindern oder zu verhüten. So sind dann auch krankheitsbezogene Werbeaussagen und Wirkversprechen bei Nahrungsergänzungsmitteln nicht erlaubt.

Aminosäuren – die Proteinbausteine

Der Mensch benötigt für Fitness, Wohlbefinden und Gesundheit rund 50 Nährstoffe – von den Aminosäuren bis zum

AUF EINEN BLICK
Checkliste
für den Einkauf

☐ Lassen Sie sich vor dem Kauf von Supplementen von Trainern und Ernährungswissenschaftlern im Fitnessstudio oder Fitnessshop (Sportfachhandel) beraten.

☐ Hersteller sollten eine umfassende Qualitätskontrolle garantieren und bei ihren Ausgangsrohstoffen und Fertigpräparaten die Freiheit von Steroidhormonen und sogenannten Prohormonen nachweisen können.

☐ Bei Sportlernahrungsmitteln und Nahrungsergänzungsmitteln, die über das Internet oder auf andere Art der Direktbestellung bezogen werden, ist diese Kontrolle im Sinne eines gesundheitlichen Verbraucherschutzes erschwert.

☐ Lassen Sie sich nicht durch übertriebene Werbeversprechen blenden. Pro Jahr können maximal fünf Kilogramm Muskelmasse aufgebaut werden. Auf gar keinen Fall schaffen Sie das in vier Wochen!

☐ Auch übertriebene Angaben zur Gewichtsreduktion sind unseriös. Realistisch und für Ihre Gesundheit verträglich sind 0,5 bis ein Kilogramm Gewichtsverlust pro Woche.

☐ Enthält das Produkt einen »geheimen Inhaltsstoff« oder basiert es auf einer mysteriösen Formel, lassen Sie besser die Finger davon.

☐ Handelt es sich bei dem Angebot um eine »sensationelle« Neuentdeckung, die mit bisher bekannten Produkten nicht vergleichbar sein soll, nehmen Sie besser Abstand vom Kauf.

☐ Seriöse Anbieter können wissenschaftliche Studien bzw. Anwendungsbeobachtungen vorlegen.

☐ Anzeigen, in denen Sportler für Produkte werben (mit Aussagen wie: »Mit Produkt X habe ich die Form meines Lebens erreicht!«), sollten kritisch hinterfragt werden. Vielleicht stimmen die Aussagen tatsächlich, zum Beispiel wenn jemand nach längerer Krankheit beim Training wieder zu seiner ursprünglichen Form gefunden hat. Auf jeden Fall aber sind »Vorher/Nachher«-Bilder in Boulevardzeitschriften mit Bestellmöglichkeit über ein Auslandspostfach als wenig glaubwürdig anzusehen.

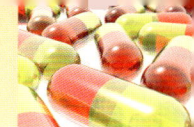

AUF EINEN BLICK

Checkliste
für den Einkauf (Fortsetzung)

☐ Fragen Sie beim Anbieter, wo produziert wird bzw. ob ein eigener Herstellungsbetrieb vorhanden ist und ob eine regelmäßige Qualitätssicherung durchgeführt wird. Handelt es sich nur um einen Importeur, der selbst nicht herstellt, können Sie nur schwer herausfinden, ob die Supplemente hochwertig sind.

☐ Vorsicht vor Anbietern, die mit Bildern und Namen von Wissenschaftlern, Ärzten etc. werben. Dies ist ein klarer Verstoß gegen das Lebensmittelrecht. Seriöse Anbieter aus Deutschland würden dies schon aus Angst vor rechtlichen Konsequenzen nicht tun.

☐ Ist das Produkt im Vergleich zu anderen Angeboten sehr teuer oder sehr preiswert, ist ebenfalls Skepsis geboten.

(Scholz, Hamm: Body Food, 2005, Seite 37)

Spurenelement Zink. Aminosäuren sind die Bausteine von Nahrungs- und Körperproteinen. Während des Verdauungsvorgangs werden sie aus den Nahrungseiweißstoffen freigesetzt. Die physiologisch verwertbaren Aminosäuren liegen in der L-Form vor.

Aminosäuren sind nicht nur als Bausteine von Proteinen von Bedeutung, sondern auch als Vorstufen für die Biosynthese einer Vielzahl biologisch und physiologisch wichtiger Verbindungen, unter anderem Nervenbotenstoffe und Hormone, Biocarrier wie der Fettsäurentransporteur L-Carnitin sowie das für die Energieproduktion so wichtige Kreatin, das aus den Aminosäuren Glycin, Argi-

nin und Methonin gebildet wird. Aus Proteinen bzw. deren Bausteinen, den Aminosäuren, bestehen schließlich auch alle Enzyme sowie Stütz- und Schutzgewebe wie Haut, Haare und Sehnen.

Die schwefelsäurehaltige Aminosäure Methionin spielt zum Beispiel eine wichtige Rolle für die Bildung und Erhaltung der Bausteine für eine gesunde Knorpelstruktur.

Ohne Eiweiß oder Aminosäuren kein Leben, heißt es folgerichtig. Von den etwa 20 Aminosäuren, aus denen körpereigene Proteine und Nahrungseiweiße bestehen, sind zirka elf essenziell oder konditionell essenziell. Das heißt, sie können grundsätzlich oder unter bestimmten

Belastungsbedingungen vom Körper nicht in ausreichendem Maße synthetisiert werden. Dazu zählen Histidin, Isoleucin, Leucin, Lysin, Methionin, Phenylalanin, Threonin, Tryptophan und Valin sowie Arginin und Glutamin. Zusätzlich wird die Bedeutung weiterer Aminosäuren, unter anderem Tyrosin und Asparaginsäure, sowie der aminosäureähnlichen Verbindung Taurin diskutiert.

Das mehr als ausreichende Nahrungsproteinangebot genügt normalerweise allerdings, um uns mit allen benötigten Aminosäuren zu versorgen. Sogenannte freie und höher dosierte Aminosäuren werden jedoch nicht wie Nahrungsproteine und/oder Proteinkonzentrate als »Aufbaunahrung« eingesetzt, sondern man schreibt ihnen spezifische physiologische Stoffwechselwirkungen zu. Doch ist die Nutzung einer solchen Verabreichung noch nicht vollständig geklärt. Die nachfolgenden, zum Teil angegebenen Dosierungen sind deshalb nicht als Anwendungsempfehlungen zu verstehen, sondern beschreiben vielmehr die in Untersuchungen verwendeten Mengen. Sie müssen im Einzelfall auf persönliche Zuträglichkeit geprüft werden. Im Zweifelsfall einen Arzt fragen.

L-Arginin

Zu den etablierten physiologischen Funktionen zählt die Beteiligung von L-Arginin an der Biosynthese von Kollagen (Wundheilung) sowie an der zellu-

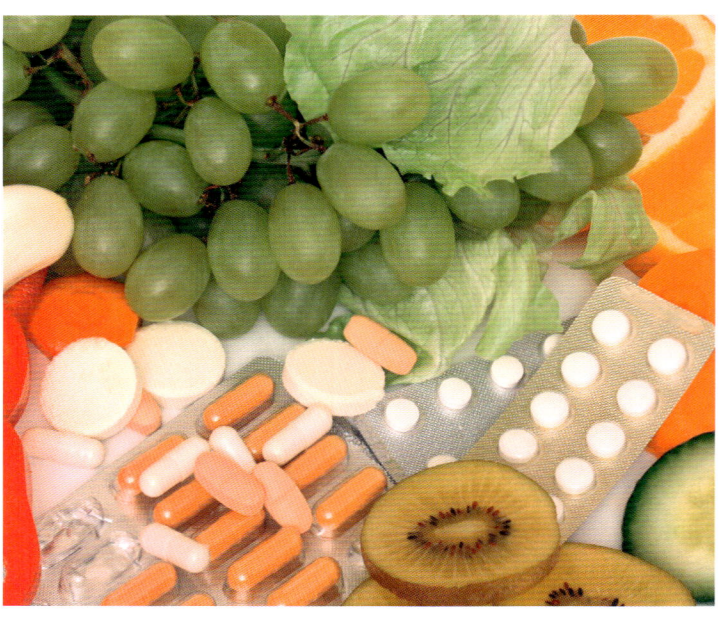

▶ Nahrungsergänzungsmittel dürfen kein Ersatz für mangelndes Ernährungsbewusstsein sein. Sie können allerdings Bedarfsspitzen decken.

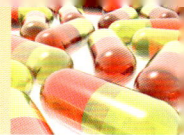

lären Immunantwort ebenso wie an der Ammoniakentgiftung. Neuerdings wird auch im Sport die Wirkung von L-Arginin auf die Bildung von Stickstoffmonoxid (NO) und damit auf die Gefäßerweiterung und Durchblutungsförderung diskutiert. Dafür sind dann allerdings hohe Dosierungen von mehreren Gramm erforderlich. Das betrifft auch die angeblich erhöhte Wachstumshormonausschüttung, die bisher nur bei intravenöser Gabe von L-Arginin wissenschaftlich nachgewiesen wurde.

BCAA – Branched-Chain Amino Acids

Zu den BCAA (Abkürzung für die englische Bezeichnung: Branched-Chain Amino Acids) oder auf Deutsch verzweigtkettigen Aminosäuren zählen die essenziellen Aminosäuren Leucin, Isoleucin und Valin. Das Besondere an dieser Aminosäurenkombination ist, dass sie eine den Proteinabbau mindernde – also antikatabole – Wirkung hat. Bei intensiven Ausdauerbelastungen werden nicht nur Kohlenhydrate, sondern auch diese Aminosäuren als Energiequelle herangezogen – ein Vorgang, der zu Lasten der Muskelproteine geht. Auch bei einer strengen Reduktionskost kann das der Fall sein. Dementsprechend soll eine Nahrungszufuhr von verzweigtkettigen Aminosäuren dem Muskelabbau vorbeugen.

>> *Im Ausdauersport nimmt die Verstoffwechselung von BCAA zur Energiegewinnung in dem Maße zu, in dem die muskulären Glykogenreserven aufgebraucht werden. Deshalb ist auch eine gute Glykogenbevorratung in diesem Bereich so wichtig und hat als Ernährungsstrategie Vorrang vor einer BCAA-Gabe, von der am ehesten Leistungssportler profitieren, die ihre Muskulatur wirklich intensiv trainieren und fordern.*

Neben der den Proteinabbau mindernden Wirkung sind im Krafttraining auch weitere BCAA-Effekte interessant. Unter anderem wird die Ausschüttung von Insulin, dem anabolsten Hormon im Körper überhaupt, angeregt. So können BCAA bei einer Einnahme nach dem Training auch die Muskelproteinsynthese fördern. Werden die verzweigtkettigen Aminosäuren mit weiteren Proteinen und Kohlenhydraten aufgenommen, dann werden diese Nährstoffe durch die erhöhte Insulinausschüttung schneller in die Muskulatur transportiert und es kommt zu der gewünschten aufbauenden (anabolen) Stoffwechsellage.

L-Glutamin

L-Glutamin ist mit einem Mengenanteil von 20 Prozent die quantitativ bedeutendste freie Aminosäure im Blutplasma und im Muskel. Es kann vom Körper selbst synthetisiert werden und zählt nicht zu den essenziellen Aminosäuren. Dennoch wird es aber als »bedingt unentbehrlich« oder konditionell essenziell eingestuft. L-Glutamin gilt als Hauptenergiequelle für die Immunzellen. Insbesondere führen Belastungen im Langzeitausdauerbereich zu einer katabolen Stoffwechsellage. Dabei geht Muskelprotein verloren und die Anfälligkeit für Infekte wird größer. L-Glutamin regt die Produktion von weißen Blutkörperchen an und beeinflusst ihre Funktionstüchtigkeit positiv. Auch in Verbindung mit Übertraining wurden bei Sportlern verringerte Plasmaspiegel an L-Glutamin gefunden. Daraus wird gefolgert, dass eine Glutaminzufuhr den Immunstatus während einer intensiven Trainingsperiode verbessern kann. Weitere physiologische Wirkungen kommen hinzu.

L-Carnitin

L-Carnitin ist eine äußerst wichtige Aminosäureverbindung im Fettstoffwechsel. Bei Sportlern und Abnahmewilligen wird die als Fatburner bekannte Substanz stark beworben. Meist wird sie von der Werbung jedoch missverständlich angepriesen und so vom Anwender auch häufig falsch verstanden. L-Carnitin baut allein kein Fett ab und kommt im Stoffwechsel erst dann zum Zuge, wenn durch andauernde körperliche Betätigung der Bedarf für Fettverbrennung entsteht. Was ist also dran am »Fleischfaktor« L-Carnitin (carne = Fleisch), der

AUF EINEN BLICK

Glutamin
verhindert Leistungsabfall

Der besondere chemische Aufbau des Glutamins ermöglicht es, das ermüdend wirkende Ammoniak abzupuffern. Dies geschieht folgendermaßen: Wenn Eiweiße bei intensivem Training zur Energiegewinnung herangezogen werden, erhöht sich der Ammoniakspiegel im Körper. Ein Anstieg des Ammoniakspiegels wiederum führt zu einem Leistungsabfall und einer Hemmung der Energiebereitstellung. Da Ammoniak im Muskel aus den Aminogruppen der Proteine gebildet wird, die beim Training frei gewordenen Aminogruppen jedoch vom Glutamin gebunden werden, wird auf diese Weise ein Anstieg des Ammoniakspiegels verhindert und Ermüdungserscheinungen können sehr gut verzögert werden.

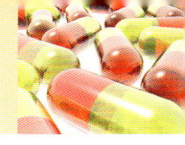
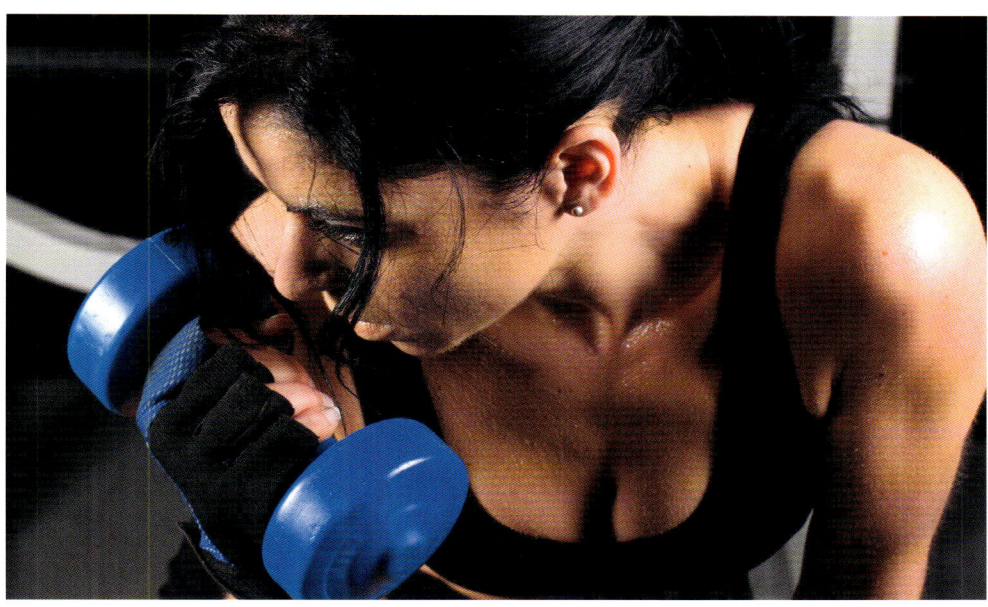

⚠ Die Wunderpille gibt es nicht. Nur wer regelmäßig trainiert, schürt den Bedarf seines Körpers, vermehrt Fett abzubauen.

in der Geschichte der Vitaminforschung auch schon Vitamin BT oder Vitamin T genannt wurde?

Der Vitamincharakter wurde zwar nicht bestätigt, und L-Carnitin gehört auch weder in Deutschland noch in den USA zu den anerkannten essenziellen Nährstoffen. Unumstritten ist aber die physiologische Bedeutung des »Biocarriers« L-Carnitin, der sogenannte langkettige Fettsäuren, Bestandteile des Nahrungs- und Körperfetts, in die Mitochondrien (Kraftwerke der Zellen) einschleust. Dort findet der Fettsäureabbau, also die Energiegewinnung aus Fettsäuren, statt.

Ohne Carnitin kein Fettabbau. Das ist so weit richtig, nur, lästige Fettpolster jetzt einfach durch Schlucken von L-Carnitin-Präparaten zu bekämpfen, funktioniert (leider) nicht.

》 *Das Wichtigste: Der wirksamste Fettverbrenner ist unser Muskel. Nur wenn wir entsprechend trainieren, findet zur Energiegewinnung ein vermehrter Fettabbau statt. Wir müssen den Bedarf also durch eigenes Zutun erst schaffen. Die L-Carnitin-Pille allein verbrennt kein Fett.*

131

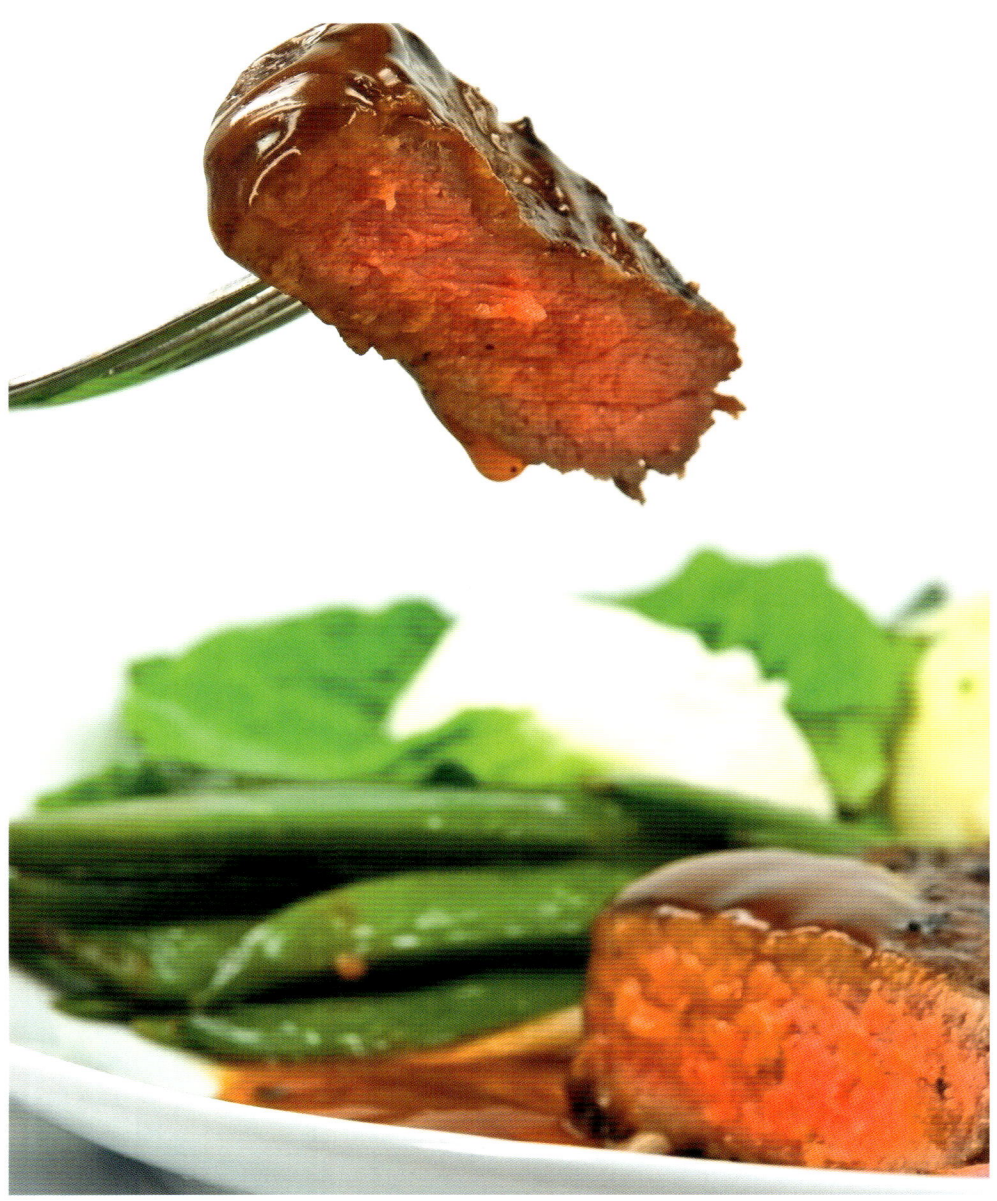

▶ Fleisch ist auch eine gute Quelle für L-Carnitin. Je dunkler das Fleisch (Rind, Schaf), desto höher der Gehalt an L-Carnitin.

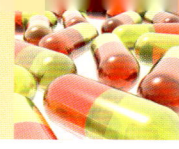

L-Carnitin ist auch kein essenzieller Nährstoff, da der Körper den eiweißähnlichen Muskelstoff vor allem in Leber und Niere selbst synthetisieren kann. Die wichtigsten Ausgangsstoffe sind die beiden Eiweißbausteine Lysin und Methionin. Die Synthese findet unter der Beteiligung von Vitamin B6, Niacin, Vitamin C und Eisen statt. Die B-Vitamine und Eisen sind neben den Eiweißbausteinen Lysin und Methionin auch im Muskelfleisch vorhanden, das sogar Quelle für fertiges L-Carnitin ist. Je dunkler das Fleisch (Rind, Schaf), desto höher ist sein L-Carnitin-Gehalt. Eigensynthese, L-Carnitin-Gehalt der Nahrung und ein wirksames »Recyclingsystem« schützen den Körper vor L-Carnitin-Mangel.

Die Einstellung von Sportlern zu L-Carnitin als Nahrungsergänzungsmittel reicht von völliger Ablehnung (»schlichtweg überflüssig«) bis zur begeisterten Zustimmung. Ebenso ist das wissenschaftliche Interesse an dieser Substanz längst noch nicht erloschen. In der Medizin findet L-Carnitin unter anderem in der Therapie von bestimmten Herz-Kreislauf-Erkrankungen eine berechtigte Verwendung. Dieser Einsatz steht in gewissem Zusammenhang mit der oft beschriebenen subjektiven Zufriedenheit von Fitnesssportlern, die L-Carnitin einnehmen. Sie berichten unter anderem, dass sie beim Training mehr Luft bekommen, schneller schwitzen (Thermogenesesteigerung) und ihnen das Training insgesamt leichter fällt. Und wer so intensiv trainieren kann, verbrennt mehr Kalorien und damit auch mehr Fett. Das alles hängt mit der durchblutungsfördernden und gefäßerweiternden Wirkung von L-Carnitin zusammen.

Die Studie von Professor Krämer zeigt eindeutig eine Reduktion der sogenannten oxidativen Stressparameter. Durch die Zufuhr von L-Carnitin kommt es zu einer verbesserten Versorgung der Muskulatur unter Belastung. Die Folgen sind unter anderem weniger Muskelschmerzen durch geschädigte Muskelfasern.

Diesem Wirkmechanismus zufolge schützt nahrungsergänzend verabreichtes L-Carnitin vor einem Sauerstoffmangel des Muskelgewebes unter Belastung.

> **L-Carnitin wirkt an den Kapillaren und verbessert dadurch die Sauerstoffversorgung des Gewebes während und nach der Belastung. Zellschädigende Stoffwechsel-Endprodukte werden schneller abtransportiert, und die Regeneration wird beschleunigt.**

Die Ergebnisse lassen einen positiven Effekt von L-Carnitin bei intensiven Belastungen vermuten. Die Erholung scheint durch die Aufrechterhaltung der L-Carnitin-Konzentration im Gefäßendothel bzw. den daraus resultierenden gestei-

AUF EINEN BLICK

In der Diskussion:
L-Carnitin

Kritiker bestritten jahrelang jede Wirkung von L-Carnitin, da es nicht gelang, die Einspeicherung von zusätzlich zugeführtem L-Carnitin im Muskel nachzuweisen. Seit 2002 ist bekannt, dass L-Carnitin noch einen anderen Wirkmechanismus hat, als bisher vermutet wurde. Professor Bill Krämer von der Kansas-Universität in den USA konnte in seiner L-Carnitin-Supplementations-Studie an Sportlern nachweisen, dass es einen nicht muskulären Wirkmechanismus des L-Carnitins gibt. Demnach ist es nicht notwendig, dass bei einer L-Carnitin-Supplementation der Muskelcarnitinspeicher erhöht wird, um eine Wirkung zu erzeugen. Vielmehr wirkt L-Carnitin zunächst in den glatten Muskelzellen der Gefäße (Endothelzellen) und vermindert das Risiko einer durch Sauerstoffmangel ausgelösten Gefäßverengung. Eine Gefäßerweiterung bedeutet aber eine geringere oxidative Belastung durch Radikale, eine Reduktion des oxidativen Stresses und eine geringere Schädigung der Zellstrukturen. Dies ist wichtig für Menschen, die aktiv sind und Sport treiben, älter sind bzw. Probleme mit Gefäßverengungen haben.

gerten Blutfluss in den aktiven Muskeln begünstigt zu werden.

Erkenntnissen im Sport zufolge kann eine L-Carnitin-Nahrungsergänzung im Bereich von einem Gramm pro Tag als eine Art »Trainingsprogramm von innen« ausprobiert werden – am besten zirka 30 Minuten vor dem Training, da Sie dann vom durchblutungsfördernden Effekt profitieren. Dosierungen von vier bis fünf Gramm sollten dagegen auf keinen Fall überschritten werden, denn es kann nicht ausgeschlossen werden, dass bei dauerhafter sehr hoher Zufuhr die Eigensynthese eingeschränkt wird.

Kreatin

Kreatin wurde bekannt durch den Sprinter Linford Christie, 1992 Olympiasieger über 100 Meter in Barcelona. Er hob die leistungssteigernden Eigenschaften einer Kreatinsupplementierung öffentlich hervor. Kreatin ist kein lebensnotwendiger Nährstoff, sondern eine Verbindung, die der Körper selbst in ausreichenden Mengen aus den Aminosäuren Argi-

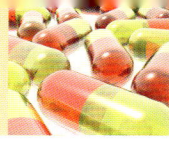

nin, Glycin und Methionin bilden kann. Bei einem erwachsenen Mann (75 Kilogramm) wird der Gesamtbestand an Kreatin auf 120 Gramm geschätzt.

Kreatin ist ein normaler Bestandteil der Nahrung, der in Fleisch und Fisch enthalten ist. Personen, die regelmäßig Fleisch und Fleischwaren essen, nehmen zirka ein Gramm pro Tag mit der Nahrung auf (ein Kilogramm rohes Fleisch enthält zirka fünf Gramm Kreatin). Vegetarier erhalten praktisch kein Kreatin mit der Nahrung und müssen das gesamte benötigte Kreatin durch Eigensynthese decken. Die Kreatindepcts von Vegetariern sind weniger gefüllt als die von Fleischessern.

Kreatin wird in der Leber aus den genannten Aminosäuren gebildet und kommt im Körper zu 98 Prozent in der Skelettmuskulatur vor. Dort legt sich das Kreatinmolekül ein Phosphat zu und dient neben ATP (Adenosintriphosphat) als Sofortenergiequelle für intensive körperliche Leistung. Das ATP-Kreatinphosphat-System ist perfekt abgestimmt: Bei Abspaltung einer Phosphatgruppe aus dem ATP wird Energie frei. Kreatinphosphat wirkt dann als Phosphatspender und regeneriert das ATP, sodass der energieproduzierende Vorgang erneut vonstattengehen kann. In den ersten Augenblicken einer Belastung verbraucht

▼ Wer regelmäßig Fisch oder Fleisch isst, ist mit Kreatin gut versorgt. Vegetarier müssen die vom Körper benötigte Menge durch Eigensynthese decken.

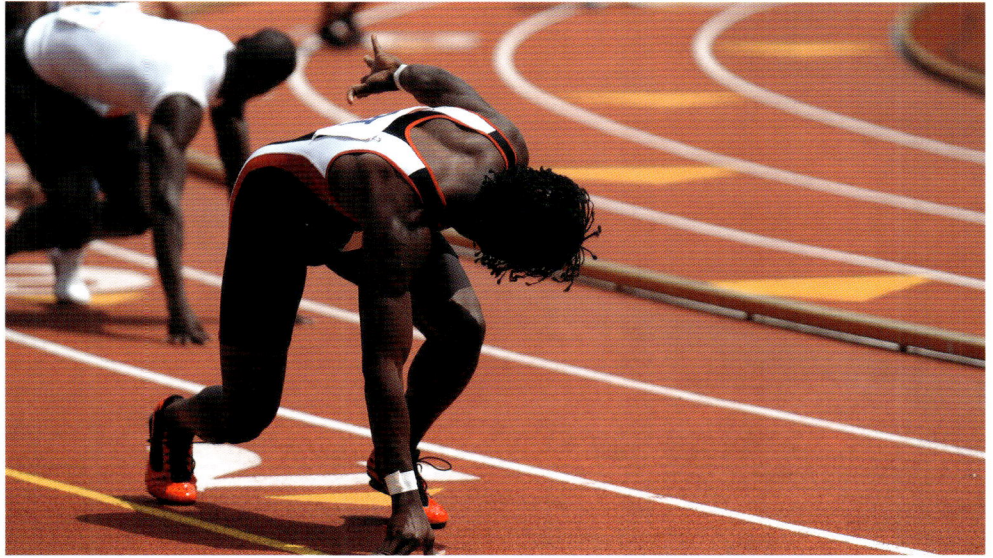

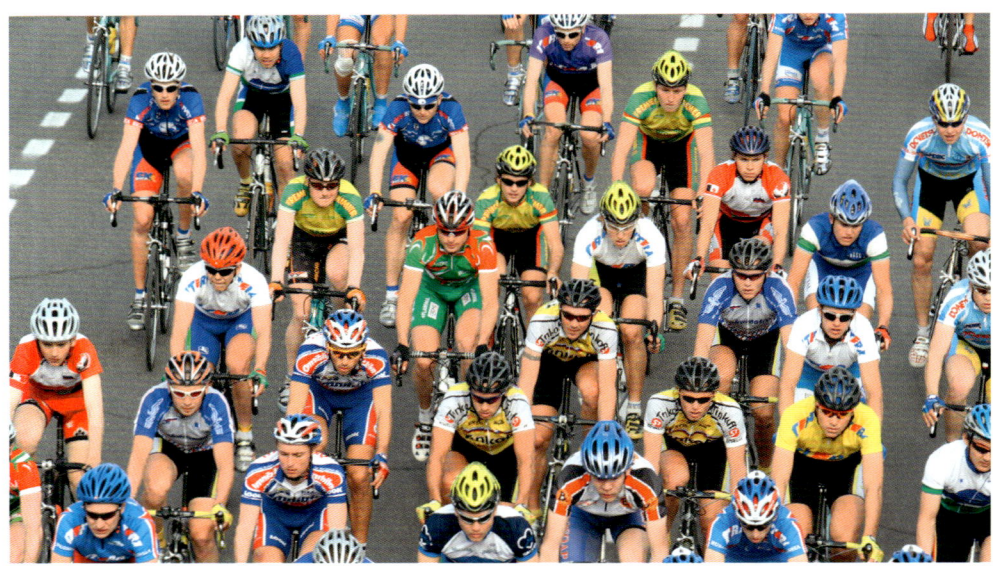

🔺 Das ATP-Kreatinphosphat-System gilt als Sofortenergiequelle bei intensiver körperlicher Leistung. Zusätzliche Kreatingaben vergrößern die Depots des Muskels.

der Muskel vor allem ATP, bis rund zehn Sekunden Arbeitsdauer Kreatinphosphat und danach erst die Kohlenhydrate. Im Gegensatz zur (anaeroben) Energiegewinnung aus Kohlenhydraten wird der Muskel beim Kreatinabbau nicht sauer. Bei vollen Kreatinreserven setzt die Laktatproduktion später ein.

》》 *Wissenschaftliche Untersuchungen deuten darauf hin, dass zusätzliche Kreatingaben die Kreatindepots des Muskels nachweislich vergrößern. Kreatin-Nahrungsergänzungen haben wahrscheinlich dann den größten*

Nutzen, wenn wiederholt Durchgänge mit maximaler Belastung und nur kurzen Erholungspausen durchgeführt werden. Schließlich soll die rasche Erholungsfähigkeit auch ein intensiveres Training erlauben, ohne ins Übertraining zu geraten.

Ausdauerleistungen von mehr als 30 Minuten scheinen von einer Kreatinergänzung nicht beeinflusst zu werden. Weiterhin kann es zur Gewichtszunahme kommen, die in der Woche der Ergänzung ein bis zwei Kilogramm betragen kann und wohl zum größten Teil auf Wassereinlagerung zurückzuführen ist.

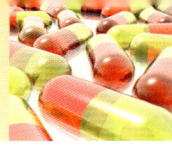

Die meisten wissenschaftlichen Untersuchungen haben bei einer Kreatinergänzung von viermal täglich fünf Gramm eine vorteilhafte Wirkung gezeigt. Wird dieses Dosierungsschema eingehalten, ist die Kreatinaufnahme durch den Muskel in den ersten zwei Tagen am höchsten. Am fünften Tag der Ergänzung werden nicht mehr als 20 Prozent der Kreatindosis im Körper zurückbehalten, was darauf hinweist, dass die Aufnahme durch den Muskel gesättigt ist und die körpereigenen Depots maximal aufgefüllt sind.

>> *Überschüssiges Kreatin im Blut wird von den Nieren rasch ausgeschieden. Es bringt deshalb keine Vorteile, über einen längeren Zeitraum hohe Kreatinmengen einzunehmen, wenn die Konzentration in den Muskeln ihren Höchstwert erreicht hat. Aufgrund der Belastung für die Nieren als Ausscheidungsorgan werden heute nur noch zehn Gramm Kreatin pro Tag über vier bis fünf Tage empfohlen.*

Nach einer nahrungsergänzenden Kreatin-Aufladephase über fünf Tage scheinen die gesteigerten Kreatindepots im Muskel über einen Zeitraum von mehreren Wochen nur langsam abzusinken. Es gibt Hinweise dafür, dass die erhöhten Kreatindepots im Muskel auf einem hohen Wert gehalten werden können, wenn auf die anfängliche Ergänzung mit 20 Gramm eine tägliche Erhaltungsdosis von zwei Gramm folgt, also die Menge, die täglich über die Nieren ausgeschieden wird. Ohne die Anfangsphase mit hoher Dosierung scheint allerdings eine niedrig dosierte Ergänzung von zwei Gramm täglich wenig wirksam zu sein.

Es wird aber auch geraten, nach einer sogenannten Erhaltungsphase von vier bis fünf Wochen eine Zufuhrpause von drei bis vier Wochen einzulegen.

Übrigens sollen auch etwa 20 Prozent der Sportler auf eine Kreatinaufnahme nicht reagieren, sodass die Berichte zur Leistungssteigerung im Wettkampf durchaus widersprüchlich sind.

Über möglicherweise unerwünschte Effekte bei lang dauernder Anwendung, also bei chronischem Gebrauch, weiß man ebenfalls zu wenig. Auch hier sind die genannten Dosierungen also keineswegs als Anwendungsempfehlungen gedacht, sondern geben nur den aktuellen Stand der derzeitigen wissenschaftlichen Diskussion wieder.

Eiweißkonzentrate

Es gibt speziell für Bodybuilder viele verschiedene Eiweißkonzentrate auf dem Markt. Sie werden eingesetzt, um den erhöhten Eiweißbedarf zu decken, und sorgen für einen optimalen Aufbau und Erhalt der Muskulatur. Im Großen und Ganzen unterscheiden sich die Produkte lediglich durch die Eiweißquelle. Die drei am häufigsten verwendeten Eiweißquellen sind:

☐ Milcheiweiß in Kombination mit Eiprotein,
☐ Molkeneiweiß,
☐ Sojaeiweiß.

Milcheiweißkonzentrate

Milcheiweiß wird sehr häufig auch als Casein bezeichnet. Casein ist die größte Fraktion der Milchproteine. Da die biologische Wertigkeit (Maßstab für die Eiweißqualität: Maximum 100) von Casein nur bei etwa 70 liegt, sollte man beim Kauf eines Milchproteinkonzentrats darauf achten, dass außerdem Eiprotein (Albumin) zugesetzt worden ist. Der Zusatz von Eiprotein wertet die Aminosäurenbilanz auf, sodass sich eine biologische Wertigkeit von 100 ergibt.

Milcheiweiß ist ein »langsames« Protein. Da das Casein im Magen gerinnt, kommt es zu einer natürlichen, langsameren und dauerhafteren Versorgung der Muskulatur mit Eiweiß.

》》 *Durch Milcheiweiß werden Proteinabbauvorgänge im Körper reduziert. Besonders Sportler, die nicht alle zwei Stunden essen wollen, profitieren von Milcheiweiß. Im Magen-Darm-Trakt gerinnt das Milcheiweiß und bildet ein »Gel«. Dieses verhindert eine schnelle Aufspaltung in Aminosäuren. So kann Milcheiweiß den Organismus bis zu sieben Stunden mit Aminosäuren versorgen, ohne ihn zu belasten.*

Besonders vor dem Schlafengehen ist ein Milcheiweißdrink also vorteilhaft, weil nachts Regenerations- und Wachstumsprozesse stattfinden, die durch Milcheiweiß unterstützt werden.

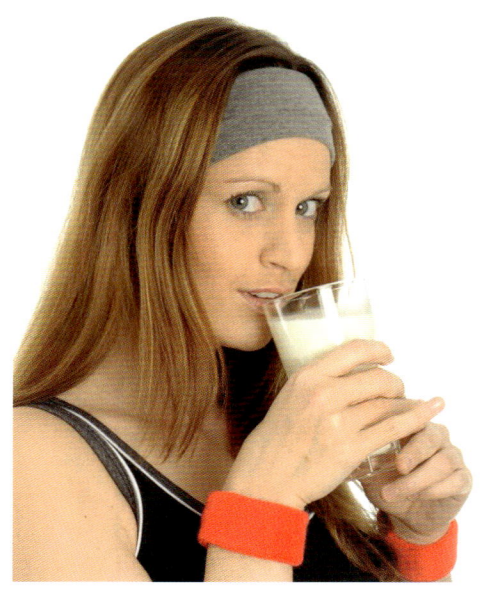

▶ Trinken Sie vor dem Schlafengehen einen Milcheiweißshake. Das Milcheiweiß unterstützt die nächtlichen Regenerations- und Wachstumsprozesse.

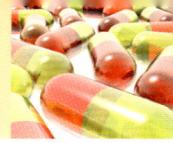

Molkeneiweiß (Whey)

Auf vielen Produkten findet man die englische Bezeichnung »Whey« für Molkeneiweiß. Es wird in Fitnessmagazinen und in der Produktwerbung als das beste und biologisch hochwertigste Eiweiß für Sportler und Bodybuilder beschrieben. Doch es gibt gravierende Unterschiede bei den auf dem Markt erhältlichen Molkeneiweißkonzentraten.

Die meisten Sportler wollen ein reines Eiweiß ohne Milchzucker. Beim Kauf von Molkeneiweiß sollten Sie darauf achten, dass Sie die neueste Generation von Molkeneiweiß wählen. Hierbei handelt es sich um sogenannte »Cross Flow Microfiltrated« (CFM) Molkenproteinisolate. Der Fett- und Milchzuckeranteil ist sehr niedrig, er liegt bei unter einem Prozent. Molkeneiweiß wird viel schneller im Körper aufgenommen als Milcheiweiß. Dies liegt zum einen an der guten Löslichkeit, zum anderen daran, dass Molkeneiweiß im Gegensatz zu Milcheiweiß im Magen-Darm-Trakt nicht gerinnt und ein Gel bildet. Es kann zum Beispiel direkt nach dem Training zugeführt werden.

Sojaeiweiß

Das heute auf dem Markt befindliche Sojaeiweißisolat ist hinsichtlich Qualität und Löslichkeit mit den Sojaeiweißkonzentraten, die bis vor fünf Jahren erhältlich waren, nicht mehr zu vergleichen. Es zeichnet sich aus durch:

- ☐ beste Löslichkeit,
- ☐ hohe biologische Wertigkeit; vergleichbar mit tierischen Proteinen,
- ☐ einen hohen Anteil an Glutamin (20 Prozent),
- ☐ Proteingehalt über 90 Prozent i. Tr.,
- ☐ unter ein Prozent Fett und Kohlenhydrate (keine Laktose),
- ☐ leichte Verdaulichkeit,
- ☐ niedrigen Preis.

Sojaprotein ist nicht nur eine dem tierischen Eiweiß durchaus ebenbürtige, hochwertige Eiweißquelle. Es besitzt auch gesundheitsfördernde Eigenschaften. So wird ihm ein positiver Effekt bei der Vorbeugung von Herz-Kreislauf-Erkrankungen und in der cholesterinbewussten Ernährung zugeschrieben.

Zu Zeiten der BSE-Krise bestand eine große Nachfrage nach Sojaprotein. Mittlerweile ist wissenschaftlich gesichert, dass Milch- und Eiprodukte per se nicht infektiös sind. Ein BSE-Risiko ist bislang bei keinem Eiweißkonzentrat bekannt, das in Deutschland hergestellt wird (Scholz und Hamm: Body Food, 2005, Seite 108 ff.).

Peptide

Wenn sich Aminosäuren verbinden, sprechen wir von Peptiden. Proteine sind Polypeptide – also lange Ketten von Aminosäuren. Da die Freisetzung von Aminosäuren durch Aufspaltung aus dem Nahrungseiweiß (= Hydrolyse)

Zeit braucht, werden von den Proteinherstellern auch bereits »vorverdaute« (= hydrolysierte) Proteine angeboten. Deren Vorteil soll darin liegen, dass der Körper zum Beispiel nach dem Training schnellstmöglich mit Aminosäuren versorgt wird. Die Phase der stärksten Eiweißsynthese soll nämlich etwa bis zu zwei Stunden nach dem Training andauern. Bekanntlich findet der Aufbau erst nach dem Training statt.

>> *Jeder Leistungsbodybuilder muss selbst ausprobieren, ob ihm neben einem über den Tag verteilten Proteinangebot in Form mehrerer kleinerer Proteingaben (20 bis 40 Gramm als Konzentrat in Flüssigkeit gelöst oder in Form von Quark, fettarmem Fleisch etc.) die Aufnahme von Proteinhydrolysaten mit Peptiden und Aminosäuren zusätzlich einen Vorteil bringt.*

▼ Die neuen Peptidgetränke sind ideal zur schnellen Regeneration nach einem intensiven Training. Die enthaltenen Aminosäuren gelangen direkt in die Zirkulation und zur Muskulatur.

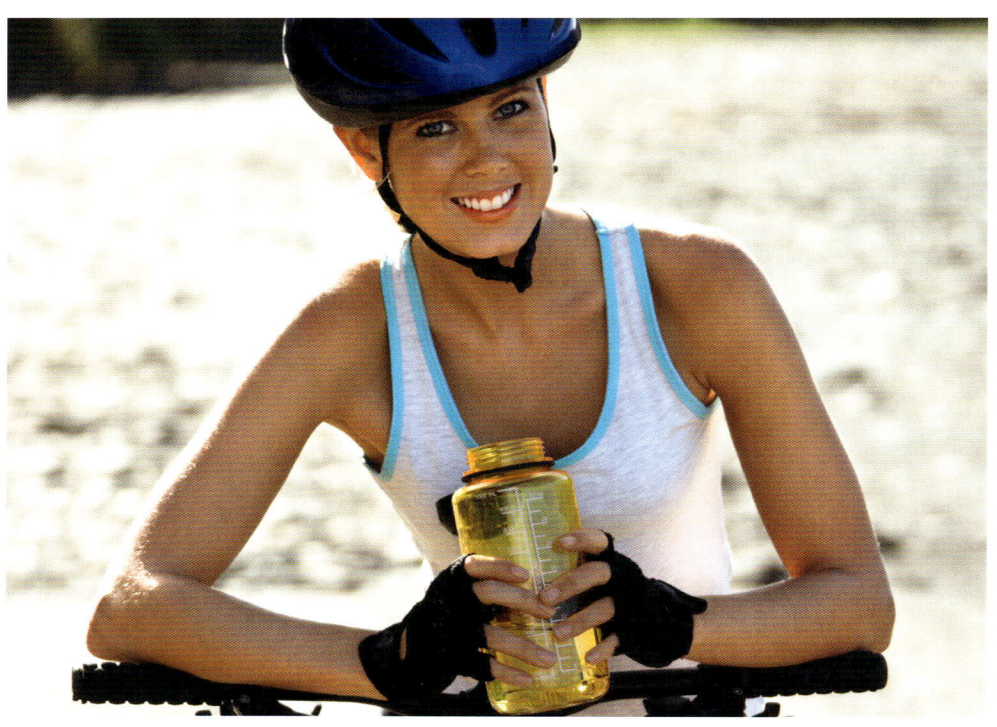

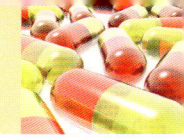

Es ist richtig, dass die Aufnahmezeit von Aminosäuren aus Proteinhydrolysaten im Vergleich zum Nahrungseiweiß deutlich verkürzt wird – auf zirka 30 bis 60 Minuten. In jedem Fall ist aber das richtige Timing der Protein-Aminosäuren-Gaben wichtig. Es sollte dem »Nibbling-Prinzip« (siehe Seite 99) entsprechen, also dem verteilten Angebot kleinerer Proteinsnacks über den Tag.

Sogenannte Peptidgetränke sind die neueste Generation solch schnell verfügbarer Eiweißabbauprodukte. Die enthaltenen Aminosäuren gelangen schneller in die Zirkulation und zur Muskulatur, wenn sie zum Beispiel direkt nach dem Training getrunken werden.

Die bisher auf dem Markt befindlichen Regenerationsgetränke enthalten meist nur Kohlenhydrate. In Einzelfällen findet man auch Getränke mit freien Aminosäuren. Aufgrund des bitteren Geschmacks der freien Aminosäuren und nicht zuletzt aufgrund gesetzlicher Bestimmungen war der offiziell zugelassene Gehalt zu gering, um als Bausubstanz zu fungieren. Zudem besteht die große Wahrscheinlichkeit, dass die im Getränk enthaltenen Aminosäuren als Energie verbrannt werden und nicht ihre eigentliche Aufgabe, nämlich die Muskulatur wieder aufzubauen, erfüllen.

Werden Kohlenhydrate mit Eiweißkonzentraten angereichert, kann es unter Umständen zu lange dauern, bis diese aufgenommen werden. Aus aktuellen Untersuchungen weiß man allerdings, dass die Ausschüttung von Insulin und damit auch die Einspeicherung von Kohlenhydraten im Muskel am größten ist, wenn Kohlenhydrate mit schnell verfügbaren Eiweißbausteinen kombiniert werden.

>> *Im Gegensatz zu anderen Sportgetränken, die den Körper lediglich mit »Treibstoff« in Form von Kohlenhydraten versorgen, liefern Peptidgetränke zusätzlich Eiweißbestandteile. Diese unterstützen viele wichtige Körperfunktionen wie zum Beispiel die Energiespeicherung, den Aufbau von Muskelmasse und die Stärkung des Immunsystems.*

Prohormone und hormonell wirksame Zubereitungen

Bei besonders im Internethandel als »hormonell aktiv« beworbenen Produkten muss ganz klar der Bezug zum Doping bzw. der Verstoß gegen die Anti-Doping-Bestimmungen aufgezeigt werden. Als besonders problematisch sind solche Produkte für Sportler anzusehen, die zwar als Nahrungsergänzungsmittel beworben werden, deren Inhaltsstoffe aber tatsächlich eine arzneiliche oder hormonmodulierende Wirkung aufweisen. Als solche Verstöße gelten zum Bei-

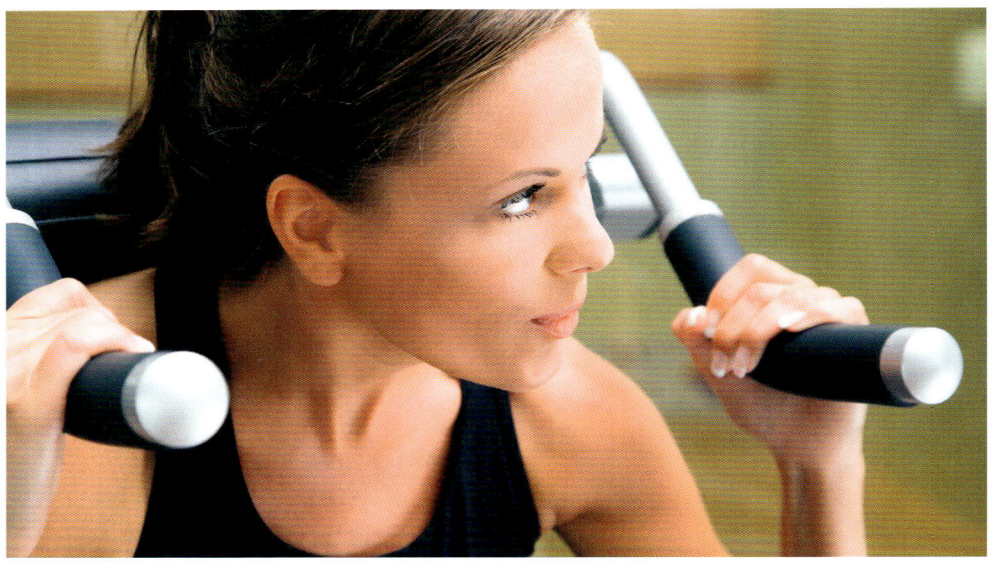

⚠️ Nicht alle Nahrungsergänzungsmittel sind bedenkenlos zu empfehlen.

spiel »das Vorhandensein eines verbotenen Wirkstoffs, seiner Metaboliten oder Marker in den Körpergeweben oder Körperflüssigkeiten eines Athleten« (World-Anti-Doping-Agency WADA).

Anabol-androgene Steroidhormone sind die in der WADA-Verbotsliste aufgeführten exogenen Wirkstoffe, die vom Körper nicht auf natürlichem Weg produziert werden, zum Beispiel Boldenon, Methandienon, 19-Norandrostendion oder Trenbolon. Aber auch die endogenen Wirkstoffe, das heißt vom Körper auf natürlichem Wege produziert, zum Beispiel Androstendiol, Dehydroepiandrosteron, Testosteron und deren Metaboliten.

Prohormone sind Steroidhormone, die in der Biosynthese des männlichen Geschlechtshormons Testosteron schließlich als Zwischenprodukte auftreten, zum Beispiel 4-Androstendion, Dehydroepiandrosteron oder 4-Norandrostendiol.

Die hormonmodulierenden Stoffe sind pflanzlicher oder chemisch-synthetischer Herkunft. Es wird ihnen ein Einfluss auf den Hormonhaushalt des Körpers in einer Art und Weise zugeschrieben, der über den »üblicher Lebensmittel« hinausgeht bzw. hinausgehen soll. Die behauptete Wirkung ist aber nicht in jedem Fall als hinreichend wissenschaftlich gesichert anzusehen.

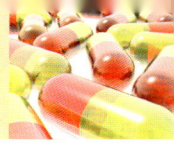

In diesem Zusammenhang kommen Wissenschaftler zweier dafür zuständiger Untersuchungsämter zu der folgenden Schlussfolgerung (veröffentlicht in der Deutschen Lebensmittel-Rundschau, Heft 9, 2008, Seite 420 und 421):

>> *Sportlernahrungen mit dem Anspruch, Einfluss auf den Hormonhaushalt nehmen zu können, werden im Internethandel als »Nahrungsergänzungsmittel mit sportlicher Ausrichtung zur Leistungssteigerung« oder auf dem US-amerikanischen Markt als »Dietary Supplements« vertrieben.*

Rechtlich betrachtet ist der Begriff »Nahrungsergänzungsmittel« nicht identisch mit dem Begriff »Dietary Supplement«, der auch einige Arzneimittel einschließt. So mancher Wirkstoff, der in anderen Ländern, zum Beispiel den USA, in Lebensmitteln einsetzbar und damit dort frei verkäuflich ist, wird in Europa, insbesondere in Deutschland, als pharmakologisch wirksam eingestuft. Außerdem hängt es unter anderem noch von der Bewerbung, der Zubereitungsform und insbesondere von der Dosierung ab, ob das entsprechende Produkt nach europäischem Verständnis ein Arzneimittel darstellt.

Die meisten Erzeugnisse, die eine »Hormonmodulation« bewerben, enthalten Maca, Avena sativa, Tribulus terrestris oder Fenugreek – einzeln oder in Kombination. Für keinen der genannten Stoffe ist eine derartige Wirkung bisher wissenschaftlich hinreichend belegt, eine entsprechende Bewerbung ist demnach nicht zulässig. Dies gilt auch für Kombinationspräparate, solange ihre Wirkung nicht durch Studien belegt ist.

Unabhängig davon, dass in Deutschland prohormonhaltige Erzeugnisse als »Sportlernahrung« nicht in den Verkehr gebracht werden dürfen und diese auf der Verbotsliste der WADA stehen, sind sich die Fachgesellschaften des Schweizerischen Bundesamts für Sport, des Australian Institute of Sports und der American Society of Exercise Physiologists darin einig, dass für Prohormone eine leistungssteigernde Wirkung durch Muskelaufbau eher unwahrscheinlich ist und die mit der Einnahme verbundenen Risiken berücksichtigt werden müssen. Auch in der analogen Bewertung von Tribulus terrestris besteht Einigkeit, wobei die Datenlage zur Sicherheitsbewertung eher als dürftig anzusehen ist.

Wachstumshormone wie Somatotropin stehen auf der Verbotsliste der WADA, denn deren generelle Wirksamkeit zur Erhöhung der fettfreien Muskelmasse und damit der sportlichen Leistung ist mehr als fraglich.

Erhebliche Zweifel bestehen darüber hinaus auch bei den Zubereitungen mit

Sägepalmen-Extrakt. Deren Wirksamkeit zur Leistungssteigerung und zum Muskelaufbau wird auch vom Schweizerischen Bundesamt für Sport als »unwahrscheinlich« eingestuft.

Rechtlich eindeutig ist die Sachlage bei denjenigen »hormonell wirksamen Stoffen«, die ohnehin verschreibungspflichtig sind wie DHEA, 7-Keto-DHEA und L-Dopa. Diese sind in Deutschland als Lebensmittel oder Lebensmittelzutat nicht verkehrsfähig.

Pillenweltmeister gibt es nicht

Auch wenn verschiedene der vorgestellten ergogenen Substanzen – und vielleicht noch andere mehr – als Geheimtipp gehandelt werden, ist noch kein Sportler nur über »Pillen« zum Weltmeister geworden.

Zunächst muss festgestellt werden, dass mögliche Wirkungen von ergogenen Substanzen oft spekulativ aus biochemischen Zusammenhängen abgeleitet wer-

▼ Pillen allein haben noch keinen Sportler zum Weltmeister gemacht. Entscheidend sind Trainingsfleiß, Motivation und bewusste Ernährung.

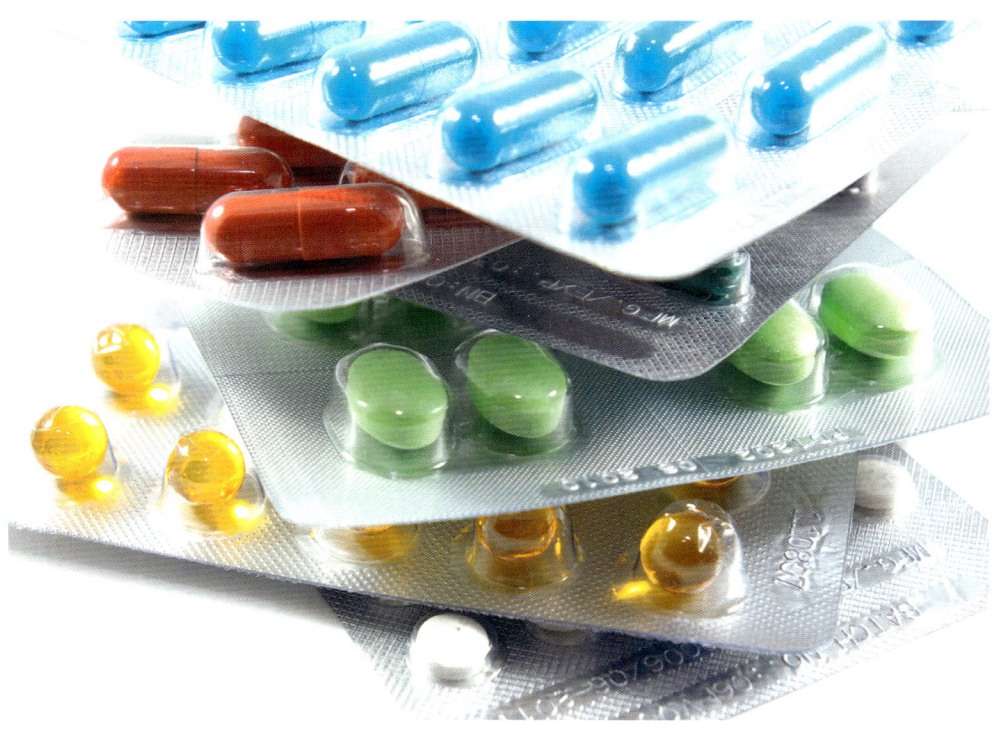

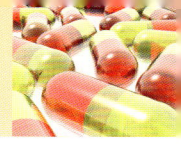

den oder ein therapeutischer Einsatz als Arzneisubstanz auf eine mögliche Leistungssteigerung im Sport übertragen wird. Kontrollierte Studien an Sportlern fehlen weitgehend bzw. befinden sich erst im Anfangsstadium. Bei der Einnahme einzelner Substanzen ist durchaus auch fachkundiger Rat notwendig. Überdosierungen müssen in jedem Fall ausgeschlossen werden. Auch ist zu bedenken, dass unter Umständen bei sehr hoher Zufuhr einzelner Substanzen Imbalancen, das heißt ein Ungleichgewicht im Verhältnis einzelner essenzieller Nährstoffe, auftreten können.

> **》》 Persönliche (genetische) Voraussetzungen, Trainingsfleiß, Ernährungsbewusstsein und psychische Faktoren (Motivation) sind die wahren Erfolgsgeheimnisse.**

Zu wenig wissen wir noch über den tatsächlichen sportbedingten Bedarf bzw. Mehrbedarf einzelner Nährstoffe, wobei dieser im Allgemeinen vermutlich nicht überproportional zum Energieumsatz steigt. Forschungsbedarf besteht insbesondere auch bei der Menge und günstigen Aufnahmezeit sowie der Kombination oder gar Unvereinbarkeit bestimmter Nährstoffe in Präparaten. Das betrifft zum Beispiel die Aminosäuren sowie verschiedene Mengen- und Spurenelemente.

Von besonderem Interesse ist beim Thema Nahrungsergänzungen/Substitution/ergogene Substanzen sicherlich deren Einfluss auf das Immunsystem. Hier haben mehrfach ungesättigte Omega-3-Fettsäuren, bestimmte Aminosäuren, antioxidative Mikronährstoffe, Zink sowie möglicherweise Carnitin eine Bedeutung. Ebenso die Substanzgruppe der bioaktiven sekundären Pflanzeninhaltsstoffe, zum Beispiel Bioflavonoide, die auch bei der Entwicklung von Nahrungsergänzungen zunehmend Beachtung finden.

Durch die Aufnahme dieser Schutzstoffe ist für den Sportler eher ein präventiver Gesundheitsvorteil anzunehmen. Eine stabile Gesundheit ist wiederum Voraussetzung dafür, den Stand der Leistungsfähigkeit und Belastbarkeit zu erreichen, der für den Leistungs- und Hochleistungssportler heute weltweit gefordert wird. In diesem Zusammenhang spielt vor allem die Unterstützung des Immunsystems durch die Ernährung eine wichtige Rolle. Mehr dazu lesen Sie im folgenden Kapitel Immunonutrition.

145

6

Immunonutrition – essen für die Abwehrkräfte

Wer sportliche Höchstleistungen erbringen möchte, muss auch gesundheitlich rundum fit sein. Sport fordert und fördert das Immunsystem. Es kommt wie beim Essen auf die richtige Dosierung an. Nährstoffe sind Fitmacher nicht nur für die Muskeln, sondern auch für unsere Abwehrkräfte.

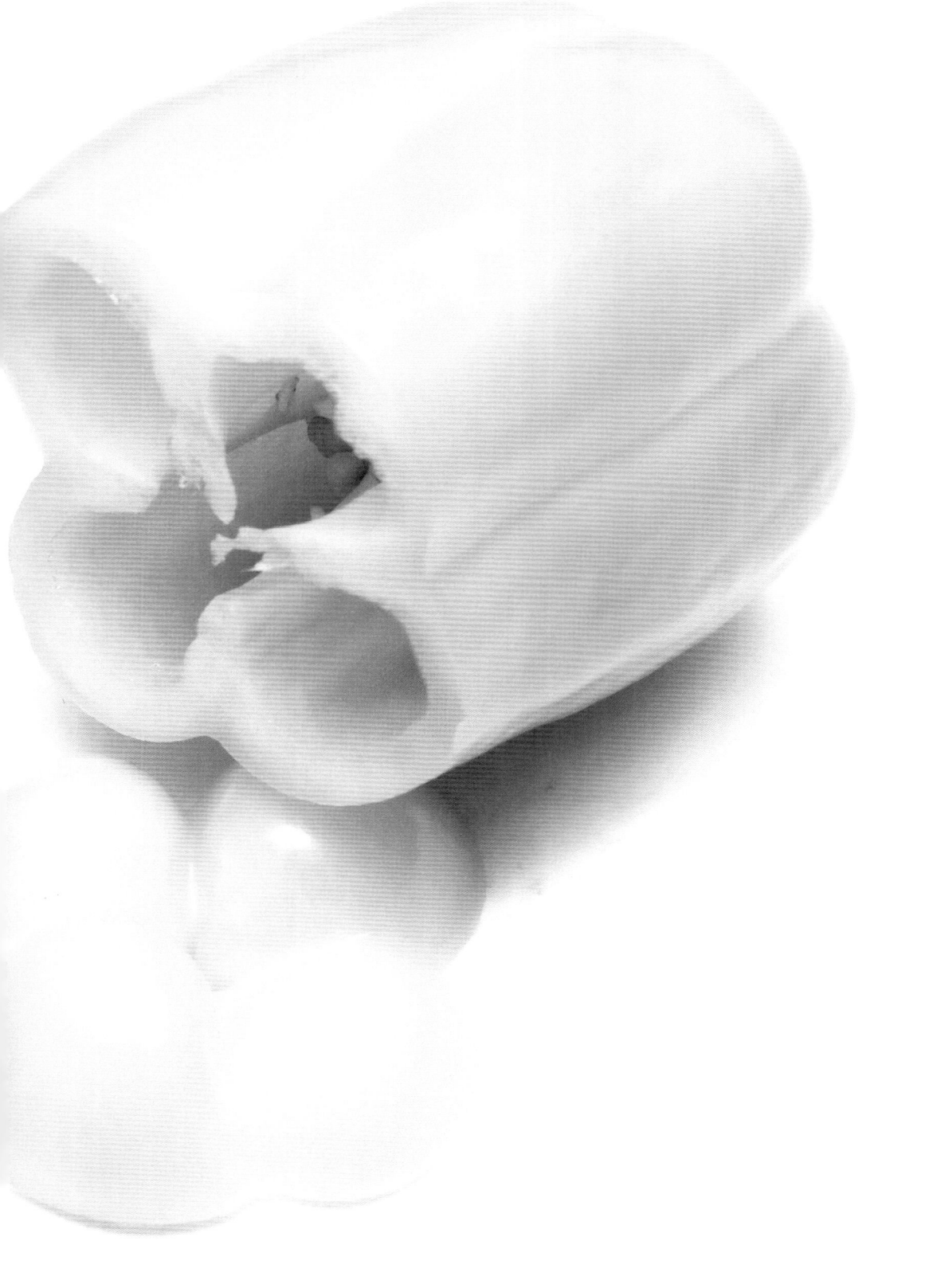

Immunonutrition –

essen für die Abwehrkräfte

Intensive oder ungewohnte körperliche Belastung bleibt nicht auf die beanspruchte Muskelfaser beschränkt, sondern bedeutet für den gesamten Organismus Stress – und das betrifft auch das Immunsystem. Stress erzeugt generell eine weitgehend einheitliche Ganzkörperreaktion, die darauf abzielt, das Gleichgewicht aller Stoffwechsel- und Herz-Kreislauf-Vorgänge wiederherzustellen. Das bedeutet für den Körper akut Schutz vor Überlastung. Nach der Belastung können sich die betroffenen Organsysteme – also auch das Immunsystem – regenerieren und über einen längeren Zeitraum der Belastung anpassen. Bei überforderten Sportlern und bei Personen mit schlechtem Trainingszustand reagiert das Immunsystem wesentlich ausgeprägter als bei fitten Sportlern. Es scheint, dass die Immunreaktion die jeweils individuelle Verarbeitung des Belastungsstresses widerspiegelt.

Mit erhöhtem Trainingsaufkommen und zusätzlichem Wettkampfstress steigt bei vielen Leistungssportlern die Infektneigung, und sie sind anfälliger für Verletzungen. So sind besonders in den anstrengenden Phasen der Wettkampfvorbereitung Infekte der oberen Atemwege unerwünscht, da sie die Leistung enorm einschränken. Ist der Organismus erst einmal geschwächt, muss der geplante Trainingsaufbau häufig sogar unterbrochen werden. Darüber hinaus ist oft die Teilnahme an wichtigen Wettkämpfen unmöglich oder es ist zumindest mit einer verminderten Leistung zu rechnen.

Neben Intensität und Dauer sportlicher Aktivitäten spielen insbesondere der (gesunde) Lebensstil und die Lebensgewohnheiten eine große Rolle im Hinblick auf die Funktionstüchtigkeit des Immunsystems (Hamm und Berg, 2006).

Fitmacher fürs Immunsystem

Stabile Abwehrkräfte brauchen ein solides Fundament in Form einer ausgewogenen Ernährung und optimalen Nährstoffversorgung, genügend Bewegung an frischer Luft, ausreichend Schlaf und Erholung sowie gute Laune. In Zeiten besonderer Belastungen – die Hochsaison für Erkältungen reicht von Oktober bis März – und wenn das Immunsystem zusätzlich durch einseitige Ernährung, Bewegungsmangel, chronische Krankheit und Stress geschwächt ist, empfiehlt sich besonders, auf eine Stärkung der

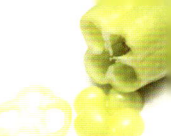

In den vergangenen Jahren wurde in Expertenkreisen heftig darüber diskutiert, ob und ab welcher Intensität sportliche Aktivität auch mit einem erhöhten Infektrisiko einhergeht. Mittlerweile hat eine Vielzahl von Untersuchungen ergeben, dass hohe Intensitäten und große Umfänge im Ausdauerbereich die Infektrate erhöhen, während moderates Training – im Vergleich zur Inaktivität – die Infektneigung sogar vermindert.

Abwehrkräfte zu achten. Das beinhaltet auch den ausreichenden Verzehr von frischem Obst und Gemüse. Ebenso kann die kurmäßige Einnahme einer hochwertigen Nahrungsergänzung hilfreich und gesundheitsfördernd sein.

Gesundes Immunsystem – gesunder Mensch!

Das Immunsystem verfügt über zwei unterschiedliche Schutzvorrichtungen: zum einen über die zelluläre Immunität, an der die weißen Blutkörperchen – die T-Lymphozyten – beteiligt sind. Hierzu gehören auch die Helferzellen, die die Erreger an ihren spezifischen Substanzen erkennen. Die andere Schutzvorrichtung ist die sogenannte humorale Immunität. Träger dieser in den Körperflüssigkeiten (humoral) vorliegenden Immunität sind die B-Lymphozyten (B-Zellen), die die Antikörper bilden. Damit die Krankheitsabwehr gut funktioniert, brauchen wir Nahrungsbestandteile, die gleichzeitig Bausteine und Schutzstoffe sind: Eiweiß liefert die Grundbausteine für die

Antikörper, die die Krankheitserreger abwehren. Zink und Selen sind wichtig für die Produktion der Immunzellen und Antikörper, Selen wirkt zusammen mit Vitamin E entzündungshemmend. Der Verzehr prebiotischer Ballaststoffe oder probiotischer Milchsäurebakterien unterstützt die gesunde Darmflora und damit die Verteidigungslinie von innen. Um Infekten vorzubeugen, ist also eine kontinuierliche Zufuhr über die Ernährung wichtig.

Der enge Zusammenhang von Ernährung und Immunsystem ist mittlerweile gut erforscht. Die Darmschleimhaut, die es durch ihren gefalteten Aufbau auf über 200 Quadratmeter nutzbare Oberfläche bringt und die die Nahrungsbausteine aufnimmt, ist mit dem sogenannten darmassoziierten Lymphgewebe, einem wesentlichen Teil des menschlichen Immunsystems, direkt verbunden. Sie bildet die wichtigste Schranke zwischen den anströmenden Nährstoffen – aber auch Bakterien und Fremdstoffen – und dem Körperinneren.

149

>> *Um ein optimales Funktionieren des Immunsystems zu gewährleisten, muss der Darm gesund und die Ernährung vollwertig sein. Günstig wirken Vitamin C, Beta-Carotin, Vitamin E, verschiedene B-Vitamine, Eiweißbausteine, mehrfach ungesättigte Omega-3-Fettsäuren, Zink, Eisen, Selen, Ballaststoffe sowie sekundäre Pflanzenstoffe und Substanzen aus fermentierten Lebensmitteln. Mangel und Überfluss dagegen schaden beide dem Immunsystem.*

Der Ernährungszustand hat einen deutlichen Einfluss auf die Abwehrlage. Das betrifft zunächst einen Protein-Energie-Mangel ebenso wie ein Defizit an lebensnotwendigen Mikronährstoffen wie Vitaminen und Spurenelementen. Aber auch zu viel Fett, Zucker, Alkohol und Genussmittel wirken sich ungünstig auf das Immunsystem aus.

Nährstoffe – Freunde des Immunsystems

Der Immunstatus ist vom Ernährungszustand abhängig. Jede Komponente des Immunsystems kann durch eine unzu-

AUF EINEN BLICK

Intensiv genießen …
… und das Immunsystem stärken

Wer bewusst genießt und seelisch im Gleichgewicht ist, stärkt sein Immunsystem! Wie funktioniert das? Zum Gesundheitsschutz aus der Küche gehört untrennbar auch der Genuss beim Essen. Dazu tragen die vielen Küchenkräuter, Gewürze und Gemüse bei, die Wunder wirken, was Vielfalt der Küche und geschmackliche Abwechslung anbelangt. Zudem sind ihre Inhaltsstoffe, die sekundären Pflanzenstoffe, wiederum immunstärkend.
Nicht zu unterschätzen ist der psychologische Faktor: Eine Mahlzeit, die mit Freude und Genuss verzehrt wird, trägt in der Folge zum psychischen Wohlbefinden – und im Sport ganz besonders zur Regeneration – bei. Wer seelisch im Gleichgewicht und gut gelaunt ist, stärkt ebenfalls seinen körpereigenen Gesundheitsschutz. Psycho-Neuroimmunologie nennen Wissenschaftler die Erforschung dieser Zusammenhänge. Menschen mit positiver Lebenseinstellung leben also einfach gesünder!

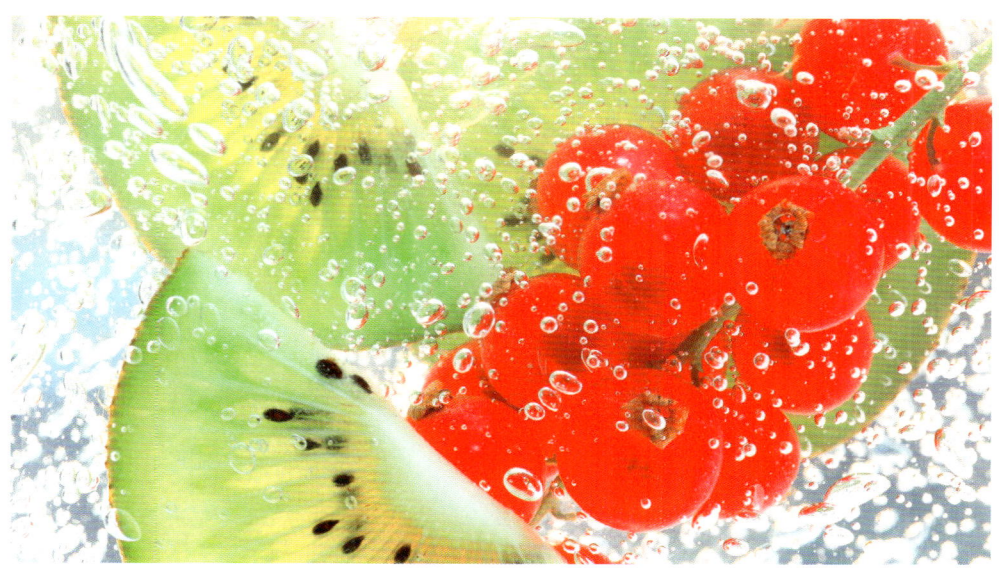

▲ Lebensnotwendige Mikronährstoffe wie Vitamine und Spurenelemente sind wichtig für das Funktionieren des Immunsystems.

reichende Versorgung mit essenziellen Nährstoffen geschwächt werden. Ob die Immunabwehr maximal leistungsbereit ist, hängt davon ab, inwieweit die Speicher für Nährstoffe, Vitamine und Mineralstoffe ständig nachgefüllt werden.

Optimale Ernährungsbedingungen vorausgesetzt, kann das Immunsystem sehr wahrscheinlich mit Nährstoffkonzentrationen versorgt werden, die ausreichen, die normalen Anforderungen zu gewährleisten. Wird das Immunsystem jedoch besonders gefordert, wie zum Beispiel bei einer Infektion oder einer chronischen Erkrankung, steigt der Nährstoffbedarf der Immunabwehr. In solchen Fällen können ohne zusätzliche Gabe von Mikronährstoffen Versorgungslücken auftreten, und eine schleichende Unterversorgung vermindert die Einsatzbereitschaft der Immunabwehr. Hinzu kommt, dass individuelle Verhaltensweisen und zunehmende schädliche Umwelteinflüsse den Bedarf an bestimmten Schutzstoffen aus der Nahrung erhöhen können. So ist ebenfalls auf die Wechselwirkungen von Medikamenten und essenziellen Mikronährstoffen zu achten. Im Folgenden werden einige Mikronährstoffe und weitere Nahrungsbestandteile im Hinblick auf ihre Bedeutung für die Immunfunktion vorgestellt.

Vitamine

Superstar unter den Nährstoffen für das Immunsystem ist das Vitamin C, das die Abwehrtätigkeit der weißen Blutkörperchen anregt. Was wir als Erkältung oder Grippe bezeichnen – Husten, Schnupfen, Heiserkeit, Kopf- und Gliederschmerzen, oft mit erhöhter Körpertemperatur (Fieber) einhergehend –, ist in der Regel ein sogenannter grippaler Infekt. Er geht auf bestimmte Viren zurück, die weitgehend harmlos sind, jedoch lästige Beschwerden hervorrufen können. Mediziner bezeichnen daher grippale Infekte als banal – ganz im Gegensatz zu der gefährlichen »echten Grippe« (Influenza), die durch sogenannte Influenzaviren verursacht wird und bei Personen mit geschwächtem Immunsystem, zum Beispiel bei älteren Menschen, sogar tödlich verlaufen kann.

Die Diskussion, inwieweit Vitamin C Erkältungen verhüten oder gar bessern kann, bezieht sich immer auf den grippalen Infekt. In der Tat fällt bei einer Virusinfektion der Vitamin-C-Gehalt in den weißen Blutkörperchen (Leukozyten) innerhalb von Stunden stark ab. Diese Abwehrzellen des Immunsystems brauchen jedoch das Vitamin C, um überleben und Viren erfolgreich bekämpfen zu können. Auch die Killerzellen benötigen eine hohe Vitamin-C-Konzentration, da sie ebenfalls eindringende Viren abtöten. In der kalten Jahreszeit verlangt der Körper außerdem Vitamin C, um die saisonal bedingte Senkung der Immunglobulinkonzentration zu kompensieren. Bei Vitamin-C-Mangel ist die Produktion von Immunglobulinen (Antikörpern) herabgesetzt und die Aktivität der Fresszellen gedrosselt. Vitamin C kann also banalen grippalen Infekten vorbeugen oder die Begleiterscheinungen abmildern.

Von herausragender Bedeutung ist zudem die Schutzwirkung von Vitamin C in den wässrigen Teilen des Körpers, also im Bindegewebe und im Zellinneren,

Vitamin C hilft

Untersuchungen haben die günstige Beeinflussung des Immunsystems speziell gegen grippale Infekte durch Vitamin C bestätigt. Die Befunde reichten teilweise so weit, dass in der infizierten, jedoch mit Vitamin C »unterstützten« Personengruppe um etwa die Hälfte weniger Infekte auftraten als in der Kontrollgruppe, die mit einem Placebo (Scheinmedikament) behandelt wurde. Diejenigen Teilnehmer der Studien, die trotz Vitamin C krank wurden, erlangten wesentlich rascher ihre Gesundheit wieder und wiesen deutlich mildere Beschwerden auf als die durch die Viren erkrankten Angehörigen der Kontrollgruppe.

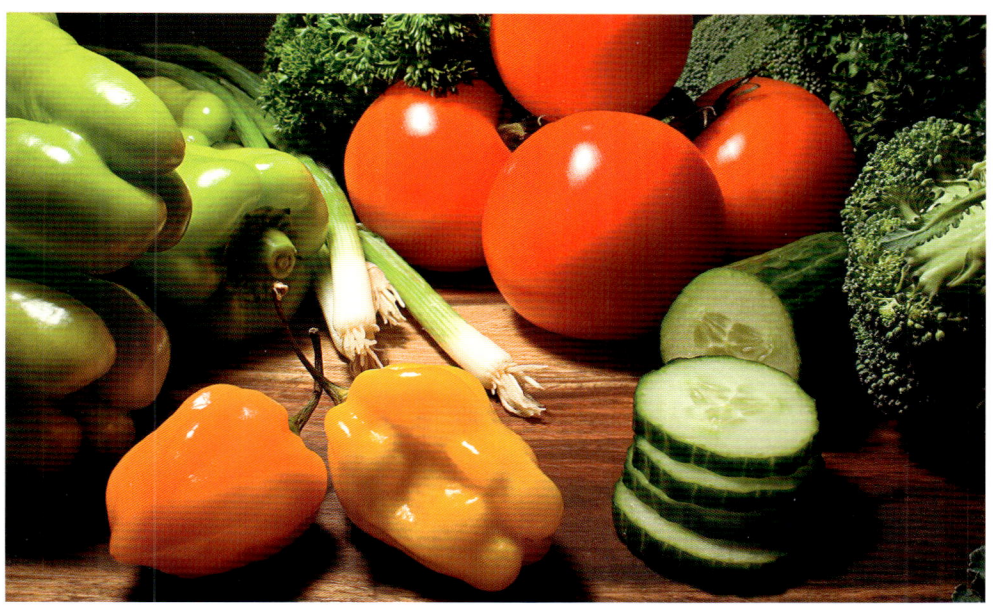

▲ Obst und Gemüse enthalten jede Menge Vitamine, Mineralstoffe und bioaktive sekundäre Pflanzenstoffe, die die Gesundheit fördern.

im Rahmen seiner Funktion als biologisches Antioxidanz bzw. als Radikalenfänger. Dabei nutzt das Immunsystem freie Radikale zwar zur Krankheitsabwehr, gleichzeitig muss aber vermieden werden, dass eigene empfindliche Strukturen angegriffen werden.

C und E – ein abwehrstarkes Team

Vitamin C und Vitamin E entfalten in ihrer Eigenschaft als Antioxidanzien eine ganz bedeutsame, sich gegenseitig ergänzende Gesundheitsschutzwirkung. Hier geht es vor allem darum, einen Überschuss freier Radikale abzufangen. Einige Abwehrzellen des Immunsystems zerstören zwar mithilfe freier Radikale unerwünschte Eindringlinge, bei fieberhaften Erkrankungen und chronischen Entzündungen liegt jedoch ein Überschuss im Sinne eines Missverhältnisses von aggressiven Sauerstoffverbindungen und Antioxidanzien vor.

Dem Vitamin E kommt bei der Radikalenabwehr aufgrund seiner Fettlöslichkeit, vor allem in den Geweben und in den biologischen Membranen, die größte Schutzwirkung zu. So werden die für die Funktionstüchtigkeit der Zellmembranan unverzichtbaren essenziellen mehrfach ungesättigten Fettsäuren der Immunzellen vor Oxidationsschäden bewahrt.

In ihrer Schutzwirkung für ein »gesundes« prooxidatives/antioxidatives Gleichgewicht werden die beiden Vitamine E und C durch die Carotinoide gestärkt. Diese haben zum Teil Provitamin-A-Funktion, gehören auch zur Gruppe der sekundären Pflanzenstoffe und wirken ebenfalls antioxidativ. So unterstützt das Tomaten-Carotinoid Lykopin die Abwehr durch eine gesteigerte Aktivität der Immunzellen. (Pro-)Vitamin A hält zudem Haut und Schleimhäute funktionstüchtig und damit einen wichtigen Teil unserer Krankheitsabwehr.

Vitamincocktail
Obst und Gemüse

Neben den bekannten Vitaminen und Mineralstoffen bestimmt vor allem der Gehalt an bioaktiven sekundären Pflanzenstoffen die gesundheitsfördernden Eigenschaften der pflanzlichen Fitmacher. Damit sind die natürlichen Farb-, Duft- und Geschmacksstoffe im Essen gemeint. Nach bisherigen Erkenntnissen lässt sich ableiten, dass eine Ernährung mit hohem Anteil an carotinoidreichem Obst und Gemüse verschiedene Immunmechanismen aktivieren kann. Von besonderem Interesse sind darüber hinaus in diesem Zusammenhang die schwefel-

haltigen Verbindungen in Knoblauch und in Zwiebeln sowie die für den typischen (scharfen) Geschmack von Senf, Meerrettich, Kresse und Kohlgemüsen verantwortlichen Glucosinolate. Diese gesunden Pflanzenstoffe reihen sich ein in die Abwehrfront der Helfer für das Immunsystem. Sie haben zum Teil natürliche antibiotische Eigenschaften. Wer täglich fünf Portionen Obst und Gemüse isst und reichlich mit Kräutern würzt, stärkt seine Abwehrkräfte aufs Beste!

B-Vitamine

Zur Gruppe der B-Vitamine gehören: B1, B2, B6 und B12 sowie die nicht mit dem Buchstaben B bezeichneten Vitamine Niacin, Pantothensäure, Biotin und Folsäure. Als Coenzymbestandteile stehen sie in enger Beziehung zum Energie- und Baustoffwechsel und spielen eine zentrale Rolle im Stoffwechsel der Nährstoffe. Für die Immunabwehr sind besonders die B-Vitamine B6, B1 und Folsäure wichtig.

>> *Vitamin B6 ist essenzieller Bestandteil von über 60 Enzymsystemen des Eiweißstoffwechsels und hat damit eine zentrale Bedeutung für das Immunsystem. Bei Vitamin-B6-Mangel kommt es zu einer Unterdrückung der Reaktionen des Immunsystems.*

Folsäure und Vitamin B12 sind ebenfalls essenziell für die Protein- und Nucleinsäuresynthese. Eine Minderaufnahme verringert die Immunabwehr.

Bei Folsäuremangel wird eine verminderte zelluläre Immunität (= erkennen und zerstören von eigenen kranken oder befallenen Körperzellen) beobachtet, die Aktivität der Lymphozyten ist herabgesetzt. Von einem Folsäuremangel sind als Erstes Zellen bzw. Gewebe mit hoher Zellteilungsrate betroffen. Ein besonderes Problem für eine angemessene Folsäureversorgung mit der Nahrung ergibt sich auch aus der hohen Empfindlichkeit der Folsäure in Lebensmitteln, zum Beispiel bei der Lagerung und der Verarbeitung.

Spurenelemente

Spurenelemente, die im Körper nur in geringen Mengen vorkommen, sind ebenfalls unverzichtbare Mikronährstoffe für ein abwehrstarkes Immunsystem. Eisen versorgt unsere Zellen mit Sauerstoff. Die Abwehrsituation wird durch Eisenmangel beeinträchtigt. Ein Eisendefizit reduziert die Aktivität eisenhaltiger Enzyme und wirkt negativ auf eine Reihe von Immunreaktionen.

▼ Wer Obst zu Saft presst, erhält nicht nur einen hochkonzentrierten Vitamincocktail, sondern steigert gleichzeitig auch die verzehrte Obstmenge.

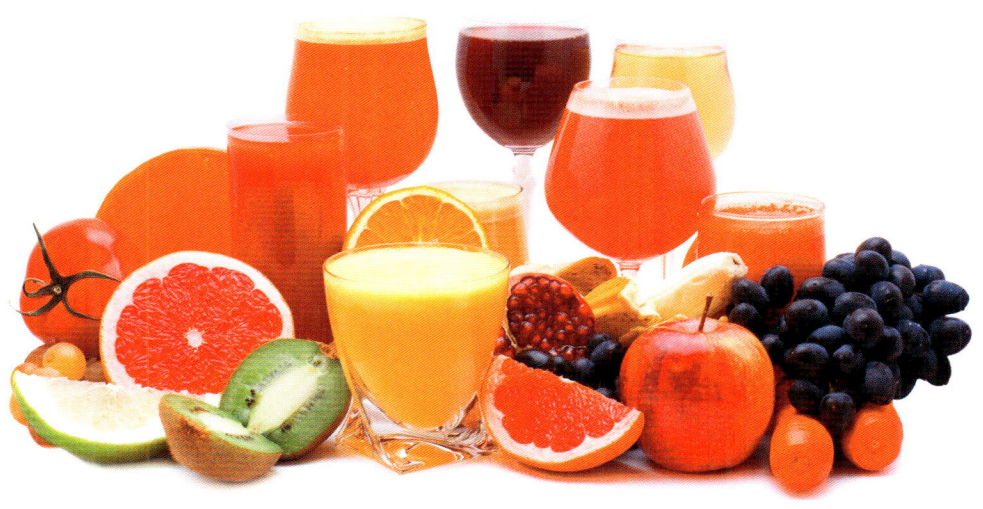

Selen ist Bestandteil des wichtigsten antioxidativen Schutzsystems unseres Körpers und damit ebenfalls antioxidativ wirksam. Ein Selenmangel erhöht die Infektanfälligkeit.

Zudem wirkt Selen der Giftigkeit von Cadmium, Quecksilber, Silber und Thallium entgegen. Der Selengehalt der Nahrung hängt von der geografischen Herkunft ab. Aufgrund der selenangereicherten Tierfütterung gilt Schweinefleisch als gute Quelle dafür. Wegen der insgesamt eher schlechten Versorgung muss aber die Selenaufnahme besonders beachtet werden.

Im Standardwerk »Ernährungsmedizin« wird dem Spurenelement Selen eine herausragende Bedeutung zugeschrieben: »Von allen Spurenelementen scheint Selen den stärksten Einfluss auf die Immunlage des Organismus zu haben. Die immunstimulierende Wirkung steht vermutlich im Zusammenhang mit der Aktivitätssteigerung der Glutathionperoxidase durch Selen. Dieses Enzym verringert die Bildung von Sauerstoffradikalen und schützt dadurch die Zellmembranen.« (Spittler, A. et al.: Immunologie und Ernährung. In: Ernährungsmedizin; Biesalski, H. et al., Hrsg.,

▶ Neben Fisch und Fleisch ist vor allem Käse ein guter Lieferant wichtiger tierischer Proteine.

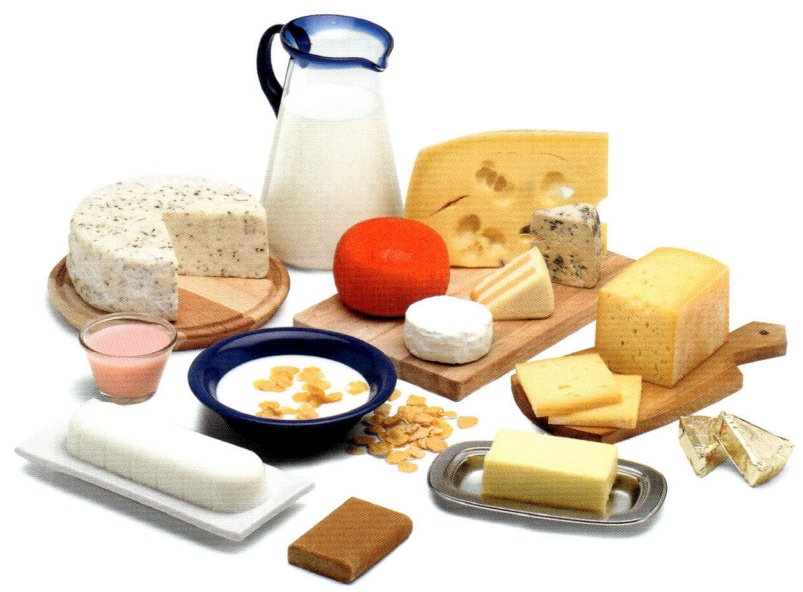

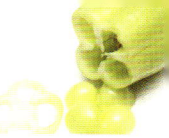

Stuttgart 2004, Seite 330.) Entscheidend ist, dass stets genügend Radikalenfänger über die Nahrung oder in Form ihrer Nahrungsbausteine bereitgestellt werden. Möglichst sollte das komplette Spektrum enthalten sein, am besten noch unterstützt durch bioaktive sekundäre Pflanzenwirkstoffe.

Zink ist ein essenzielles Spurenelement und integraler Bestandteil sowie aktivierendes/hemmendes Element von zirka 200 Enzymsystemen. Zink ist wichtig für die Herstellung von Proteinen, die für alle Zellfunktionen von zentraler Bedeutung sind. Es besteht ein Zusammenhang zwischen Zinkmangel und erhöhter Infektanfälligkeit. Zinkmangel soll die Funktion der T-Helferzellen beeinträchtigen. Dem Zink kommt eine besonders wichtige Aufgabe bei der Aufrechterhaltung der Immunität zu. Man weiß, dass das Spurenelement Zink auf direkte Weise das Verhältnis verschiedener T-Zell-Populationen zueinander beeinflusst und die Stimulierbarkeit von Lymphozyten und damit auch die Freisetzung von Zytokinen (natürlichen Botenstoffen) erhöhen kann. Verlässliche Nahrungsquellen mit zudem guter Bioverfügbarkeit sind vor allem tierische Proteinlieferanten wie Fleisch, Fisch und Käse. Unter den Nahrungspflanzen sind Nüsse und Hülsenfrüchte zinkreich. Von der Qualität der Zinkversorgung hängen praktisch alle Immunreaktionen ab.

Eiweißstoffe (Proteine)

Proteine sind aus Aminosäuren aufgebaut. Nur ein ausgewogenes Nährstoffangebot und eine bedarfsgerechte Energiezufuhr ermöglichen eine optimale Verbindung von Proteinen, zum Beispiel von Immunglobulinen und Enzymen, die direkt an der Immunantwort beteiligt sind. Eiweiß liefert die Grundbausteine für sämtliche Antikörper, die Krankheitserreger abwehren. Entzündungen haben großen Einfluss auf den Proteinstoffwechsel, da die Blutleukozyten ansteigen und es zu einer erheblichen Neusynthese von Akutphaseproteinen kommt. Diese Proteine unterstützen die Phagozytose, also das Umschließen und Verdauen von Fremdkörpern, zum Beispiel durch Fresszellen.

Arginin erhöht die Lymphozytenzahl im Thymus (Bries) und kann die Aktivität und den Reifungsprozess von T-Zellen stimulieren, was schließlich die Abwehrkraft stärkt.

Glutamin kommt im Körper in großen Mengen vor und gilt als Hauptenergiequelle für die Immunzellen. Die Produktion von weißen Blutkörperchen wird angeregt und ihre Funktionstüchtigkeit positiv beeinflusst. Glutamin ist außerdem eine Energiequelle für die Darmzellen und wirkt Schäden der Innenwand des Verdauungstraktes entgegen.

Bei hohem physischem Stress, wie nach Verletzungen oder auch im Hochleis-

▶ Fetthaltige Kaltwasserfische wie Lachs, Hering und Makrele sind die besten Quellen für biologisch aktive Omega-3-Fettsäuren.

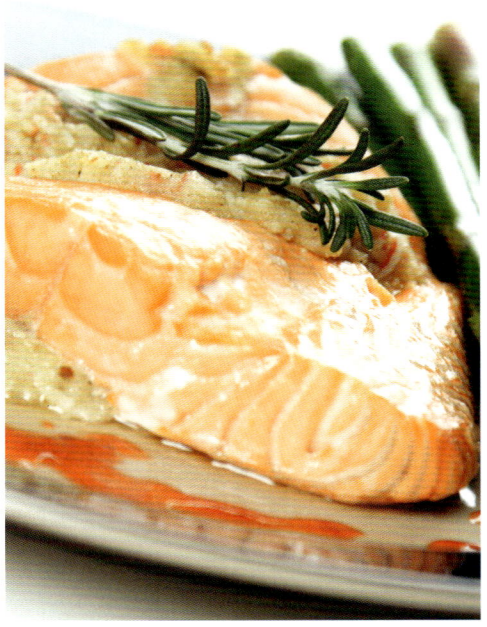

tungssport, nach größeren Operationen und bei chronischen Krankheiten, ist der Bedarf erhöht und die körpereigene Produktion reicht möglicherweise nicht aus. In diesen Fällen können in Abstimmung mit einem Arzt Nahrungsergänzungen mit Glutamin gegeben werden.

Omega-3-Fettsäuren

Omega-3-Fettsäuren zählen zu den essenziellen Fettsäuren. Sie kommen in pflanzlichen Ölen als Alpha-Linolensäure und im Fett der Kaltwasserfische (Hering, Makrele, Lachs, Sardine und Thunfisch) als Eicosapentaensäure (EPA) und Docosahexaensäure (DHA) vor. Alle drei Fettsäuren sind mehrfach ungesättigt. In unserer Ernährung besteht vielfach ein Übergewicht an Omega-6-Fettsäuren (Linolsäure aus Keimölen). Nehmen Sie deshalb einen Ölwechsel in der Küche vor: Raps-, Walnuss-, Lein- und Olivenöl statt Distel- und Sonnenblumenöl. Essen Sie zudem zweimal in der Woche Meeresfisch.

Während man den Omega-6-Fettsäuren eine entzündungsfördernde Wirkung zuschreibt, sind Omega-3-Fettsäuren Vorstufen von entzündungshemmenden Stoffwechselreglern (Serie-3 Prostaglandine). Sie stehen der entzündungsfördernden Wirkung anderer Gewebshormone entgegen, ebenso wie Ingwer, der Pflanzenstoff Quercetin aus roten Zwiebeln und Arginin, eine Aminosäure aus Fisch und Nüssen.

》 *Zusätzlich üben Omega-3-Fettsäuren eine Reihe positiver Effekte auf das Immunsystem aus. So ist es mittlerweile bewiesen, dass Omega-3-Fettsäuren die Produktion von Zytokinen regulieren und zu deren »gesundem Gleichgewicht«*

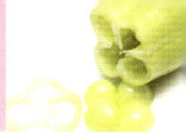

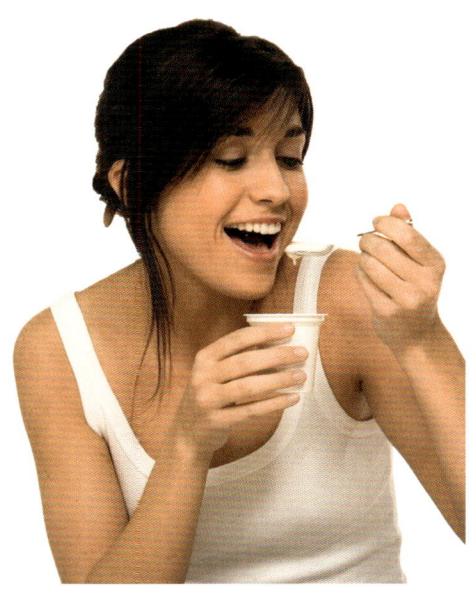

◀ Probiotische Milchprodukte wie zum Beispiel Joghurt können die Immunreaktion verbessern.

beitragen können. Für die Steuerung des Immunsystems ist dies unerlässlich. Günstig erscheint auch, dass stark wirkende Arzneimittel, die zum Beispiel zur Unterdrückung von Immunreaktionen eingesetzt werden, durch Omega-3-Fettsäuren besser vertragen werden.

Probiotika und Prebiotika

Bestimmte Milchsäurebakterien können, über den Kontakt mit dem lymphatischen Gewebe im Darm, das Immunsystem positiv beeinflussen. Dabei sollen lebende Bakterienkulturen, die Probiotika, die Immunreaktion verbessern. Probiotika überstehen die Magen-Darm-Passage unbeschadet, da sie eine erhöhte Widerstandskraft gegenüber Säuren, Enzymen und Gallensalzen besitzen. So gelangen sie in den Dickdarm, das Zuhause der Darmflora. In ausreichender Menge gegessen, entfalten die Bakterienkulturen dort ihre gesundheitsfördernden Effekte für den gesamten Organismus. Sie aktivieren unter anderem körpereigene Fresszellen (Makrophagen), die in der Lage sind, Fremdkörper auszuschalten. Eine wissenschaftliche Studie zeigte zudem, dass der regelmäßige Verzehr eines probiotischen Milchprodukts mit einem definierten Lactobacillus-acidophilus-Stamm die Bildung des Antikörpers Immunglobulin (IgA) steigert.

Mittlerweile haben Probiotika vor allem in Form von Milchsäureprodukten vielfältigen Eingang in die Lebensmittelregale gefunden.

Prebiotika sind nichtverdauliche Lebensmittelbestandteile – also Ballaststoffe (insbesondere Inulin, Oligofruktose und resistente Stärke), die in den Dickdarm gelangen und dort das Wachstum erwünschter Bakterien anregen.

7

Gewichtsmanagement
im Sport

Das Thema Sport und Gewicht hat viele Facetten. So gibt es ein optimales Wettkampfgewicht. In vielen Sportarten wird der Wettkampf innerhalb von Gewichtsklassen bestritten, und im Fitnessbereich sind körperliche Bewegung und Sport – neben der Ernährungsumstellung – die wichtigsten Erfolgsbausteine eines zufriedenstellenden Gewichtsmanagements.

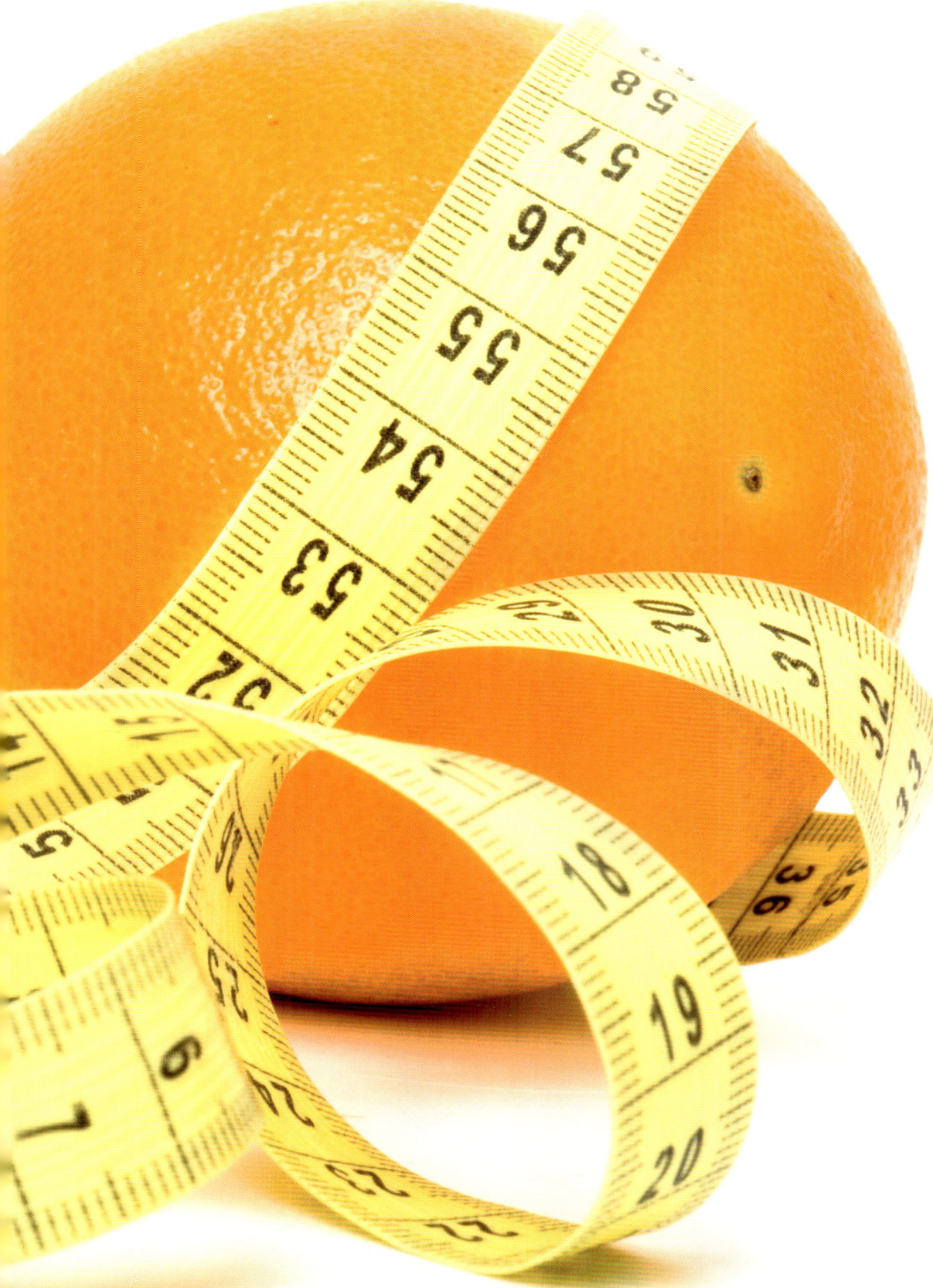

Gewichtsmanagement

im Sport

Eine schlanke Linie und gute Figur kann man nicht durch rigorose Schlankheitsdiäten und Hungerkuren erlangen, sondern nur durch die sinnvolle Kombination von bewusster Ernährung und körperlicher Aktivität. Letztendlich ist das auch die einzig Erfolg versprechende Dauerstrategie.

Erfreulich ist, dass gerade schlanke Menschen häufig sportlich aktiv sind, um ihre Fitness und Figur zu erhalten. Eine erfolgreiche Gewichtsabnahme muss auf jeden Fall beides ermöglichen: abnehmen und fit bleiben.

Die Prognosen der Weltgesundheitsorganisation (WHO) sind alarmierend: Erstmals in der Geschichte der Menschheit wird die Zahl der Übergewichtigen die der Untergewichtigen schon bald übertreffen. Die Fähigkeit zur Speicherung von Energie im Fettgewebe – ursprünglich eine wesentliche Voraussetzung für das Überleben des Menschen – hat sich in wenigen Jahrzehnten zu einem weltweiten Gesundheitsproblem gewandelt. Ursache ist eine positive Energiebilanz, unter anderem ausgelöst durch das zu jeder Tageszeit zur Verfügung stehende Nahrungsangebot bzw. -überangebot. Außerdem fehlt die Notwendigkeit, sich körperlich aktiv zu betätigen. So ist bereits heute jeder zweite Deutsche übergewichtig und jeder fünfte sogar adipös (BMI >30).

Übergewicht ist der Wegbereiter vieler durch Ernährungsfehler mitbedingter Krankheiten – insbesondere des sogenannten Wohlstandssyndroms (medizinischer Fachbegriff: metabolisches Syndrom). Dabei handelt es sich um das gleichzeitige Auftreten von Adipositas und Bluthochdruck sowie Störungen des Zucker- und Fettstoffwechsels.

Die drastische Bezeichnung »tödliches Quartett« verdeutlicht das enorme Risikopotenzial dieses Stoffwechselleidens, das zum einen ernährungsbedingt ist, aber auch durch Bewegungsmangel hervorgerufen wird.

> **Abspecken durch einen geringeren Fettverzehr, eine bewusste Kohlenhydratauswahl und mehr Bewegung kann den gestörten Stoffwechsel des Wohlstandsessers und Sitzmenschen retten. Beim Thema Übergewicht haben also Ernährung und Bewegung sowohl eine präventive als auch eine therapeutische Bedeutung.**

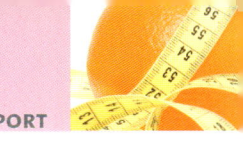

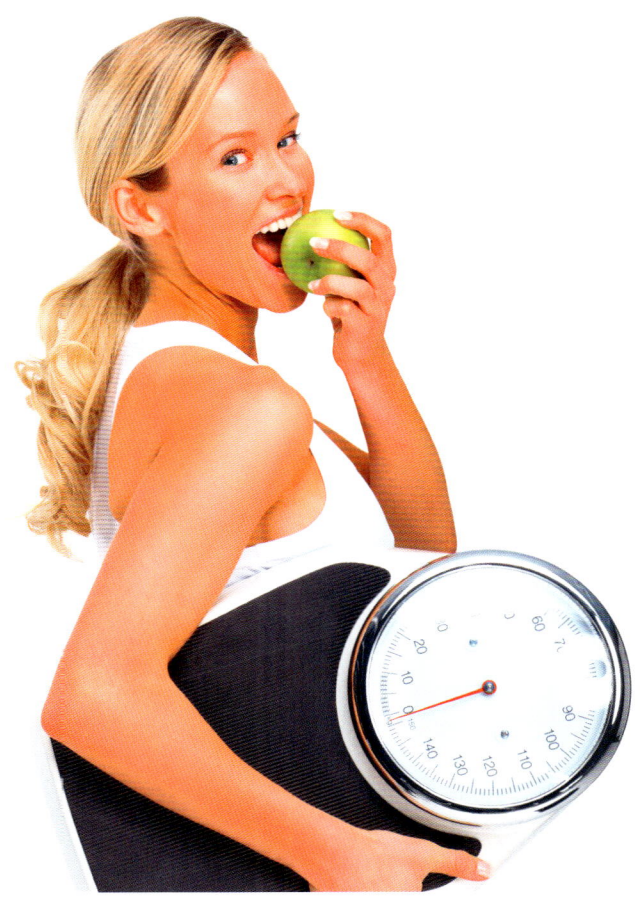

🔺 Jeder zweite Deutsche wiegt zu viel. Dabei kann Abnehmen so einfach sein! Die Erfolgsformel heißt: Bewegung und bewusste Ernährung.

Warum wollen Sportler abnehmen?

In vielen Sportarten, beispielsweise Rhythmische Sportgymnastik, Turnen, Ballett, Eiskunstlauf und Ringen, werden an die Athleten besondere Anforderungen und Erwartungen im Hinblick auf das Körpergewicht bzw. die Körperzusammensetzung (Fettanteil) gestellt. In der Gymnastik hat sich das ideale Körperbild von der kräftigen zur mädchenhaften Gestalt gewandelt. Das gertenschlanke Aussehen soll Punkte von der Jury sichern. Bedenklich stimmen die immer häufiger auftretenden Ess-störungen bei leistungssportlich aktiven Kindern, Jugendlichen und jungen Erwachsenen – vor allem weiblichen Geschlechts (Anorexia athletica).

Ein besonderes Problem ist das kurzfristige Gewichtmachen, also die Gewichtsreduktion im Sport. Eine rapide Gewichtsabnahme, um in einer niedrigen Gewichtsklasse kämpfen zu können, ist bei Sportarten wie Ringen, Boxen, Judo und Gewichtheben weit verbreitet. Viele Trainer und Athleten glauben, dass ein Training mit einem höheren Körpergewicht und einer Gewichtsreduzie-rung erst kurz vor dem Wettkampf dem Sportler einen Vorteil bringt. Tatsächlich gefährden aber die damit verbundenen Veränderungen im Glykogen-, Wasser- und Elektrolythaushalt den Erfolg einer anstrengenden Trainingsvorbereitung in der Wettkampfsituation. Techniken für eine schnelle Gewichtsabnahme sind Fasten, Crash-Diäten, Abführmittel, Entwässerungstabletten und selbst herbeigeführtes Erbrechen. All diese Maßnahmen sind gesundheitsschädlich, mit sportlicher Leistungsfähigkeit unvereinbar und können sogar zu gefährlichen Essstörungen führen.

▼ Crash-Diäten, Abführmittel und Entwässerungstabletten führen zur schnellen Gewichtsabnahme, schaden aber der Gesundheit und der Leistungsfähigkeit.

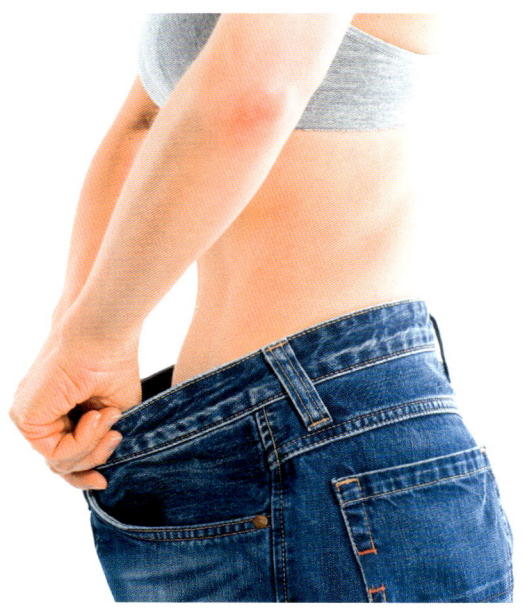

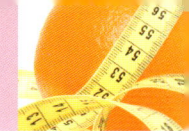

Neben der Gewichtsabnahme bei Sportarten, in denen man dadurch in eine niedrigere Gewichtsklasse rutscht, um dort gegen schwächere Gegner antreten zu können, gibt es weitere Argumente für ein niedriges Körpergewicht bei bestimmten Sportarten. Dazu der Sportmediziner Peter Konopka (Sporternährung, 1998, Seite 159): »Bei Ausdauersportlern bedeutet ein niedriges Körpergewicht indirekt eine Verbesserung der maximalen Ausdauerleistungsfähigkeit; denn je geringer das Körpergewicht, desto höher wird die maximale Sauerstoffaufnahme pro Kilogramm Körpergewicht, sodass allein durch den Abbau von Fettgewebe die Ausdauerleistungsfähigkeit ansteigt – ohne zusätzliches Training. In einigen Sportarten ist ein niedriges Körpergewicht für den Bewegungsablauf günstiger (zum Beispiel Turner, Balletttänzer/-innen, Tanzsportler) oder es verbessert von sich aus die Wettkampfleistung (Leichtgewichtsruderer, Jockeys).«

Abnehmen – nicht um jeden Preis

In dieser Ausführung klingt bereits an, dass eine Gewichtsreduktion nur von Vorteil ist, wenn sie aufgrund von Fettabbau erfolgt. Das dauert aber bekanntlich seine Zeit. Immerhin stecken in einem Kilogramm Fettgewebe rund 7000 Kilokalorien – Energie für zwei bis drei Tage bei leichter Kopfarbeit. Rasche Gewichts-

verluste sind immer nur Wasserverluste. Wer darauf setzt, betrügt und gefährdet sich selbst. Trotzdem provozieren unbelehrbare Wiegefanatiker schnelle Gewichtsverluste durch Einschränkung der Flüssigkeitszufuhr und durch schweißtreibende Saunabäder.

>> *Gerade im Zusammenhang mit einer Gewichtsreduktion sollte man beachten, dass der Körper Wasserverluste nur in einem sehr engen Rahmen tolerieren kann. Hinzu kommt, dass man beim Abnehmen nicht weniger, sondern mehr trinken muss, um die vermehrt anfallenden sauren Produkte des Fettabbaus über die Nieren ausscheiden zu können.*

Zunächst scheint es nicht schwierig zu sein, bei einer Diät rasch an Gewicht zu verlieren. Diese Anfangserfolge mögen zwar recht motivierend sein, zählen aber nicht beim eigentlichen Ziel jeder Gewichtsreduktion: dem Abbau von Fettdepots. Der anfänglich rasche Gewichtsverlust lässt sich leicht erklären. Kohlenhydrate binden im Körper relativ viel Wasser. Pro Gramm gespeichertes Kohlenhydrat in Form der sogenannten Glykogenreserven in Leber und Muskeln werden zirka 2,7 Gramm Wasser gebunden. Sobald die Zufuhr von Nahrungskohlenhydraten deutlich eingeschränkt

165

wird und demzufolge zur Energiebereitstellung die körpereigenen Kohlenhydratspeicher abgebaut werden, verliert der Körper Wasser und damit Gewicht. Der gewünschte Fettabbau tritt in jedem Fall erst später ein – je nach Diätzusammensetzung etwa ab dem dritten Tag.

Je weniger Kohlenhydrate während der Abnehmphase gegessen werden und je schneller man an Gewicht verliert, desto höher ist der Wasser- und Proteinanteil am Gewichtsverlust und desto geringer der Fettanteil.

>> *Nach ein bis zwei Wochen strenger Diät kann allein der Verlust an Wasser über 50 Prozent des verloren gegangenen Gewichts ausmachen. Mit dem Verlust körpereigener Flüssigkeit gehen aber auch Mineralstoffe verloren, was zu unerwünschten Begleitsymptomen wie Müdigkeit, Nervosität und Kopfschmerzen sowie – zusammen mit dem Proteinverlust – zu Schwäche und Leistungsabfall führen kann.*

Vorsicht vor Crash-Diäten

Die Tatsache, dass sich Veränderungen im Wasserhaushalt am schnellsten auf der Waage zeigen, nutzen Leistungssportler – wie bereits angedeutet – in bestimmten Disziplinen beim sogenannten Gewichtmachen oder »Abkochen«. Ausgedehnte Saunagänge haben dieser Methode ihren Namen gegeben. Hier verwendet man bewusst nicht das Wort »Abspecken«, denn gut trainierte Sportler sollten kein überflüssiges Körperfett besitzen. Dennoch müssen Aktive in Sportarten mit Gewichtsklassen (Kampfsportarten, Gewichtheben) vor dem Wettkampf auf die Waage. Die Einteilung der Wettkämpfer nach Körpergewicht hat zum Ziel, durch Zusammenstellung gleich schwerer Athleten möglichst gleiche Gewinnchancen zu schaffen. Mit einer (zu) starken Verminderung des Flüssigkeitsanteils im Körper wird man allerdings kein Sieger.

Zu wenig Flüssigkeit und dazu eine künstliche Entwässerung des Körpers führen zwangsläufig zu Störungen im Wasser- und Mineralstoffhaushalt. Neben Saunaanwendungen werden besonders häufig Entwässerungstabletten (Diuretika) und Abführmittel (Laxanzien) eingenommen. Durch die Verminderung des Blutplasmavolumens und der zirkulierenden Blutmenge kommt es oft zu einem Blutdruckabfall, zu reaktiver Ausschüttung von Kreislaufhormonen (Adrenalin und Noradrenalin), Drosselung der Muskeldurchblutung und unökonomischer Herzarbeit. Durch den Einsatz von wassertreibenden Substanzen kann ein bedrohlicher Abfall des Serum-Kaliums und -Magnesiums eintreten, was Extraschläge des Herzens

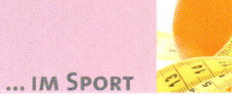

AUF EINEN BLICK
Crash-Diäten
lassen Leistung abstürzen

Im Zusammenhang mit einem schnellen Gewichtsverlust ist auch der Begriff »Crash-D ät« entstanden. Crash wird im Amerikanischen mit »blitzschnell durchgeführt« gleichgesetzt. Gegessen wird bei dieser »Maßnahme der letzten Minute« wenig. Das, was gegessen wird, ist proteinreich – gespart wird hauptsächlich an den für die Leistung so wichtigen Kohlenhydraten. Noch bedenklicher ist allerdings, dass auch wenig getrunken wird. Saunagänge, Abführmittel und wasser- bzw. harntreibende Medikamente sollen den »letzten Tropfen« aus dem Körper holen. Diese kohlenhydratarmen Crash-Diäten und die Wasserverarmung des Organismus lassen die Leistung im wahrsten Sinne des Wortes »abstürzen«. Dies ist die andere Bedeutung des Begriffs »crash«.

und andere Rhythmusstörungen auslösen kann. Besonders problematisch ist die Kombination von Entwässerungstabletten und Abführmitteln.

Da hilft es dann auch nicht, wenn man nach dem Wiegen versucht, in den genannten Sportarten durch schnelle Zufuhr von Mineralstoffgetränken die physiologischen Bedingungen innerhalb weniger Stunden wiederherzustellen. Diese Maßnahme reicht erfahrungsgemäß nicht aus, um alle Regulationssysteme zu regenerieren und damit die volle Leistungsfähigkeit wiederzuerlangen. »Eine solche Prozedur des Gewichtmachens ist zu eingreifend für den menschlichen Organismus, noch dazu wenn man anschließend besonders leistungsfähig

sein möchte«, so das Abschlussstatement von Peter Konopka zu dem gefährlichen Gratwandel des Abnehmens durch Manipulation des Wasserhaushalts.

Nicht nur die Waage zählt

Messen Sie den Erfolg Ihrer Ernährungsumstellung und Ihres Aktivprogramms lieber an Ihrem Wohlbefinden und Spiegelbild, anstatt sich nur auf den Zeiger der Waage zu konzentrieren.

Lange Zeit war die Broca-Formel (Körperlänge in Zentimetern minus 100 = Normalgewicht in Kilogramm) das Maß aller Dinge. Sie greift zwar im Durchschnittsbereich, eignet sich aber nicht so gut für sehr kleine und extrem große Menschen.

Den verschieden ausgeprägten Menschentypen wird da schon eher der in den USA entwickelte Body-Mass-Index (BMI) gerecht. Leider ist er nicht so einfach zu berechnen, wie die unten stehende Formel zeigt.

Der BMI gibt ein wenig Spielraum. Wer zum Beispiel 19 bis 25 ausgerechnet hat, befindet sich im »grünen« Bereich, das heißt, man hat sein Wohlfühlgewicht, bei dem man sich im Spiegel leiden mag und in der Regel gesund und fit ist. Zwischen 25 und 30 liegt ein sogenannter Warnbereich, da ein leichtes bis mittleres Übergewicht bereits die Entstehung von Krankheiten begünstigt. Werte über 30 liegen dagegen eindeutig im »roten« Bereich. Aber Achtung: Unter 18 wiegen Sie viel zu wenig!

Mit der Gewichtsformel wird allerdings nicht das eigentliche Ausmaß des Körperfetts ermittelt. So können beispielsweise Durchtrainierte und Leistungssportler aufgrund ihrer vermehrten Muskelmasse mehr wiegen, ohne dass sie zu viel Depotfett speichern.

Durch Sport steigt der Anteil an fettfreier Muskelmasse. Wer Diät und Sport beim Abnehmen kombiniert, baut anteilmäßig mehr Fett ab. Fazit: Aktive Muskeln verbrennen Fettkalorien. Passives Fettgewebe speichert Fettkalorien.

>> *Der persönliche Körperfettanteil kann über die tatsächliche Fitness und das Verhältnis von Muskel- und Fettgewebe mehr aussagen als die Gewichtsergebnisse in Kilogramm, die eine normale Waage liefert.*

Wie hoch ist mein Körperfettanteil?

Der Körperfettanteil variiert nach persönlicher Konstitution, Alter und Lebensstil. Die Angaben in der Tabelle stellen Durchschnittswerte dar und sind in Prozenten vom Körpergewicht angegeben.

Zunächst kann man über die Messung der sogenannten Hautfaltendicke Rückschlüsse auf die Körperzusammensetzung ziehen, denn 50 bis 70 Prozent des Körperfetts werden im Unterhautfettgewebe gespeichert. Der einfache Kneiftest eignet sich für den Hausgebrauch, lie-

So berechnen Sie Ihren Body-Mass-Index

$$BMI = \frac{\text{Körpergewicht in Kilogramm}}{\text{Körpergröße in Meter x Körpergröße in Meter}}$$

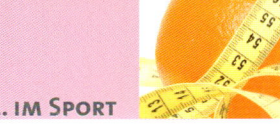

AUF EINEN BLICK

Männer und Frauen –
wer hat wie viel Fett?

Typ/Personengruppe	Männer	Frauen
mager	unter 8	unter 15
schlank	8–15	15–22
normal	16–19	23–27
Langstreckenläufer (Spitzenklasse)	4–9	8–15
Bodybuilder (Wettkampfniveau)	6–10	10–17
Schwimmer (Spitzenklasse)	5–11	14–24
Basketballer (Profiniveau)	7–11	18–27
Tennisspieler	14–27	19–22

Die Angaben stellen Durchschnittswerte dar und sind in Prozenten vom Körpergewicht angegeben

fert allerdings nur grobe Werte: Heben Sie selbstkritisch zwischen Daumen und Zeigefinger die Hautfalte am Bauch oder Oberarm ab und messen Sie die Dicke – zum Beispiel mit einem Zentimetermaß oder Lineal. Diese Speckschicht sollte am Bauch zwei bis drei Zentimeter, am Arm etwa die Hälfte davon nicht überschreiten. Wer bei Rettungsringen in die Vollen langt, braucht wohl keine weitere Entscheidungshilfe dafür, dass nun Mäßigung beim Essen und Abschied vom Müßiggang angesagt sind.

Präzisere Methoden von der Calipermessung – mit einer Art Kneifzange – bis hin zur Bioimpedanzanalayse (BIA) liefern genauere Ergebnisse, vorausgesetzt die Messbedingungen werden genau eingehalten. Eine weitgehend professionelle Fettmessung können Sie in manchen Sportstudios, in Sportvereinen, vom Sportarzt oder einer erfahrenen Ernährungsberaterin vornehmen lassen. Mittlerweile gibt es auch Waagen für den Hausgebrauch, die neben dem Gewicht auch den Körperfettanteil messen.

>> *Die Fettbestimmung ist vom Prinzip her eine gute Sache. Aber setzen Sie nicht auf den Wiege- oder Fettmessstress. Eine professionelle Körperfettanalyse während des Abnehmens in monatlichen Abständen genügt.*

AUF EINEN BLICK

Diätprogramme
auf dem Prüfstand

Stellungnahme zu geeigneten und ungeeigneten Gewichtsreduzierungsprogrammen (übersetzt aus: Sports Medicine, herausgegeben von R. H. Strauss, Philadelphia, London, Toronto, Rio de Janeiro, Sydney, Tokyo):

☐ Anhaltendes Fasten und Diätprogramme, die die Kalorienzufuhr strikt einschränken, sind vom wissenschaftlichen Standpunkt her nicht empfehlenswert und können der Gesundheit schaden.

☐ Fasten und Diätprogramme, die die Kalorienzufuhr strikt einschränken, bewirken einen hohen Verlust an Wasser, Elektrolyten, Glykogen (einschließlich Muskeleiweiß) mit einem minimalen Anteil an Fettverlust.
Leichte Kalorieneinschränkungen (500 bis 1000 Kilokalorien weniger als die übliche Zufuhr pro Tag) bewirken einen geringeren Verlust an Wasser, Elektrolyten sowie anderem fettfreien Gewebe und führen damit nicht so schnell in den Zustand der Mangelernährung.

☐ Dynamisches Training großer Muskelgruppen bewirkt eine Gewichtsreduzierung und hilft, das fettfreie Gewebe, einschließlich Muskelmasse sowie Knochenfestigkeit, zu erhalten. Gewichtsverluste, die durch eine Erhöhung des Energieumsatzes erreicht werden, sind in erster Linie auf eine Reduzierung des Körperfettes zurückzuführen.

☐ Zur Gewichtsreduktion wird eine vom ernährungswissenschaftlichen Standpunkt her ausgewogene Diät empfohlen, die sich ausdrückt in einer leichten Kalorieneinschränkung verbunden mit einem ausdauerbetonten Trainingsprogramm und einer Umstellung der bestehenden Essgewohnheiten. Der Gewichtsverlust sollte nicht mehr als ein Kilo pro Woche betragen.

Zur Gewichtskontrolle und für einen optimalen Körperfettgehalt sind eine lebenslange Beibehaltung geeigneter Essgewohnheiten und regelmäßige körperliche Betätigung erforderlich.

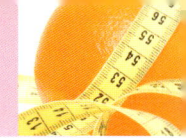

So nehmen Sportler richtig ab

Langfristig erfolgreich lässt sich überflüssiges Fettgewebe zur Erhöhung der fettreichen Körpermasse nur durch entsprechendes Training und gezielte Ernährungsumstellung abbauen. Neben dem körperlichen Training ist also eine bedarfsangepasste und vollwertige Ernährung die wichtigste Grundbedingung für Gesundheit, Leistung und Wohlbefinden. Rigorose (Schlankheits-) Diäten versprechen dagegen keinen Erfolg. Der Körper reagiert auf die Kalorieneinschränkung mit einer sparsameren Haushaltsführung, das heißt einer Drosselung seines Stoffwechsels. Je länger und je strenger sich der Organismus auf eine geringere Nahrungszufuhr einstellen musste, desto schneller nimmt man nach Beendigung der Diät bei normaler Kost wieder zu. Außerdem hat man während der Diät meist auch nicht gelernt, seine Ernährungsgewohnheiten zu ändern. Hinzu kommt, dass einseitige Diäten schnell zu Mangelerscheinungen führen können. Oft entsteht ein regelrechter Heißhunger auf alle Lebensmittel und Speisen, die man während der Diät nicht essen darf.

Eine rigorose Reduzierung der Kalorienzufuhr ist jedoch nicht nur wenig zweckmäßig, sie birgt auch ein hohes gesundheitliches Risiko. Aus diesem Grund sah sich das American College of Sports Medicine (ACSM) veranlasst, Empfehlungen für eine sinnvolle Gewichtsreduzierung herauszugeben.

Wenn man auf der einen Seite herausstellt, dass kurzfristige Gewichtabnahme mit den Folgeproblemen des besonders »anfälligen« Wasser- und Elektrolythaushalts belastet ist, muss man andererseits darauf hinweisen, dass längerfristige Programme, die auf eine Verringerung der Nahrungszufuhr abzielen, auch zu Nachteilen führen können, vor allem dann, wenn die Reduktionskost unzweckmäßig zusammengestellt ist. Dies mag dazu beitragen, dass Sportler wie Trainer hier noch zu wenig überzeugende Erfahrungen sammeln konnten. Oft werden die vorgeschlagenen Diätmaßnahmen abgelehnt, weil sie sich nur schwer in den täglichen Trainingsrhythmus oder in bestehende Ernährungsgewohnheiten integrieren lassen. Lieber gibt man den »Maßnahmen in letzter Minute« den Vorzug.

>> *Bei vielen Diäten kommt es schnell zu Substanzeinbußen im Bereich der Proteine und der Energievorräte (Glykogen). Sinnvollerweise steht daher bei einer eingeschränkten Energiezufuhr die Reduktion der Nahrungsfette und der hochglykämischen Kohlenhydrate im Vordergrund.*

171

An Fett und Alkohol kann man beim Abnehmen sparen, nicht aber an Wasser und Protein sowie den richtigen Kohlenhydraten. Wichtig ist auch eine hohe Nährstoffdichte, das heißt ein günstiges Vitamin-Mineralstoff-Kalorienverhältnis der Lebensmittel.

Statt rigoroser Diäten sollte man lernen, konsequent seine Ernährungsgewohnheiten umzustellen. Es geht dabei um eine Dauerkost, die sowohl alltagstauglich und geschmacklich zufriedenstellend als auch gesundheits- und leistungsfördernd ist.

Diäten für Sportler

Zirka 300 Schlankheitsdiäten soll es schon geben. Leider begrenzt sich die Fantasie auf die Namen, denn es handelt sich immer wieder um vergleichbare Grundprinzipien. Von FdH (»Friss die Hälfte«) über Trennkost und Modediäten aus Zeitschriften bis zum (proteinergänzten) Fasten und Formuladiäten – nichts blieb und bleibt unversucht. Drei Diättrends sollen jedoch näher betrachtet werden, weil sie einerseits große Verbreitung gefunden haben, andererseits dem Wunsch nach einer individuell auf den eigenen Stoffwechsel zugeschnittenen Diät entsprechen.

Ausgehend von der lange Jahre propagierten Vorstellung, dass vor allem eine überkalorische Ernährung mit zu hohem Fettanteil Hauptverursacher der zu vielen Pfunde ist, wurden die Low-Fat-Diäten entwickelt. In ihrer extremen Auslegung wurden die Kohlenhydrate pauschal freigegeben und nur das Fett rationiert.

Positiv war bei richtiger Kohlenhydratauswahl (viel Gemüse, Vollkorn statt Weißmehl, üppiger Salatportionen etc.) die gute Sättigungswirkung dieser volumenreichen Speisepläne. Wer aber nur mit Fett geizte und stattdessen weiterhin reichlich Brot, Kartoffeln, zuckerreiche Getränke und fettfreie Süßigkeiten verzehrte, wurde keineswegs mit einer schlanken Linie belohnt.

Wen wunderte es daher, dass 30 Jahre nach Dr. Atkins Diätrevolution in den USA erneut das genaue Gegenteil von »Low Fat« auflebte, nämlich »Low Carb«. Die anfänglich praktisch gänzliche Verbannung der Nahrungskohlenhydrate und später teilweise gelockerte kohlenhydratarme Diät zeigt bei guten Sättigungseigenschaften überzeugende Gewichtserfolge und führt auch nicht zu ungesunden Veränderungen im Fettstoffwechsel. Durch das Diätprinzip kommt es zu einer Verbesserung der Insulinwirkung und Fettverwertung als Energiequelle. Reichlich Wassertrinken ist bei dieser Diätform in jedem Fall Pflicht.

Achtung: Die Low-Carb-Diäten, auch als anabole oder ketogene Diäten bezeichnet, sind vor allem in ihrer anfänglich

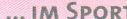
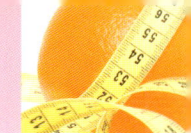

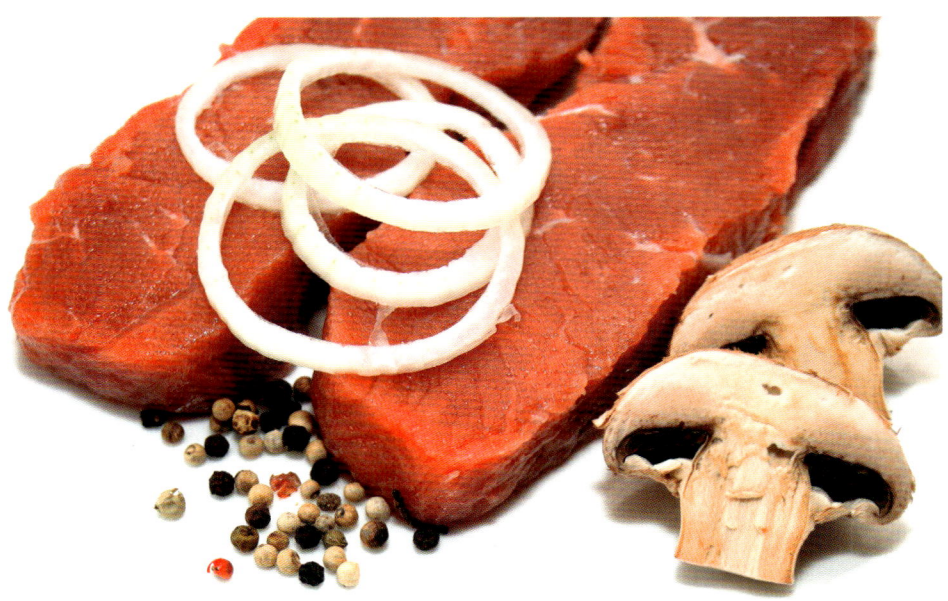

▲ Wer abnehmen will, sollte auf jeden Fall an Fett sparen, magere Fleischsorten bevorzugen und GLYX-bewusst leben.

strikten Einschränkung von Kohlenhydraten nicht zur Leistungssteigerung im Ausdauersport geeignet!

Viele Anwender der Low-Carb-Diät schaffen die strenge Kohlenhydratbegrenzung nicht und halten eher eine kohlenhydratkontrollierte Diät von 120 bis 150 Gramm Kohlenhydraten pro Tag ein. Im Bereich Gewichtsmanagement durch sinnvolle Kombination von Ernährung und Bewegung gilt: In dem Maße, in dem Sie zunehmend körperlich aktiv und fit werden, dürfen Sie Ihr Kohlenhydratniveau steigern. Vergessen Sie dabei aber das Prinzip »glykämischer Index« nicht.

Von Low Carb, Slow Carb und GLYX

Auch wer seine Nahrungskohlenhydrate langsam aufstockt, sollte nach wie vor auf das Prinzip der kohlenhydratbewussten Ernährung nach dem GI bzw. der GL achten und entsprechend GLYX-bewusst abnehmen (vgl. Seite 32).

Der Begriff Slow Carb steht für Kohlenhydrate mit einem niedrigen GI-Wert, die den Blutzucker nur maßvoll ansteigen lassen. So sind stets eine gleichbleibende Leistung und eine gute Sättigung gewährleistet. Ergänzen Sie diese gesunde Dauerernährung noch mit einem gezielten Angebot hochwertiger Proteinträger und einer gesunden Fettauswahl.

> **»» Positiv zum Diäterfolg trägt der relativ hohe Proteinanteil der Low-Carb-Diäten bzw. die Proteinbetonung auch bei den GLYX- bzw. Slow-Carb-Diäten bei. Eiweiß gilt als vernachlässigtes Talent beim Abnehmen, denn es beugt dem Muskelabbau vor, hält den Stoffwechsel aktiv und sättigt besonders gut.**

Protein – der Joker beim Abnehmen

Aktuelle Studien sowie praktische Erfahrungen aus der Diätberatung belegen, dass ein akzentuiertes Nahrungseiweißangebot im Bereich von 20 bis 25 Prozent der Energiezufuhr das subjektive Gefühl der Sättigung erhöht und das Auftreten von Hungergefühlen verzögert. Bei einer Kalorienrestriktion kann ein höherer Proteingehalt der Kost somit zu einer größeren Compliance und damit auch Bejahung sowie über verschiedene Stoffwechselmechanismen auch zu einem besseren (Langzeit-)Erfolg der jeweiligen Diätmaßnahme beitragen.

In der Praxis führen dagegen strenge Kalorieneinschränkungen und Diäten nach dem Muster »Iss die Hälfte« zwangsläufig zu einer Proteinminderaufnahme, ebenso die einseitige Bevorzugung von Gemüse und Obst als »Schlankmacher«. Eine solche unzureichende Eiweißzufuhr ist letztlich maßgeblich verantwortlich für den Misserfolg und das Scheitern einer Diätmaßnahme. Beispiele hierfür sind der Jo-Jo-Effekt oder die leidvolle Feststellung: »Ich nehme immer nur dort ab, wo ich es eigentlich gar nicht will.«

Eine weitere Überlegung: Beim Essen sind nicht alle Kalorien gleich, denn obwohl Eiweiß (Protein) und Kohlenhydrate denselben Energiegehalt aufweisen, steht dem Körper bei der Verbrennung von Eiweiß als Energiequelle weniger Energie zur Verfügung als bei der Verwertung von Kohlenhydraten. Wissenschaftler schließen dies aus sogenannten thermodynamischen Berechnungen.

Im Vergleich zu Kohlenhydraten und Fetten sind Proteine im Stoffwechsel die unökonomischsten Energielieferanten. Zunächst ist die sogenannte »postprandiale Thermogenese« zu nennen, das heißt die vermehrte Wärmebildung nach dem Essen. Jeder weiß, dass nach der Nahrungsaufnahme die Körpertemperatur steigt und der Körper mehr Wärme abgibt. Die diesem Prozess zugrunde liegende Stoffwechselsteigerung kann mit der Umsetzung, dem Transport und der Speicherung von Nährstoffen im Stoffwechsel erklärt werden. Grundsätzlich entsteht bei allen Stoffwechselprozessen aufgrund des begrenzten Wirkungsgrads Wärme. Die Thermogenese beschreibt

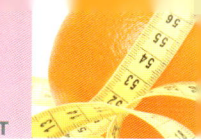

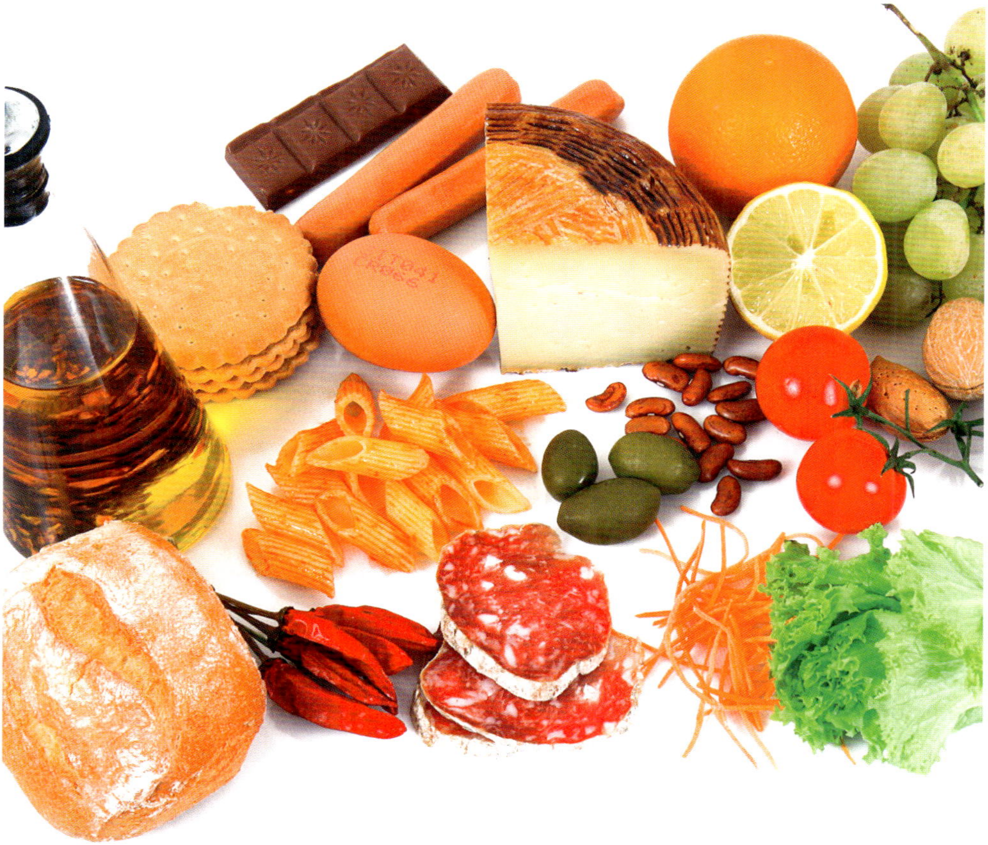

▲ Nehmen Sie viel Obst und Gemüse, täglich Milch und Milchprodukte sowie Getreiceerzeugnisse aus vollem Korn zu sich! Auch Fisch und Fleisch sollten auf einem ausgewogenen Speiseplan nicht fehlen.

also den Energieaufwand, der für die Nahrungsverwertung und -umsetzung erforderlich ist. Sie beträgt etwa zehn Prozent der Gesamtenergieaufnahme. Im Zusammenhang von Nahrungsaufnahme und Wärmebildung spricht man auch von der spezifisch dynamischen Wirkung der Nährstoffe. Diese besagt, wie viel Energieverlust ein Nährstoff im Stoffwechsel bewirken kann. Beim Nährstoff Eiweiß ist dieser Effekt am größten, der Proteinstoffwechsel bringt dem Körper also die am wenigsten nutzbare Energie. Insgesamt stellt der Eiweißum-

175

satz eine energetisch aufwendige Prozedur für den Organismus dar. Die nahrungsbedingte Thermogenese hält nach proteinreichen Mahlzeiten etwa doppelt so lange an wie nach kohlenhydrat- und fettbetonten Mahlzeiten mit gleichem Energiegehalt. Sie entspricht immerhin 25 bis 30 Prozent der mit Proteinen aufgenommenen Energiemenge, während es bei Kohlenhydraten sechs bis acht und beim Nahrungsfett lediglich zwei bis drei Prozent sind. Daraus folgt:

>> *Wenn Eiweiß statt Kohlenhydrate als Brennstoff dient, müssen im Durchschnitt 25 Prozent mehr Kalorien aufgewendet werden, um die gleiche Menge ATP (Adenosintriphosphat, die unmittelbar verfügbare Energiequelle im Stoffwechsel) zu bilden. Damit ist Eiweiß ein verhältnismäßig schlechter Betriebsenergielieferant.*

Eiweiß und seine Begleiter

Innerhalb einer ausgewogenen Ernährung sorgt die Kombination eiweißreicher Nahrung mit entsprechend ballaststoffhaltigen und wasserreichen Lebensmitteln wie Gemüse, Salat und Obst sowie maßvollen Mengen an Vollkorn und Hülsenfrüchten für eine sichere Mikronährstoffversorgung und führt auch ausreichend Basisches zu. Inzwischen ist wissenschaftlich belegt, dass ein hoher Proteinkonsum (kalziumreiche Milchprodukte eingeschlossen) bei gleichzeitig ausreichender Basenversorgung (Gemüse, Salat und Obst) die Knochengesundheit sogar deutlich fördert und zu einem verringerten Risiko für Knochenbrüche führt. Nicht zuletzt kann auch im höheren Lebensalter die Eiweißakzentuierung in der Ernährung in Verbindung mit körperlichem Training dem gefürchteten Verlust an Muskelmasse und Muskelfunktion am besten vorbeugen.

Das Ernährungstagebuch

Unverzichtbarer Einstieg in jede Ernährungsberatung ist das Ernährungsprotokoll. Wer es ausfüllt, führt sich seine Ernährungsgewohnheiten schwarz auf weiß vor Augen. Bereits das Aufschreiben bewirkt also einen Lernerfolg in Bezug auf das Ernährungsverhalten.

Die Ernährungsberaterin sieht so, was richtig und falsch gemacht wird, und kann anschließend am besten individuelle Verbesserungsvorschläge machen. Ein sorgfältig geführtes Ernährungsprotokoll lässt sich mit EDV-Programmen hinsichtlich der Energie- und Nährstoffaufnahme auswerten. Das Aufschreiben aller am Tag verzehrten Lebensmittel ist die billigste Diät. Oft nehmen Menschen allein dadurch ab, weil sie sich so bewusst machen, was sie alles essen und trinken.

176

AUF EINEN BLICK

Muster für ein Ernährungsprotokoll in kurzer Übersicht

Mahlzeit	Lebensmittel*	Menge**
Frühstück		
zwischendurch (zweites Frühstück)		
Mittagessen		
zwischendurch (Nachmittagsimbiss)		
Abendbrot		
Spätimbiss		
Sonstiges, auch Nährstoffpräparate, Vitamine etc.		

* Getränke nicht vergessen! Bitte möglichst genaue Angaben , z.B. Fettangabe bei Milch und Käse, Brotsorte , z.B. Vollkornbrot

** Z.B. Stück, Scheibe, Tasse, Glas, Portion (klein, groß), Esslöffel, Teelöffel, Gramm

8

Rezepte
für mehr Leistung

Wer viel trainiert und Höchstleistung bringen will, muss auch das Essen richtig planen. Die folgenden Rezepte sind speziell auf die Bedürfnisse der Aktiven vor, während und nach der Belastung ausgerichtet und enthalten sämtliche Nährstoffe, die während jeder Phase benötigt werden. Alle Rezepte wurden von Sportlern mehrfach getestet.

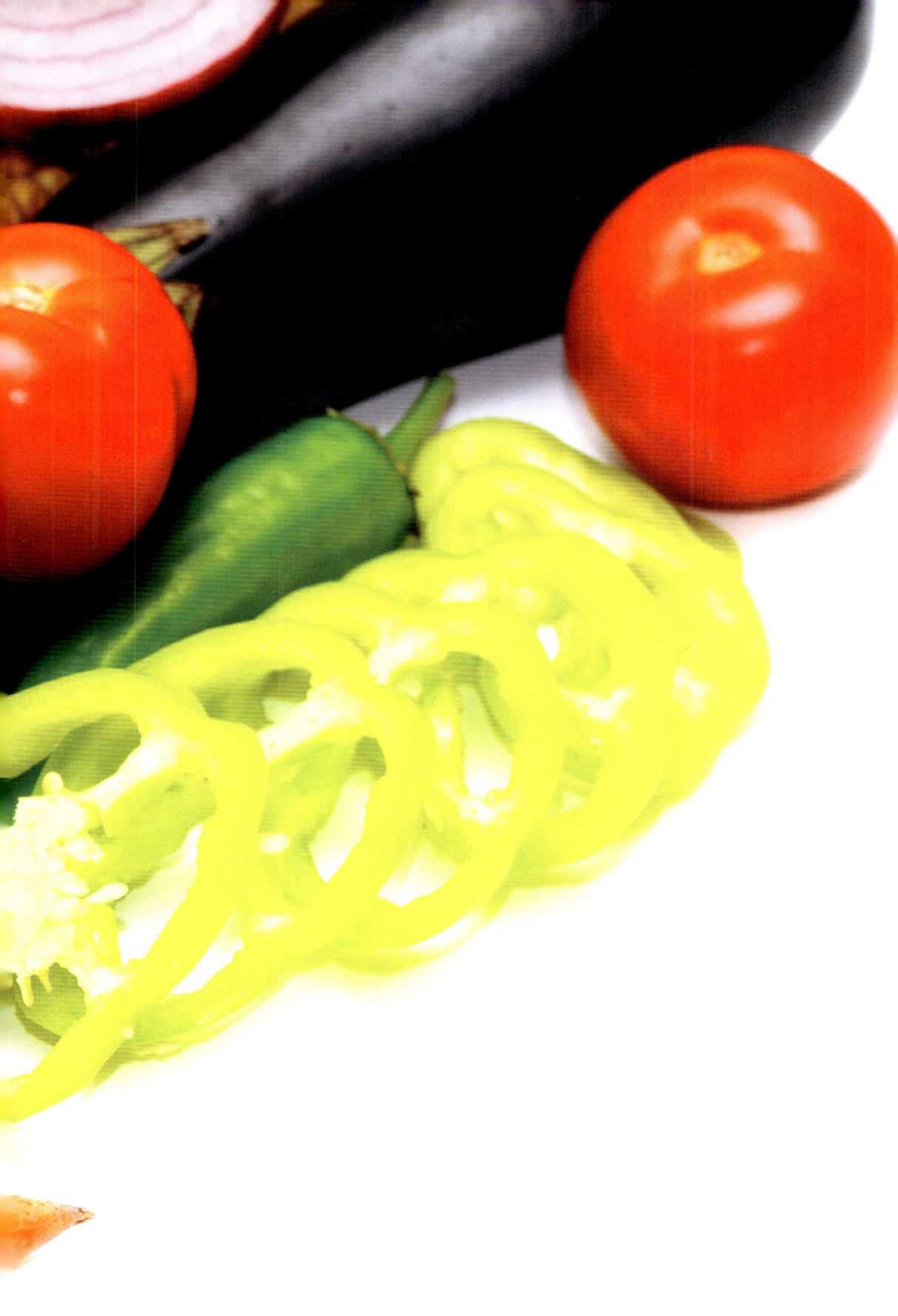

Rezepte

für mehr Leistung. Von Achim Sam

Essen und Trinken machen fit, wenn die Mahlzeiten richtig geplant werden und den unterschiedlichen Leistungsanforderungen entsprechen. Im Gegensatz zur Alltagsernährung von körperlich wenig Aktiven müssen die Mahlzeiten von Sportlern aufgrund des höheren Energieumsatzes ganz anders portioniert und verteilt werden. Vom »Drei-Mahlzeiten-Standardmodell«, das den Büroarbeiter mit genügend Energie versorgt und ihn vor Übergewicht schützt, müssen Sportler, mit zum Teil dem doppelten bis dreifachen Energieumsatz, fünf bis sieben Mahlzeiten einplanen. Der Grund dafür: Allzu üppige Einzelportionen belasten, und das Völlegefühl behindert beim sportlichen Einsatz. Es liegt auf der Hand, dass weder ein überfüllter noch ein vor Hunger knurrender Magen die Höchstleistungen beflügelt. Neben der richtigen Portionierung kommt im Sport, im Hinblick auf die unterschiedlichen Anforderungen der Sportart und des Sportabschnitts (vgl. Seite 10 ff.), die richtige Akzentuierung des Nährstoffangebots hinzu.

Richtschnur für die nachfolgenden Rezepte sind die Ernährungsbedürfnisse der Aktiven vor, während und nach einer Belastung. Von grundsätzlicher Bedeutung ist vor allem das Frühstück, das Startenergie für den Aktivtag gibt und – ganz gleich, ob für ausdauer- oder mehr kraftbetonte Sporteinsätze – immer eine ausgewogene Mischung aus Kohlenhydraten und Proteinen bereitstellen sollte. Hierfür bedarf es keiner ausgeklügelten Rezepte. Ein Vollkornhafermüsli mit Quark und frischem Obst passt ebenso gut wie ein herzhaftes Roggenvollkornbrot mit fettarmem Frischkäse oder Magerquark und Schinken. Lassen Sie sich von den folgenden Rezeptbeispielen anregen.

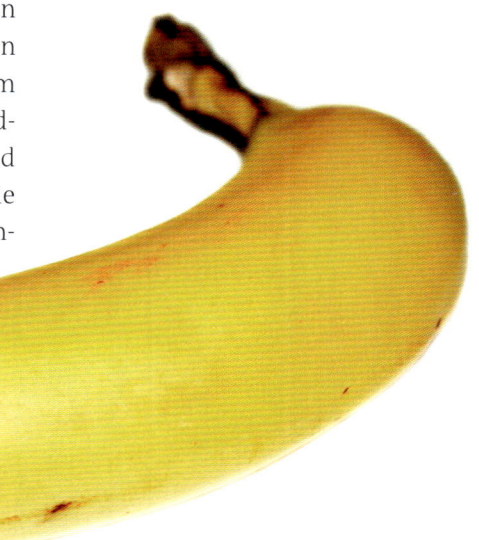

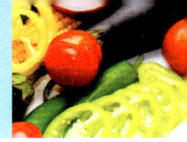

Fruchtquark mit Haferflocken

1 große Banane
50 g Himbeeren (frisch oder tiefgekühlt)
75 g Magerquark
2 EL Ahornsirup
2–3 EL Mineralwasser
70 g kernige Haferflocken

Banane schälen und in dünne Scheiben schneiden. Frische Himbeeren kurz mit kaltem Wasser abspülen und trocken tupfen, tiefgekühlte Früchte auftauen lassen. Quark mit Ahornsirup und Mineralwasser cremig rühren. Haferflocken unterrühren. Mit den Früchten vorsichtig mischen und in eine kleine Schüssel füllen.

Nährstoffe pro Portion:
Energie: 470 kcal, Eiweiß: 19 g,
Kohlenhydrate: 81 g, Fett: 4 g

Für 1 Portion • fertig in ca. 10 Minuten

Roggenbrot mit Parmaschinken

Je 1/2 Bund Schnittlauch und Petersilie
100 g Magerquark
1 EL Mineralwasser
Jodsalz, Pfeffer
2 Scheiben Roggenbrot
4 Scheiben Parmaschinken
200 ml Möhrensaft

Schnittlauch und Petersilie waschen und trocken schütteln. Petersilienblättchen von den Stielen zupfen und fein hacken. Schnittlauch in Röllchen schneiden. Magerquark mit Mineralwasser cremig rühren. Kräuter unterrühren. Mit Salz und Pfeffer würzen. Roggenbrotscheiben mit dem Quark bestreichen. Parmaschinken darauflegen. Möhrensaft dazu trinken.

Nährstoffe pro Portion:
Energie: 460 kcal, Eiweiß: 29 g,
Kohlenhydrate: 47 g, Fett: 13 g

Für 1 Portion

Einfach und praxistauglich

Essen für lang anhaltende Energie

Sportlich Aktive wollen keine unnötige Zeit mit dem Einkauf und in der Küche verbringen. Aufwendige Rezepte – gar noch mit schwierig zu beschaffenden Zutaten – sind deshalb im Sportleralltag unbrauchbar.

Die Rezepte für die Topform sind so konzipiert, dass sie ohne großen Aufwand auch von weniger erfahrenen »Köchen« zubereitet werden können. Zum Teil lassen sich die Gerichte und Snacks auf Vorrat herstellen, sodass dem zügigen Auffüllen der Energie- und Nährstoffspeicher am Sporttag nichts im Wege steht. Alle Rezepte wurden mehrfach von aktiven

Sportlern während ihrer Trainingseinheiten und in der Wettkampfsituation getestet.

Zuordnungskriterien für die Rezepte sind der Einsatz vor, während und nach Belastungen. Generell gilt: Bevor die Gerichte in entscheidenden Wettkämpfen zum Einsatz kommen, sollten sie stets im Trainingsalltag auf persönliche Verträglichkeit ausprobiert werden.

Vorfahrt für Kohlenhydrate

Die folgenden Gerichte sind gut verträglich und sorgen für lang anhaltende Energie. Zwischen dem Genuss und einer intensiven Belastung sollte ein Zeitabstand von etwa ein bis drei Stunden eingehalten werden. Danach sind die Kohlenhydratspeicher gut gefüllt, und die Verdauung wird nicht mehr belastet. Für sehr intensive Trainingseinheiten oder kurze Wettkämpfe sollten die bei einigen Gerichten verwendeten Vollkornmehle durch ein gewöhnliches Weizenmehl ersetzt werden. Gleiches gilt für Sportler, die eine sehr sensible Verdauung haben.

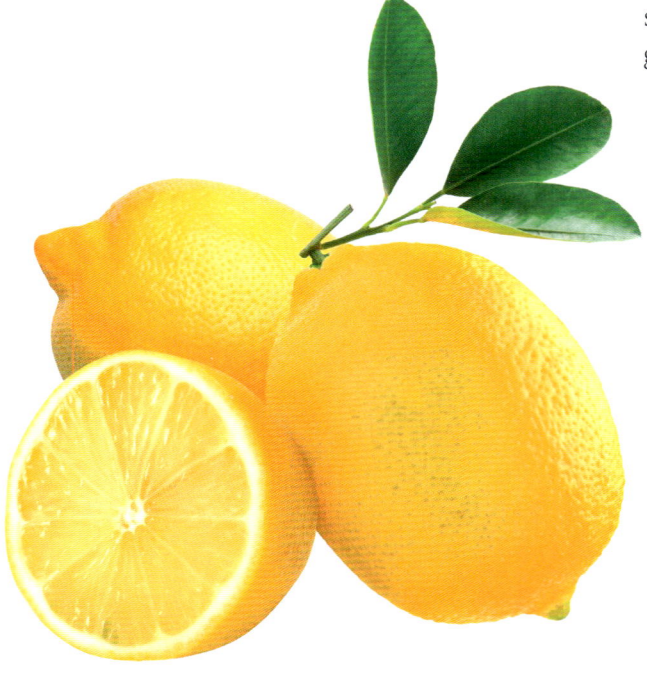

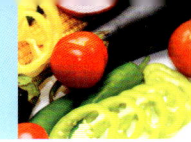

Taboulé

125 g Bulgur (Weizenschrot)
1 Bund Petersilie
2 Stiele Minze
2 EL Olivenöl
2 EL Zitronensaft
Pfeffer und Salz
500 g Tomaten

Bulgur in eine große Schüssel geben und mit zirka 250 Milliliter kochendem Wasser übergießen. Anschließend zum Abkühlen und Quellen für etwa 30 Minuten beiseitestellen.
Petersilie und Minze waschen, trocknen, hacken und unter den Bulgur mischen. Öl mit Zitronensaft, Pfeffer und Salz verrühren und über das Getreide geben. Tomaten waschen, trocknen, würfeln und vorsichtig untermischen.

Für 2 Portionen • fertig in ca. 35 Minuten

》》 *Pluspunkte: erfrischend und leicht verdaulich. Wer keine Probleme mit Blähungen hat, kann noch eine fein geschnittene Schalotte zufügen. Reichlich Vitamin C.*

Nährstoffe pro Portion:
Energie: 350 kcal (1470 kJ), Eiweiß: 9 g,
Fett: 11 g, Kohlenhydrate: 50 g

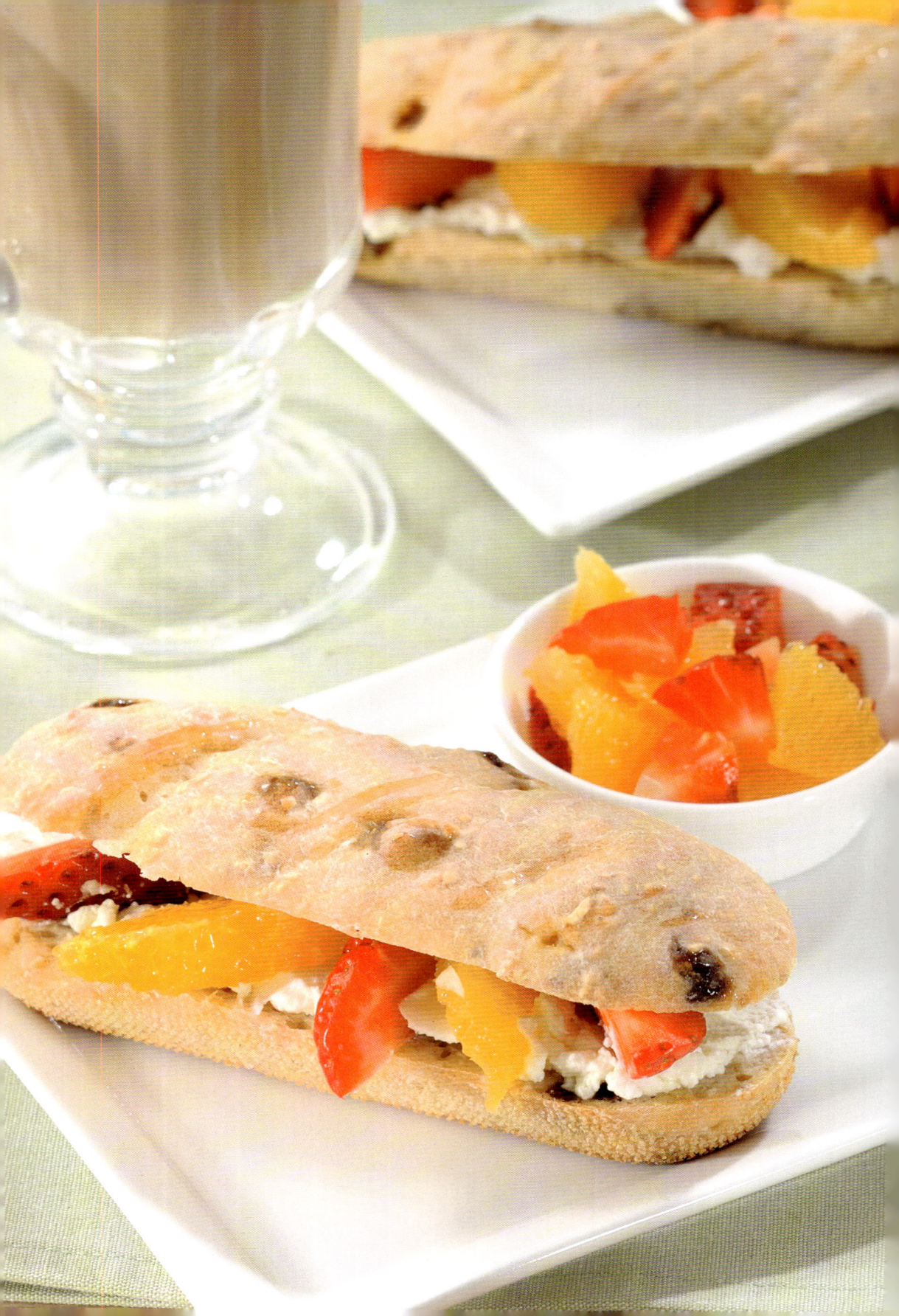

Rosinen-Hafer-Stulle mit Frischkäse

Teig:
500 g Weizenmehl (Type 405)
1 Päckchen Backpulver
120 g Haferflocken
1 EL brauner Zucker
100 g Rosinen
300 g fettarmer Joghurt
125 ml Orangensaft

Belag:
200 g Frischkäse

Mehl, Backpulver, Haferflocken und Zucker mit den Rosinen mischen. Joghurt und Orangensaft zufügen und zu einem weichen Teig verarbeiten. Den Teig auf einer mit Mehl bestäubten Fläche kneten und in eine Brotform füllen oder zu einem Laib formen und auf ein beschichtetes Backblech setzen.

40 bis 45 Minuten bei 180 °C backen, bis der Teig aufgegangen ist und das Brot hohl klingt, wenn man gegen die Unterseite klopft.

Das ausgekühlte Brot in 20 Scheiben schneiden, jeweils eine Scheibe mit ca. 20 Gramm (1 bis 2 Esslöffel) Frischkäse bestreichen und mit einer weiteren Scheibe belegen.

Für 20 Scheiben • fertig in 20 Minuten Vorbereitung + 45 Minuten Backzeit

Nährstoffe pro Portion:
Energie: 340 kcal (1428 kJ), Eiweiß: 10 g, Fett: 8 g, Kohlenhydrate: 55 g

》》 *Pluspunkte: enthält sämtliche B-Vitamine, außerdem Zink und Magnesium.*

185

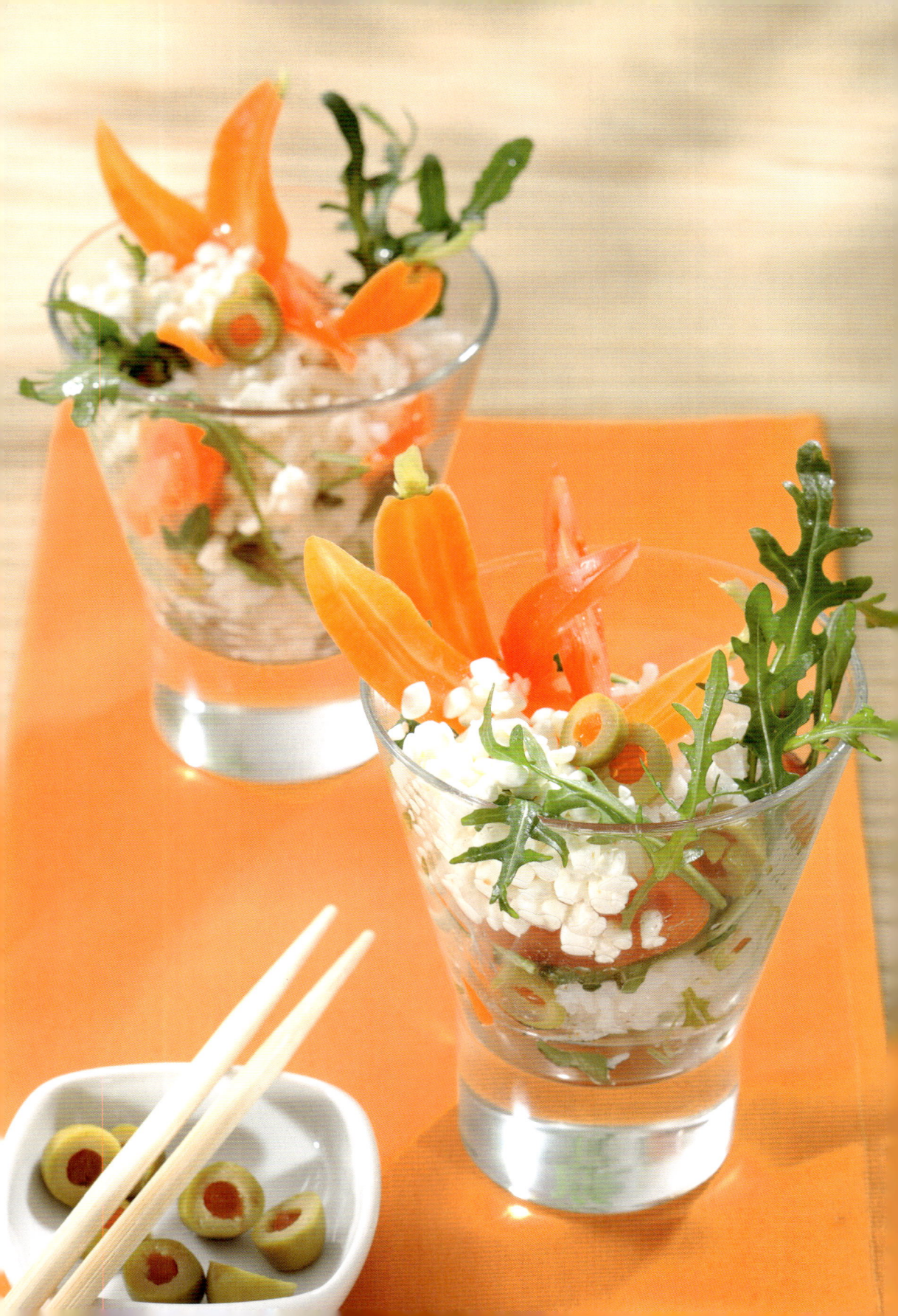

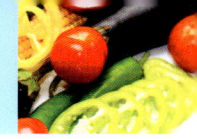

Reissalat

150 g Reis (vorzugsweise Basmati)	Reis nach Packungsanleitung kochen.
200 g Tomaten	Tomaten und Rucola waschen. Tomaten
50 g Rucola	und Oliven in Würfel schneiden, Rucola
16 grüne Oliven ohne Stein (ca. 60 g)	klein zupfen.
2 EL Balsamico-Essig	Für das Dressing Essig, Senf und Oli-
1 EL süßer Senf	venöl mischen, mit Salz und Pfeffer
1–2 EL Olivenöl	abschmecken.
Salz und Pfeffer	Alles vorsichtig mit dem Hüttenkäse
200 g Hüttenkäse	vermengen und das Dressing darüber-
	geben.

Für 2 Portionen • fertig in ca. 30 Minuten

>> *Pluspunkte: sehr hoher Gehalt an Kalzium und Vitamin C. Basmatireis hat im Vergleich zu »normalem« Reis einen niedrigeren glykämischen Index und sorgt so für lang anhaltende Energie.*

Nährstoffe pro Portion:
Energie: 475 kcal (1995 kJ), Eiweiß: 20 g, Fett: 14 g, Kohlenhydrate: 65 g

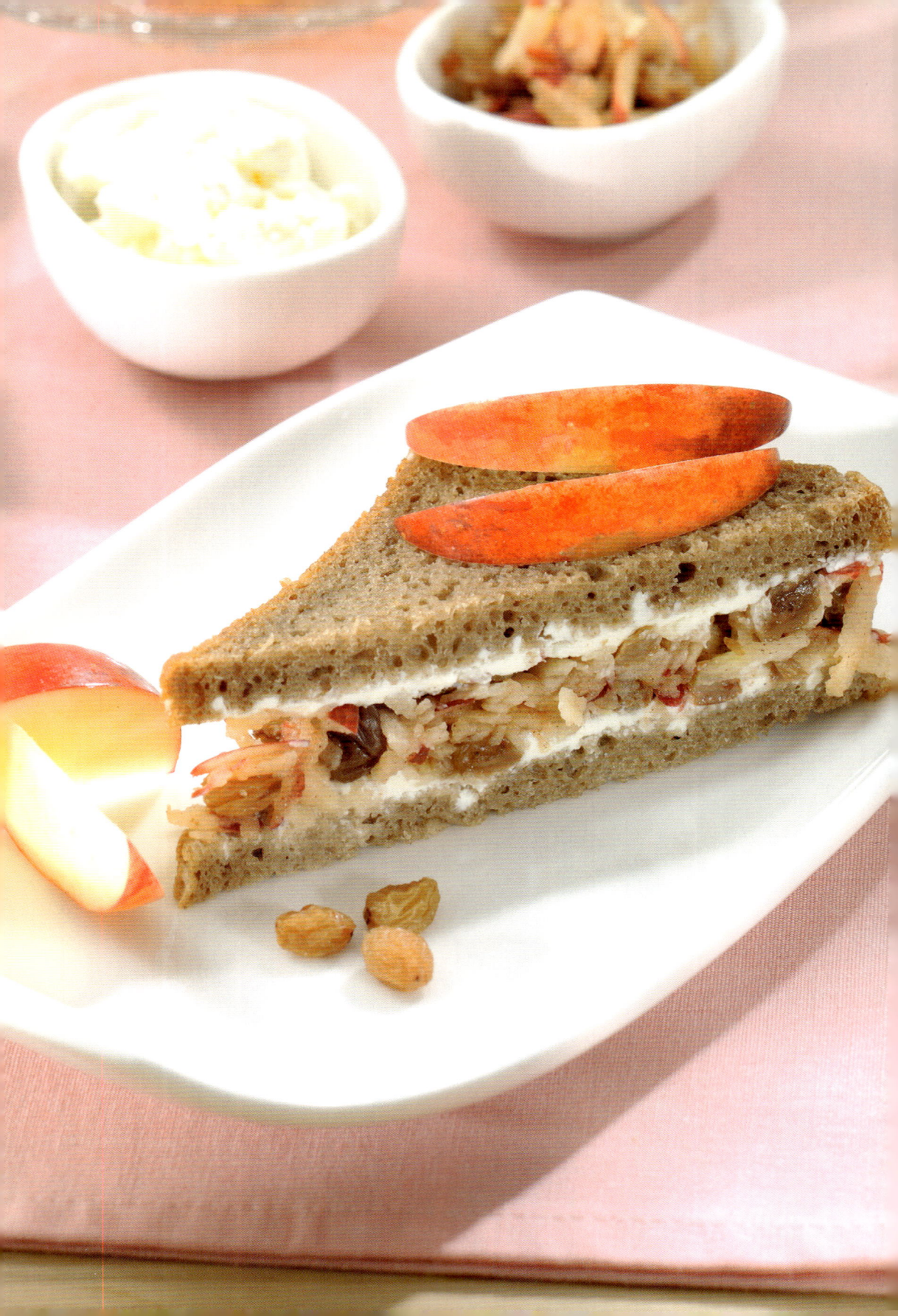

Gewürzapfel-Sandwich

1 großer Apfel (z. B. Elstar)
1 EL Zitronensaft
2 Prisen Zimt
1 Prise Kardamompulver
50 g Rosinen
4 Scheiben Vollkornroggenbrot
(je ca. 40 g)
30 g fettarmer Frischkäse

Apfel schälen, entkernen, fein hacken und mit dem Zitronensaft verrühren, Gewürze und Rosinen zugeben und alles gut mischen.
Die Brotscheiben mit Frischkäse bestreichen, die Apfelmischung auf zwei Brotscheiben verteilen und mit den anderen Scheiben bedecken.

Für 2 Portionen • fertig in ca. 10 Minuten

>> *Pluspunkte: nachhaltige Sättigung, geringer Fettgehalt. Reich an Vitamin C.*

Nährstoffe pro Portion:
Energie: 334 kcal (1403 kJ), Eiweiß: 8 g,
Fett: 6 g, Kohlenhydrate: 59 g

189

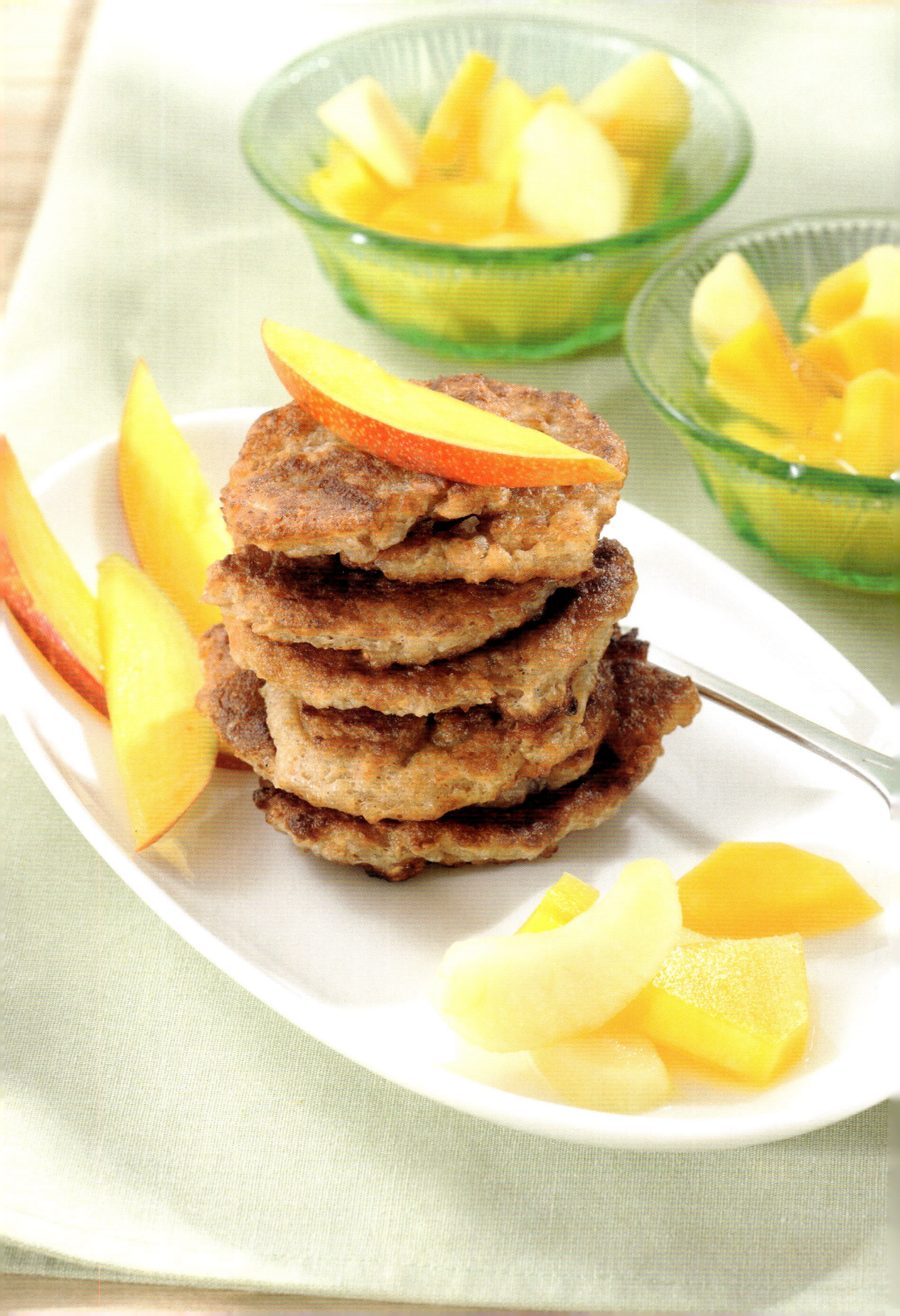

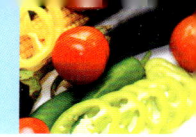

Haferplätzchen
mit Apfel-Mango-Kompott

Teig:
250 ml fettarme Milch
3 TL flüssiger Honig
7 g Trockenhefe
40 g Haferkleie (bei empfindlicher Verdauung oder bei einem Rennen kann die Haferkleie durch die gleiche Menge Haferflocken ersetzt werden)
60 g Haferflocken (Großblatt)
70 g Mehl (Type 405)
1 TL Zimt

Kompott:
2 mittelgroße säuerliche Äpfel (z. B. Boskop)
1 reife Mango
1 Vanilleschote

Milch erwärmen, Honig und Hefe zugeben und gründlich verrühren, bis die Hefe aufgelöst ist.
Haferkleie, Haferflocken, Mehl und Zimt zufügen und die Mischung 30 Minuten an einem warmen Ort ruhen lassen.
Äpfel und Mango schälen, Fruchtfleisch in Stücke schneiden und zusammen mit dem ausgekratzten Vanillemark in einem Topf zum Kochen bringen. Bei niedriger Temperatur etwa zehn Minuten köcheln lassen.
Jeweils einen Esslöffel der Hafermischung in einer heißen beschichteten Pfanne ohne Fett von beiden Seiten goldgelb braten. Die Plätzchen lauwarm mit dem Kompott servieren.

Für 2 Portionen • fertig in zirka 20 Minuten + 30 Minuten Ruhezeit

>> *Pluspunkte: Vitamin E, leicht bekömmlich, gute Sättigung, lang anhaltende Energie.*

Nährstoffe pro Portion:
Energie: 503 kcal (2113 kJ), Eiweiß: 16 g, Fett: 7 g, Kohlenhydrate: 93 g

Essen während der Belastung

Kleine Snacks mit großer Wirkung

Wann mit der Nahrungsaufnahme während der Belastung begonnen wird, hängt vom Trainingszustand des Sportlers ab. Ein gut angepasster Fettstoffwechsel und gut gefüllte Kohlenhydratspeicher ermöglichen Belastungen von ungefähr 90 bis 120 Minuten ohne zusätzliche Nahrungsaufnahme. Ist die Belastungsdauer länger als drei Stunden, sollte nach etwa 70 Minuten mit einer kontinuierlichen Nahrungsaufnahme (alle 20 bis 30 Minuten) begonnen werden. Bis dahin haben sich die Stoffwechselanteile von Kohlenhydraten und Fettsäuren reguliert, und die Glykogenspeicher sind noch nicht erschöpft.

sorgen somit für eine rasche Energieversorgung während der Belastung. Auch hier gilt: Für sehr intensive Trainingseinheiten und kurze Wettkämpfe sollten die bei einigen Gerichten verwendeten Vollkornmehle durch gewöhnliches Weizenmehl ersetzt werden. Gleiches gilt für Sportler, die eine sehr sensible Verdauung haben. In Alufolie eingewickelt, lassen sich die Snacks in der Sporttasche verstauen und bei Bedarf leicht verzehren. Aber auch hier gilt: Bevor die Rezepte im Wettkampf angewendet werden, stets vorher im Training testen. Nicht vergessen: immer ausreichend dazu trinken!

>> *Die ausreichende Kohlenhydratzufuhr während langer Belastungseinheiten ist die Voraussetzung für eine effiziente Energiebereitstellung und eine Verzögerung der Müdigkeit. Um dies sicherzustellen, sollten während der Belastung 30 bis 60 Gramm Kohlenhydrate pro Stunde aufgenommen werden.*

Die folgenden Rezepte haben darüber hinaus eine optimale Kohlenhydratmischung aus Glukose und Fruktose und

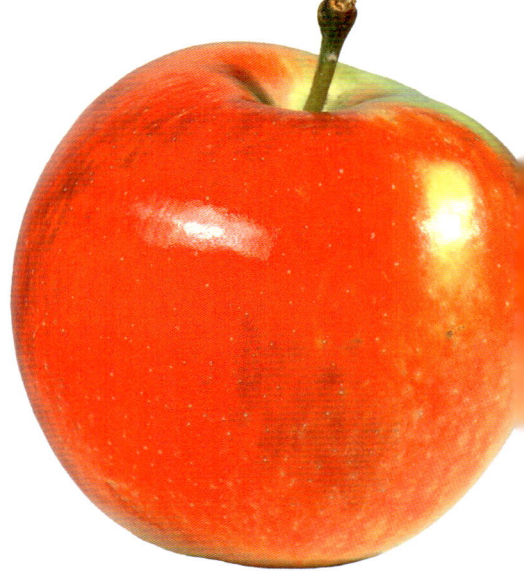

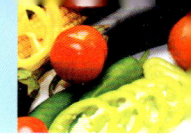

Früchtebrot

250 g getrocknete Äpfel
100 g Rosinen
70 g Mandeln
50 g flüssiger Honig
200 ml Apfelsaft
100 ml fettarme Milch
30 g Hefe
250 g Weizenvollkornmehl
1 Ei
2 EL Rapsöl
2 TL Lebkuchengewürz

Nährstoffe pro Portion:

Energie: 141 kcal (592 kJ), Eiweiß: 4 g,
Fett: 4 g, Kohlenhydrate: 22 g

>> *Pluspunkte: reich an sämtlichen B-Vitaminen, Kalium, Magnesium, Eisen und Zink. Das Brot lässt sich gut vorbereiten und in Alufolie gewickelt einige Tage an einem kühlen Ort aufbewahren. Man kann es sogar portionsweise einfrieren und bei Bedarf auftauen.*

Am Vortag die Äpfel in kleine Würfel schneiden, in eine Schüssel geben und mit den Rosinen und Mandeln mischen. Mit Honig beträufeln, Apfelsaft darübergießen und alles zugedeckt über Nacht ziehen lassen.

Am nächsten Tag die Milch lauwarm erhitzen. Hefe zerbröckeln und in der Milch auflösen. Die Hefemilch mit etwas Mehl bestäuben und zugedeckt an einem warmen Ort 20 Minuten gehen lassen. Ei und restliches Mehl, Rapsöl und Lebkuchengewürz zur Hefemilch geben und zugedeckt 30 Minuten gehen lassen.

Eine Kastenform (ca. 25 cm lang) einfetten. Den Teig auf der leicht bemehlten Arbeitsfläche durchkneten und dabei die Früchtemischung unterkneten. Den Teig zu einem Laib formen, in die Form geben und nochmals zugedeckt 30 Minuten gehen lassen.

Backofen auf 200 °C vorheizen. Teig mit Milch bestreichen. Früchtebrot auf der mittleren Schiene 60 Minuten backen.

Für 20 Scheiben • fertig in ca. 30 Minuten + 80 Minuten Zeit zum Ruhen und 60 Minuten Backzeit

193

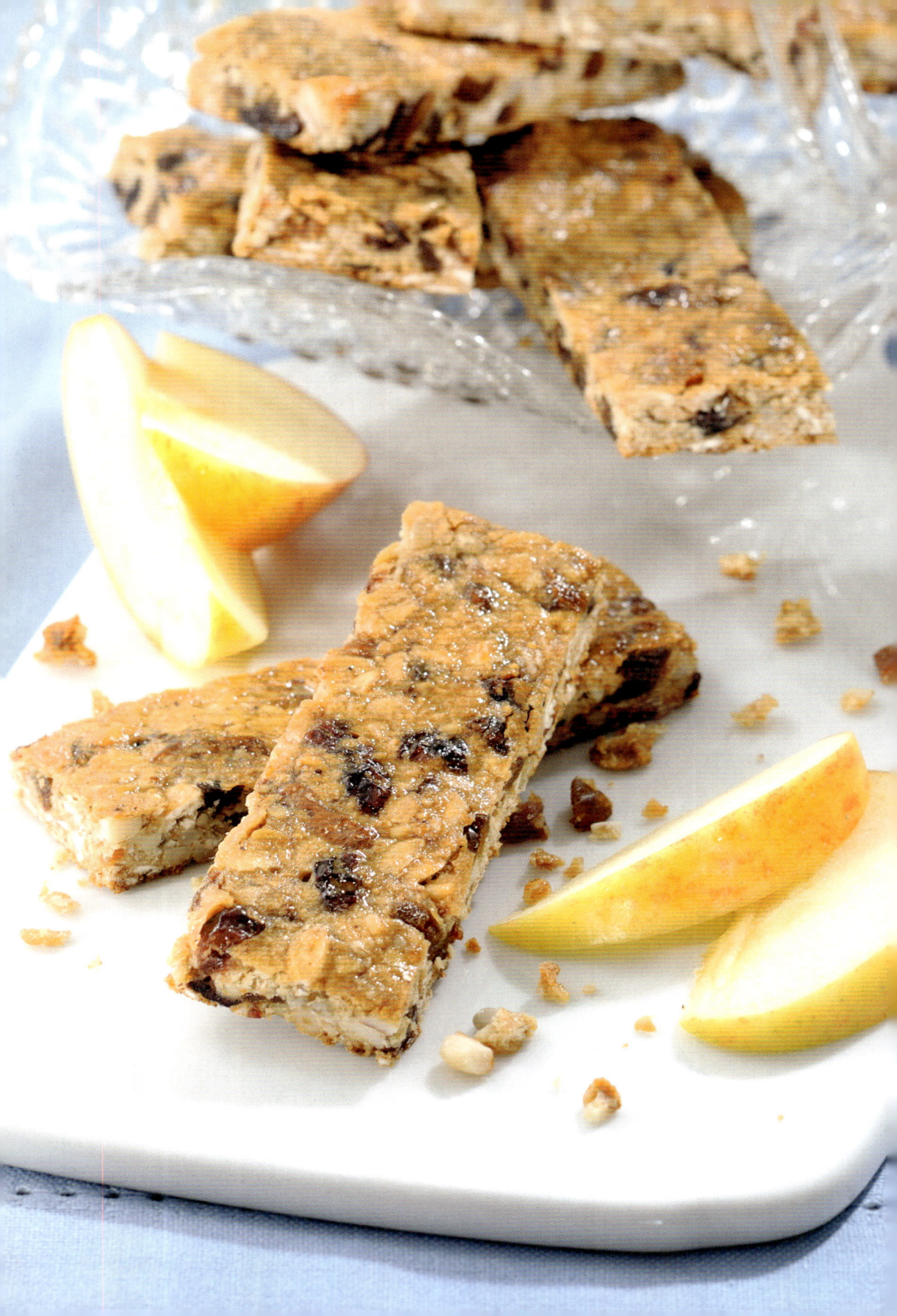

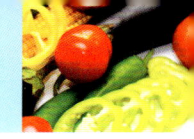

Müsliriegel

50 g Mandeln, gehackt
20 g Pinienkerne, gehackt
50 g Sonnenblumenkerne
100 g Feigen, fein gewürfelt
100 g Datteln, fein gewürfelt
1 großer Apfel (z. B. Boskop)
150 g Vollkornhaferflocken
150 g Weizenvollkornmehl
3 EL Rapsöl
1 EL Honig
1 TL Zimt

Mandeln, Pinienkerne, Sonnenblumenkerne und Trockenobst in eine Schüssel geben. Den Apfel waschen, schälen, fein reiben und zufügen. Alles gut vermengen.

In eine weitere Schüssel die Haferflocken und das Mehl geben, 250 Milliliter Wasser und Öl darunterrühren, mit Honig und Zimt abschmecken.

Alle Zutaten gut zu einem festen Teig verkneten. Den Teig auf einem mit Backpapier belegten Backblech gleichmäßig verteilen und glatt streichen. Bei 180 °C 30 bis 40 Minuten backen. Noch warm in Riegel schneiden und auf einem Gitter auskühlen lassen.

Nährstoffe pro Portion:
Energie: 132 kcal (556 kJ), Eiweiß: 3 g,
Fett: 5 g, Kohlenhydrate: 17 g

Für 20 Riegel • fertig in ca. 20 Minuten
+ 30 bis 40 Minuten Backzeit

>> *Pluspunkte: sämtliche B-Vitamine, Kalium, Magnesium und Zink.*

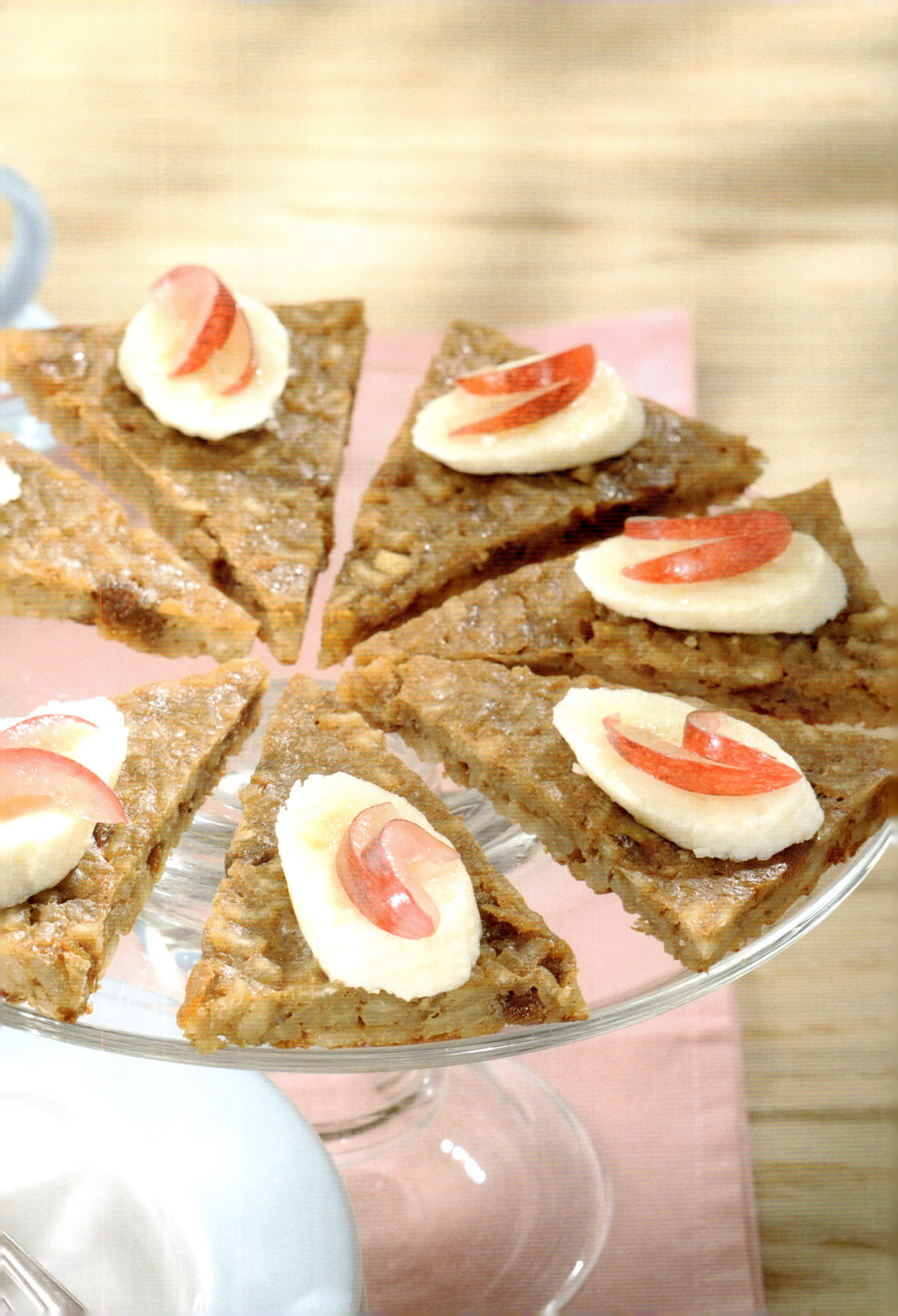

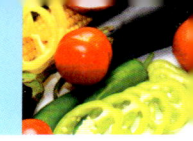

Milchreis-Cake

1 l Sojamilch
250 g Milchreis
100 g getrocknete, ungeschwefelte Aprikosen, fein gehackt
1 reife Banane
3 EL Zuckerrübensirup
1 Prise Salz
1 Prise Zimt

Milch aufkochen, Reis dazugeben und unter ständigem Rühren fünf Minuten kochen lassen. Die Herdplatte ausschalten und den Milchreis im geschlossenen Topf 30 Minuten quellen lassen.
Die Aprikosen, die zerdrückte Banane und den Sirup vermengen und unter den Milchreis heben. Mit einer Prise Salz und Zimt abschmecken.
Die Masse auf ein mit Backpapier ausgelegtes Backblech streichen, gleichmäßig verteilen und bei 180 °C im Backofen (unterste Schiene) etwa 45 Minuten goldgelb backen. Nach dem Abkühlen in zirka 20 gleich große Stücke schneiden.

Für 20 Schnitten • fertig in ca. 40 Minuten + 45 Minuten Backzeit

Nährstoffe pro Portion:
Energie: 142 kcal (596 kJ), Eiweiß: 9 g, Fett: 5 g, Kohlenhydrate: 15 g

» *Pluspunkte: reich an Kalium, laktosefrei (Laktose in Frischmilch kann zu Verdauungs- und Darmbeschwerden führen). Zimt wirkt stoffwechselaktivierend.*

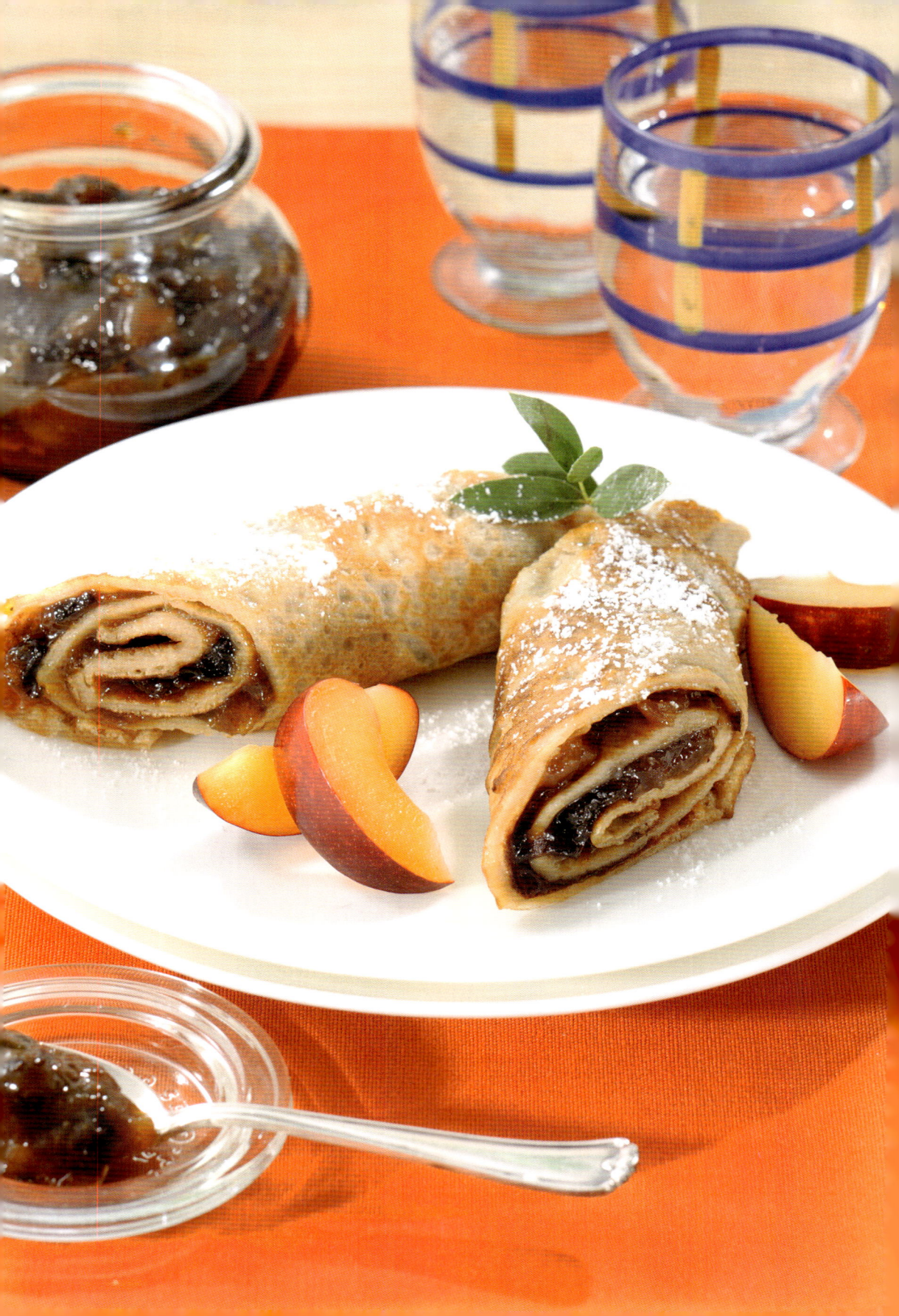

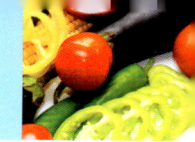

Dinkel-Pfannkuchen
mit Aprikosen-Pflaumen-Aufstrich

Aufstrich:
100 g getrocknete, ungeschwefelte
Aprikosen, sehr fein gehackt
100 g getrocknete Pflaumen,
sehr fein gehackt
250 ml Apfelsaft
abgeriebene Schale 1 Bio-Zitrone

Teig:
60 g Dinkelvollkornmehl
1 Ei
100 ml Sojamilch
1 TL Butter zum Ausbacken

Für den Aufstrich Aprikosen, Pflaumen, Apfelsaft und die abgeriebene Zitronenschale in einen Topf geben, zum Kochen bringen und unter Rühren sieben bis acht Minuten köcheln lassen. Zudecken und abkühlen lassen und bis zum Gebrauch in den Kühlschrank stellen. Bei kühler Lagerung hält sich der Aufstrich in einem verschlossenen Gefäß bis zu drei Wochen.

Dinkelmehl, Ei und Milch zu einem glatten Teig verrühren.

Butter in einer beschichteten Pfanne erhitzen und den Teig zu dünnen Pfannkuchen ausbacken.

Jeden Pfannkuchen mit zwei Teelöffeln (etwa 30 Gramm) Aufstrich bestreichen, einrollen und in der Mitte schräg durchschneiden. Je zwei halbe Röllchen in Alufolie wickeln und bis zum Verzehr im Kühlschrank lagern.

Nährstoffe pro Portion:
Energie: 156 kcal (655 kJ), Eiweiß: 8 g,
Fett: 10 g, Kohlenhydrate 20 g

Für 4 Pfannkuchen und ca. 450 g Aufstrich • fertig in ca. 30 Minuten

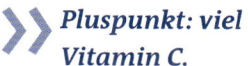 *Pluspunkt: viel
Vitamin C.*

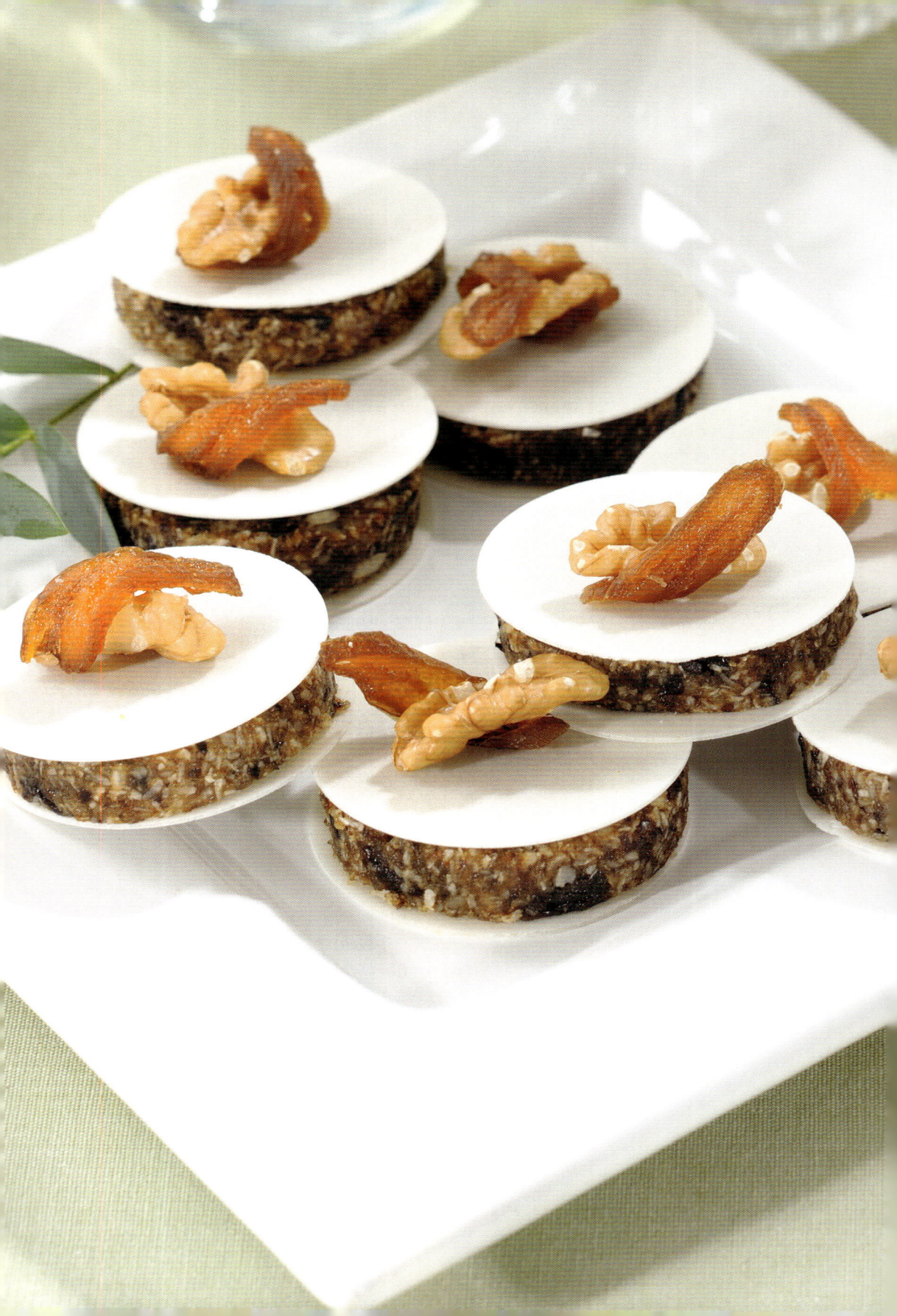

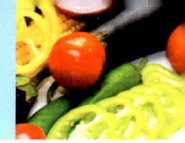

Früchtetaler

150 g Pflaumen
100 g Rosinen
20 g Walnüsse, gehackt
20 g Sonnenblumenkerne, gehackt
(etwa 1 EL)
40 g Kokosraspel
2 EL Limetten- oder Zitronensaft
50 runde Backoblaten
(50 mm Durchmesser)

Pflaumen, Rosinen, Nüsse und Sonnen-blumenkerne in der Küchenmaschine zerkleinern. Kokosraspel und Limet-tensaft zufügen und alles miteinander vermengen.

Die Masse mit feuchten Händen zu einer Rolle formen (Durchmesser zirka vier Zentimeter) und zirka 60 Minuten kalt stellen.

Rolle mit einem feuchten Messer in ein Zentimeter breite Scheiben schnei-den. Jeweils eine Scheibe auf eine Oblate setzen, mit einer weiteren bedecken und fest zusammendrücken. Falls die Oblaten nicht richtig kleben, die Frucht-scheibe leicht mit Wasser anfeuchten.

Nährstoffe pro Portion:
Energie: 48 kcal (201 kJ), Eiweiß: 1 g,
Fett: 2 g, Kohlenhydrate: 6 g

Für ca. 25 Taler • fertig in ca. 20 Minuten + 60 Minuten Abkühlzeit

>> *Pluspunkte: Kalium zur Koh-lenhydratspeicherung. Nüsse liefern hochwertige Fettsäuren.*

Essen für die Regeneration

Nachtisch für die Energiespeicher

Die Phase nach der Belastung ist besonders wichtig. Denn in der Regeneration passt sich der Organismus an die vorausgegangene Belastung an. Das heißt, der Grundstein für den Trainingserfolg wird nicht nur während des Trainings, sondern vor allem auch danach gelegt. Die Voraussetzung für eine gute Regeneration ist, dass die Glykogenspeicher unmittelbar nach der Belastung zügig wieder gefüllt werden. Es ist daher enorm wichtig, nicht unnötig lange mit dem Essen zu warten, auch wenn man nach einer schweren Belastung oftmals gar keinen Appetit verspürt.

Dabei sollte der Schwerpunkt wieder bei kohlenhydratreichen, fettarmen und gut verdaulichen Gerichten liegen. Da der Körper neben dem Auffüllen der Glykogenspeicher nach intensiven Einheiten damit beschäftigt ist, die ramponierten Eiweißstrukturen im Muskel zu reparieren, sollten hochwertige Proteine mit auf dem Speiseplan stehen.

>> *Eine kombinierte Zufuhr von Kohlenhydraten und Proteinen erweist sich als Regenerationsturbo. Das durch die Kohlenhydrate aktivierte Insulin schließt die Zellen für Aminosäuren auf und ermöglicht somit eine schnellere Neuproduktion von Körpereiweiß.*

Die folgenden Gerichte enthalten sämtliche Nährstoffe, die der Körper für eine schnelle Regeneration braucht: Kohlenhydrate in gut verfügbarer Form, hochwertige Eiweißkombinationen, wichtige essenzielle Fettsäuren sowie reichlich Vitamine und Mineralstoffe.

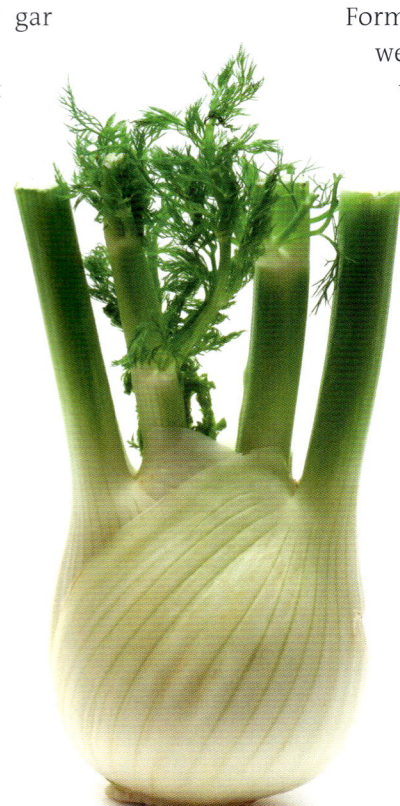

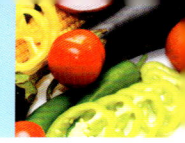

Couscousauflauf

1 EL Olivenöl, plus etwas Öl zum
Einfetten der Auflaufform
1 große Zwiebel
1 Knoblauchzehe
1 Fenchelknolle
1 EL Balsamico-Essig
250 g Linsen aus der Dose, abgetropft
300 g geschälte Tomaten aus der Dose
40 g Tomatenmark
1 TL Thymian
Salz und Pfeffer
200 g Couscous
200 g Hüttenkäse
80 g Feta, fein gewürfelt

Nährstoffe pro Portion:

Energie: 654 kcal (2747 kJ), Eiweiß: 37 g,
Fett: 16 g, Kohlenhydrate: 88 g

>> *Pluspunkte: ist fleischlos,
also für Vegetarier geeignet,
und liefert trotzdem hochwertiges
Eiweiß. Enthält außerdem sehr viel
Kalzium, Magnesium und Zink.*

Öl in einem Topf erhitzen, Zwiebel und Knoblauch schälen, fein hacken und etwa drei Minuten darin andünsten. Fenchel putzen, in Streifen schneiden und dazugeben. Alles weitere drei Minuten dünsten. Mit Essig ablöschen und 100 Milliliter Wasser zugießen. fünf Minuten köcheln lassen, bis der Fenchel weich ist.

Linsen und Tomaten dazugeben, Tomatenmark und Thymian unterrühren und alles noch einmal aufkochen. Mit Salz und Pfeffer abschmecken.

Couscous in eine geölte Auflaufform geben, eine Prise Salz dazugeben und mit kochendem Wasser übergießen, sodass er etwa einen Zentimeter hoch mit Wasser bedeckt ist. Couscous ausquellen lassen.

Das gekochte Gemüse (Gemüsesugo) auf dem gequollenen Couscous verteilen, mit Hüttenkäse und Feta-Würfeln bedecken. Im Backofen bei 200 °C 20 bis 30 Minuten goldgelb überbacken.

Für 2 Portionen • fertig in ca 30 Minuten
+ 30 Minuten Backzeit

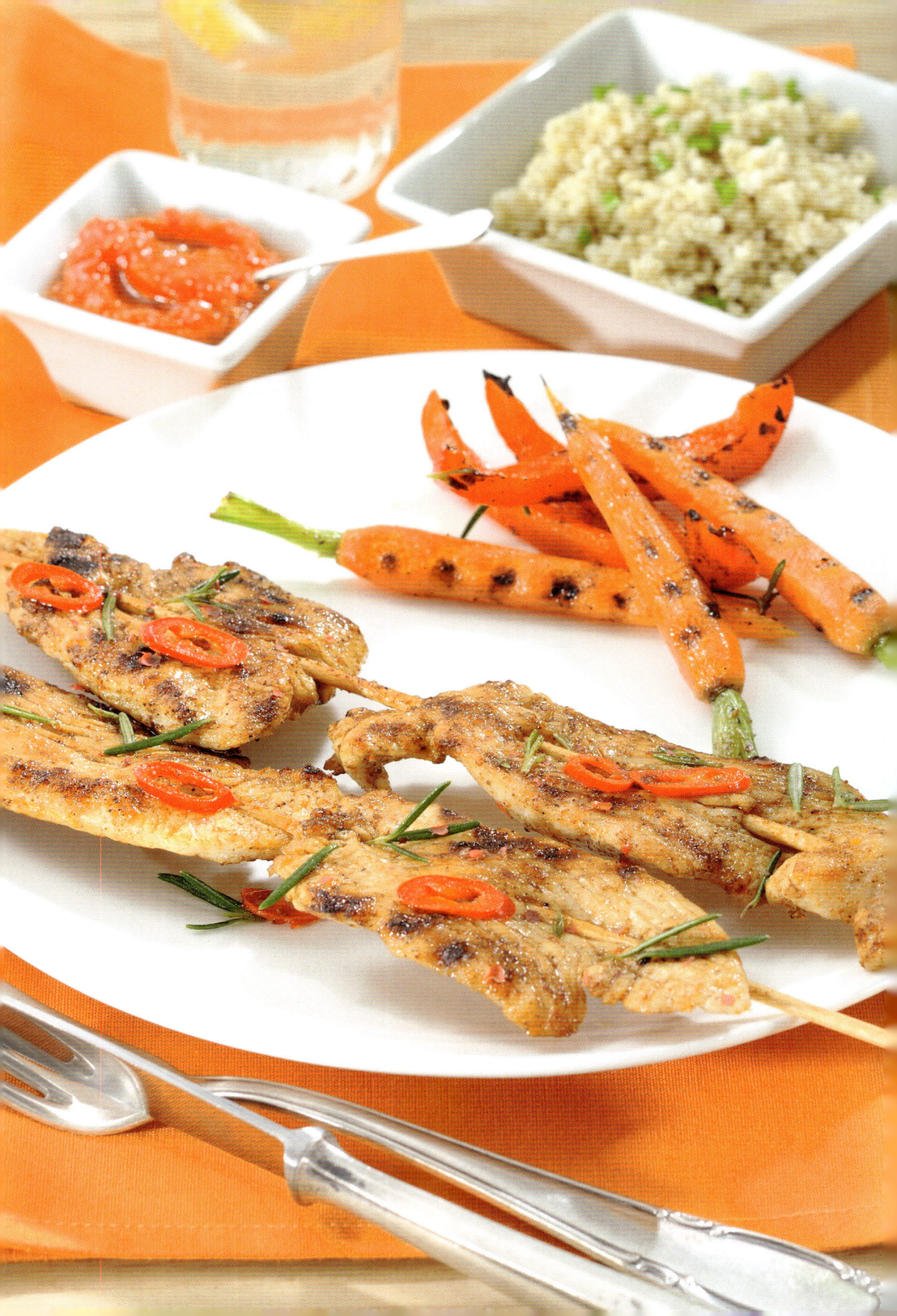

Gegrillte Putenbrust mit Tomaten-Paprika-Sauce

2 reife, mittelgroße Tomaten
150 g Hirse
1 TL Instant-Gemüsebrühe
1 TL Olivenöl
1 kleine Zwiebel, fein gehackt
1 Knoblauchzehe
1 TL Paprikapulver
1 TL getrockneter Thymian
1 große rote Paprikaschote, entkernt und in Streifen geschnitten
300 g Putenbrustfilets
Salz und Pfeffer
Schnittlauch zum Garnieren

Tomaten mit kochendem Wasser bedecken und eine Minute ruhen lassen, dann mit kaltem Wasser abschrecken und die Haut abziehen. Das Fruchtfleisch grob würfeln.

Die Hirse mit der doppelten Menge Wasser in einem Topf zum Kochen bringen, Instantbrühe dazugeben. Fünf Minuten kochen, von der Herdplatte nehmen und zehn Minuten ausquellen lassen.

Öl in einer Pfanne erhitzen und die Zwiebel zwei bis drei Minuten darin andünsten. Knoblauch schälen, zerdrücken und zusammen mit dem Paprikapulver und dem Thymian zufügen. Alles eine Minute weiterdünsten. Paprikaschote und Tomaten zugeben und zehn Minuten kochen, bis sie zart sind. Die Mischung mit dem Pürierstab sämig pürieren.

Während das Gemüse kocht, eine beschichtete Grillpfanne erhitzen, Putenbrustfilets mit Salz und Pfeffer würzen und von beiden Seiten jeweils drei bis vier Minuten anbraten.

Filets auf der Sauce servieren, Hirse dazureichen und mit frischem Schnittlauch garnieren.

Nährstoffe pro Portion:
Energie: 526 kcal (2209 kJ), Eiweiß: 47 g, Fett: 8 g, Kohlenhydrate: 65 g

Pluspunkte: Sekundäre Pflanzenstoffe (Lycopin) schützen die Zellen. Enthält viel Eisen.

Für 2 Portionen • fertig in ca. 30 Minuten

205

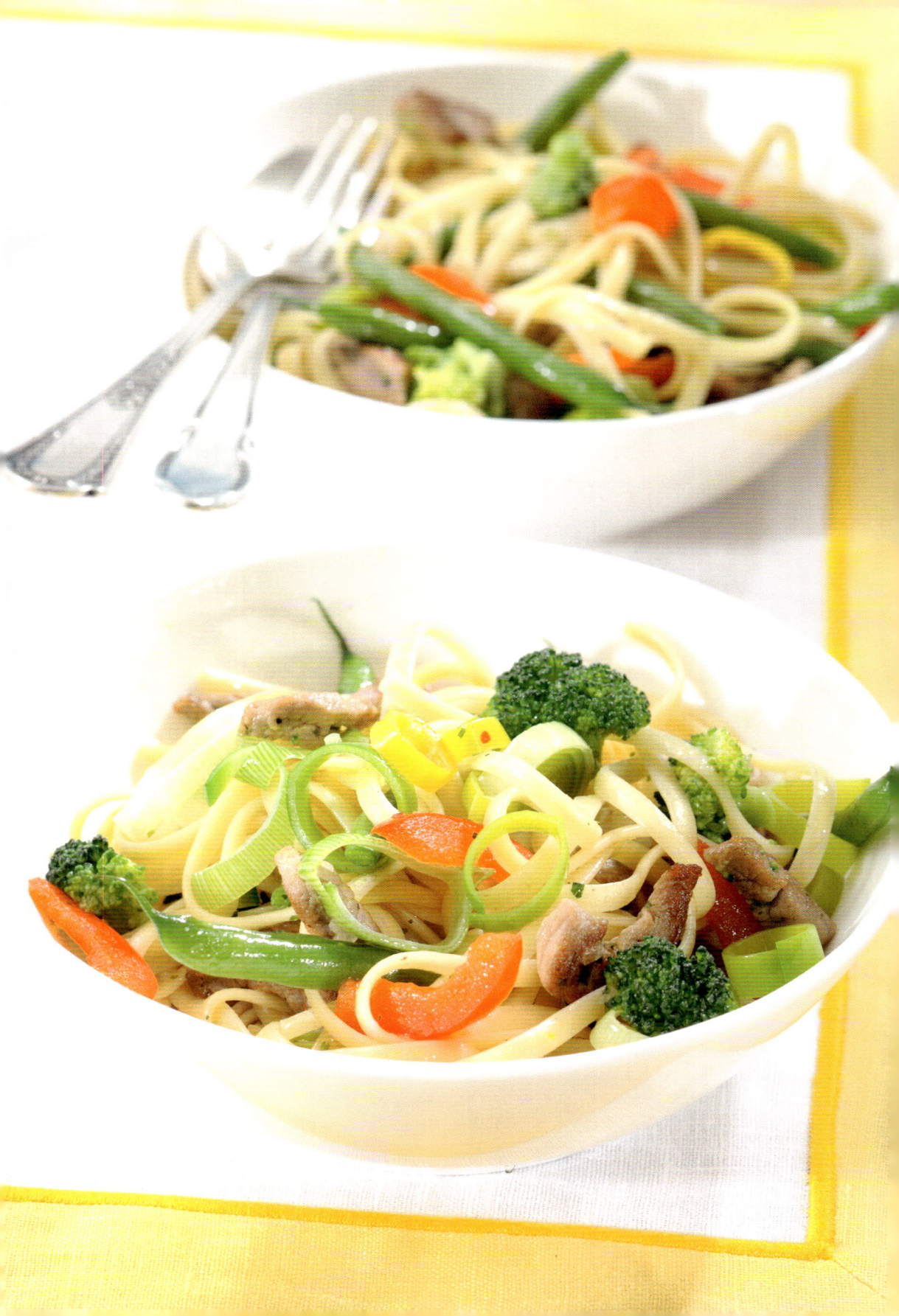

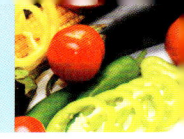

Linguine mit Kalbfleisch und Gemüse

250 g Linguine
(Hartweizennudeln ohne Ei)
1 Zwiebel
1 Knoblauchzehe
1 kleine rote Chilischote
1 EL Sesamöl
300 g Kalbsgeschnetzeltes
1 kleine Stange Porree
1 mittelgroße rote Paprikaschote
100 g Broccoli
100 g grüne Bohnen
125 ml Gemüsebrühe
2 Stiele Koriander, gehackt
10 g Maisstärke
Salz und Pfeffer

Die Nudeln nach Packungsangabe al dente kochen und abgießen.

Zwiebel schälen und in Ringe schneiden, Knoblauch schälen und zerdrücken, Chilischote sehr fein schneiden. Das Öl in einem großen Wok oder einer Bratpfanne erhitzen, Zwiebeln, Knoblauch und Chili darin drei bis vier Minuten sanft andünsten. Herausnehmen und zur Seite stellen.

Die Pfanne stark erhitzen. Kalbfleisch hineingeben und drei bis vier Minuten unter Rühren anbraten, dann herausnehmen.

Gemüse putzen und klein schneiden. Die Gemüsebrühe in der Pfanne erhitzen, dabei den Bodensatz lösen. Gemüse und Koriander hineingeben und zugedeckt drei bis vier Minuten köcheln lassen.

Fleisch, Zwiebel, Knoblauch, Chili und Nudeln zufügen und unter Rühren erhitzen. Die Maisstärke mit ein bis zwei Esslöffeln Wasser anrühren und unterrühren, mit Salz und Pfeffer abschmecken. Eine Minute kochen lassen und servieren.

Für 2 Portionen • fertig in ca. 30 Minuten

Nährstoffe pro Portion:
Energie: 766 kcal (3213 kJ), Eiweiß: 63 g, Fett: 11 g, Kohlenhydrate: 100 g

>> *Pluspunkte: Der Scharfmacher Capsaicin aus der Chilischote regt den Stoffwechsel an, wirkt entzündungshemmend und fördert die Durchblutung. Außerdem sind reichlich Vitamin C, Kalium und Zink enthalten.*

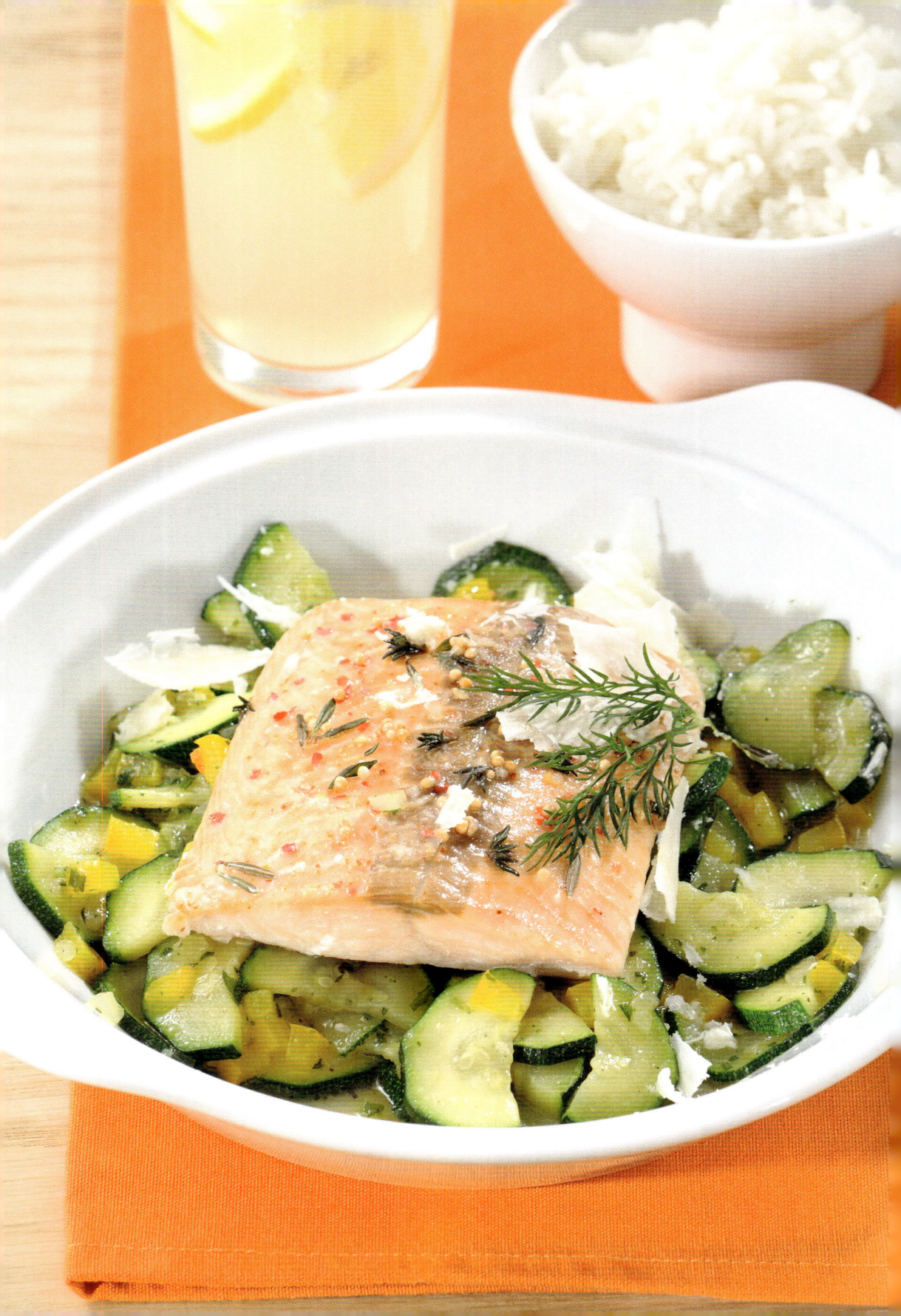

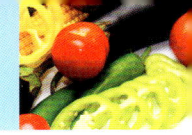

Gedünstetes Lachsfilet auf Zucchinigemüse

300 g Lachsfilet
Salz und Pfeffer
Saft einer Zitrone
200 g Basmatireis
300 g Zucchini (grün und gelb gemischt)
2 Schalotten
1 Knoblauchzehe
2 EL Olivenöl
100 ml Gemüsebrühe
15 g gemischte Tiefkühlkräuter
30 g Parmesankäse

Lachsfilet mit Salz und Pfeffer würzen, in Zitronensaft einlegen und kühl stellen. Basmatireis nach Packungsangabe kochen.

Zucchini waschen, der Länge nach halbieren und in dünne Scheiben schneiden. Schalotten und Knoblauch schälen und fein hacken bzw. zerdrücken und in Olivenöl andünsten. Zucchinischeiben dazugeben und drei bis vier Minuten mitdünsten. Dann die Gemüsebrühe angießen und die gemischten Kräuter zufügen.

Gemüse in eine ofenfeste Auflaufform geben, Lachs auf das Gemüse legen, mit Alufolie bedecken und im Backofen bei 160 °C etwa 20 Minuten dünsten. Parmesan darüberhobeln und mit dem Reis servieren.

Für 2 Portionen • fertig in ca. 40 Minuten

>> *Pluspunkte: Wertvolle Omega-3-Fettsäuren wirken regenerationsfördernd, da sie Entzündungsprozesse lindern. Auch ein guter Magnesiumlieferant.*

Nährstoffe pro Portion:

Energie: 757 kcal (3180 kJ), Eiweiß: 43 g, Fett: 26 g, Kohlenhydrate: 86 g

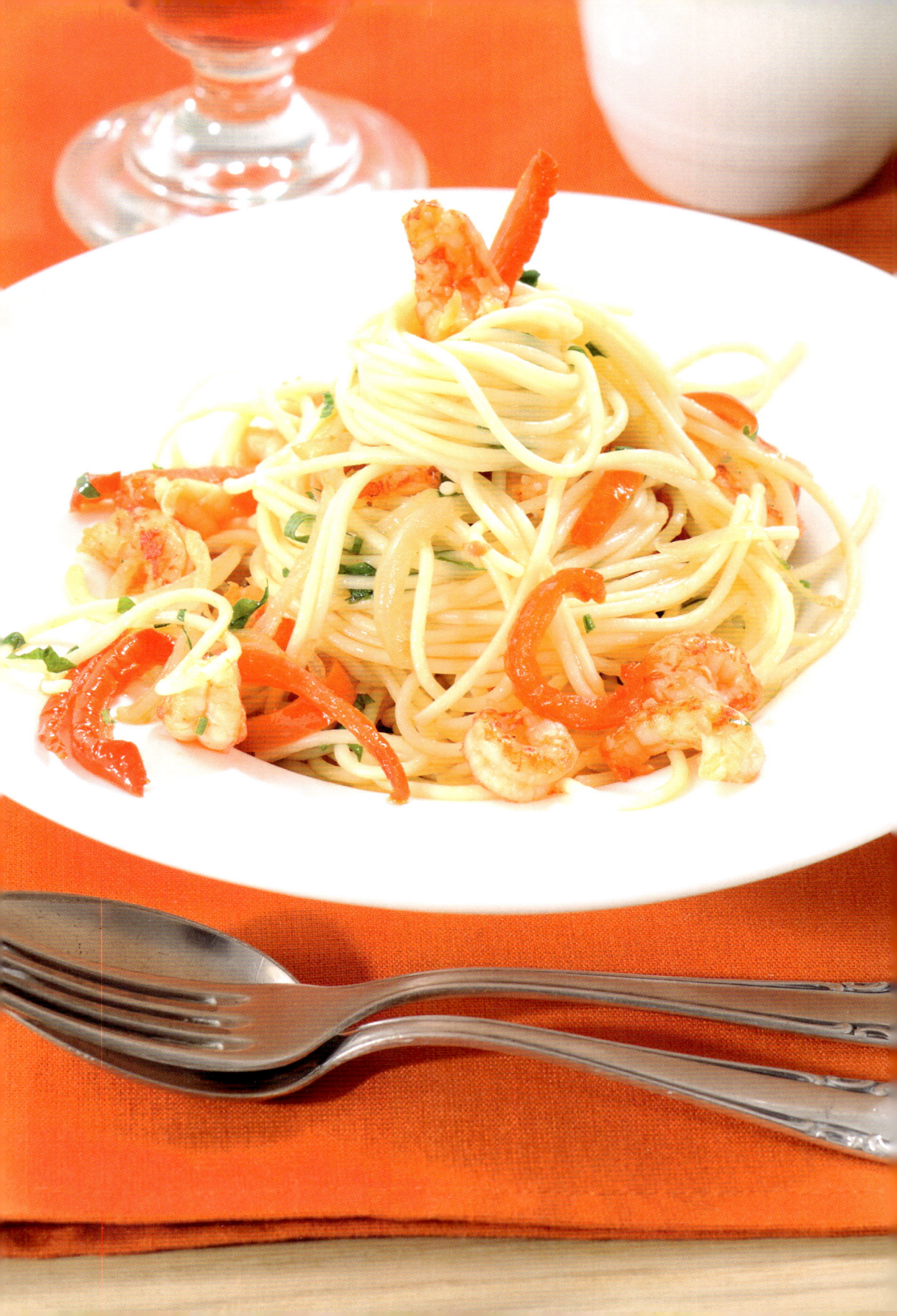

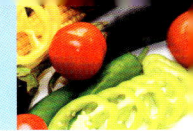

Spaghettini mit Flusskrebsen

250 g Spaghettini
Salz
1–2 Knoblauchzehen
1 Zwiebel
25 g getrocknete Tomaten (ohne Öl)
1 EL Olivenöl
1/2 kleine Dose gewürfelte Tomaten
1 TL gekörnte Brühe
1/2 Bund Petersilie
1 TL Balsamico-Essig
Pfeffer aus der Mühle
100 g ausgelöste Flusskrebse

Die Nudeln nach Packungsangabe in Salzwasser al dente kochen. Knoblauch und Zwiebel schälen und hacken. Getrocknete Tomaten in kleine Würfel schneiden.
Olivenöl erhitzen, Knoblauch und Zwiebel darin anschwitzen. Getrocknete Tomaten, Dosentomaten und Brühe zugeben und 15 Minuten köcheln lassen. Petersilie hacken. Sauce mit Essig, Salz und Pfeffer abschmecken. Flusskrebse dazugeben und kurz erhitzen. Nudeln abgießen und mit der Sauce anrichten. Petersilie darüberstreuen.

Für 2 Portionen • fertig in ca. 30 Minuten

Nährstoffe pro Portion:
Energie: 225 kcal (942 kJ), Eiweiß: 12 g, Fett: 14 g, Kohlenhydrate: 45 g

>> *Pluspunkte: reich an Zink, Vitaminen E, C sowie sämtlichen aus dem B-Spektrum. Die sekundären Pflanzenstoffe (Lycopin) aus der Tomate schützen die Zellen.*

Register

A

Abführmittel 164, 166–167
aerob 19, 23, 55, 85
Alkohol 22, 36, 101, 150, 172
Aminosäure 18, 45–46, 49, 51, 53–54, 68,
    76, 90, 101, 121, 125, 127–130, 134–135,
    138–141, 145, 157, 158
anabol 45
anaerob 19, 23, 55, 85
Antioxidantien 62, 64, 66, 101, 152
ATP 18–21, 54, 56, 135–136, 176
Ausdauerformel 81, 85
Ausdauersport 46, 83, 100, 129, 173

B

Basisernährung 93–94, 120
BCAA 51, 101, 129
Beta-Carotin 61, 64, 150
bioaktive Pflanzenstoffe 32, 65, 101, 105
Bioflavonoide 145
Blutkörperchen 130, 149, 152, 157
Body-Mass-Index (BMI) 168
Broca-Formel 167

C

Carotinoide 60, 65–66, 101, 105, 107,
    154
Chrom 60, 63, 67–68, 70, 101
Crash-Diäten 164, 166–167
Currywurst 113

D

DHEA 144
Diätprogramme 170
Disaccharide 27
Diuretika 166
Doping 14, 141

E

Eier 64, 67, 83, 87, 107–109, 111
Eisen 14, 49, 63, 67–70, 107–108, 111, 133,
    150, 155
Eiweißkonzentrate 137
Elektrolytgetränke 124
Energiebedarf 10–11, 19, 22–23, 26, 30, 47,
    56, 63, 65, 80, 90
Energiebereitstellung 20–25, 39, 45,
    55–56, 60, 81, 88, 130, 166
Energiereserve 23, 96
Energiespeicher 20–21, 34, 43
Energieumsatz 10, 12, 47, 59, 65, 73, 83,
    87, 89, 120, 123, 145
Energydrinks 15, 76, 124
Ernährungsfehler 11, 15, 92, 113–114, 123,
    162
Ernährungsverhalten 8, 12, 111, 176
essenzielle Fettsäuren 158

F

Fette 18, 21–22, 24, 38–39, 46, 55–56,
    81–82, 111, 125
Fettgewebe 43–44, 75, 162, 165, 168, 171

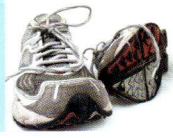

Fettsäuren 19, 32, 38–40, 43, 50, 107, 122, 131, 154, 158
Fettstoffwechsel 21, 41, 43, 64, 130, 172
Fettverbrennung 24, 41, 55–56, 81, 130
Fisch 15, 39–40, 45, 52, 54, 64, 67, 70, 83, 87, 90–91, 93, 108–109, 111–114, 135, 156–158, 175
Fitnessfood 4, 102, 104
Frühstück 88, 90–91, 94, 115–116, 177
Fruktose 27, 98–99
Functional Food 76

G
Geflügel 83, 87, 91, 108
Geheimrezepte 4, 51, 118, 120
Gesamtenergieumsatz 58, 81
Gewichtsmanagement 4, 59, 160, 162, 173
Gewichtsreduktion 32, 47, 74, 87, 126, 165, 170
Glutamin 51, 101, 128, 130, 139, 157–158
glykämischer Index 26, 32, 173
Glykogen 13–14, 23–25, 27, 54, 82, 88, 100, 164, 170–171
Glykogendepot 25, 28, 86, 96
Glykogenspeicher 20, 23, 26, 28, 36–38, 41, 56, 82, 95, 100
GLYX 32–35, 173

H
Hämoglobin 70
Harnstoff 49
Histidin 51, 128
Hormone 14, 45, 127

Hülsenfrüchte 28, 30, 32, 49–50, 52, 54, 64, 67, 90, 93, 106, 157
Hungerast 26, 84–85

I
Immunglobulin 159
Immunonutrition 4, 145–146, 148
Immunsystem 10, 62, 64, 67, 70, 145–146, 148–155, 158–159
Isodrinks 124
Isoleucin 51, 128–129

J
Jod 49, 63, 67–68, 70, 108, 111

K
Kalium 14, 49, 60, 63, 67–69, 74, 101, 105, 107
Kalorien 10, 18, 30, 59–60, 85, 104–105, 115, 133, 174, 176
Kalorienzufuhr 10, 170–171
Kalzium 63, 68–69, 105, 107, 111, 114
katabol 45
Koffein 76
Kraftformel 86
Kreatin 15, 101, 125, 127, 134–135, 137

L
L-Arginin 128–129
L-Carnitin 125, 127, 130–134
L-Glutamin 129–130
Leistungsbeschleuniger 9
Leucin 51, 128–129
Low-Carb-Diät 173
Lysin 51, 53, 128, 133

M

Magnesium 14, 49, 60, 63, 67–69, 74, 96, 101, 104–105, 107
Maltodextrin 27–28, 31, 34, 74, 77, 82, 98
Maltose 27, 97
Marathon 45, 82
Mehltypen 105
Metaboliten 142
Methionin 51, 127–128, 133, 135
Mikronährstoffe 32, 60–61, 68, 101, 145, 151, 155
Milch 15, 42, 49, 52, 54, 64, 67, 69, 83, 87–88, 93, 107, 111, 114, 175, 177
Milchfett 41
Mineralstoffe 11–12, 18, 28, 49, 60, 62, 65, 68, 74, 76–77, 83, 104, 108, 110, 124, 151, 153, 166
Mischkost 14, 45, 65–66, 80, 93, 104, 112
Molkeneiweiß 139
Monosaccharide 27
Muskelaufbautraining 46
Muskelbenzin 26, 84

N

Nahrungsergänzung 30, 83, 120, 122–125, 149
Nahrungsergänzungsmittel 9, 15, 118, 120–121, 128, 133, 141–143
Natrium 63, 67–69, 74, 77
Nibbling-Prinzip 99, 141
Nüsse 37, 64, 67, 83, 87, 125, 157

O

Olivenöl 39, 66, 158

Omega

Omega-3-Fettsäuren 39–40, 60, 101, 111, 145, 150, 158–159
Omega-6-Fettsäuren 40, 158
Omega-9-Fettsäuren 40

P

Peptide 15, 90, 139
Phenylalanin 51, 128
Polyphenole 60, 65
Polysaccharide 27
Proteinbausteine 125
Proteinbedarf 46–47
Proteine 12, 26, 43–47, 49, 51, 81, 125, 127, 130, 139–140, 156–157, 171, 174
Purine 50, 122

R

Regeneration 11, 19, 25–26, 34, 62, 78, 91, 94, 100–101, 133, 140, 150
Rehydratation 74

S

Schnellimbiss 114
Selen 49, 60, 63, 65, 67–68, 70, 101, 108, 111, 149–150, 156
Snacks 29, 41, 88, 117
Sojaeiweiß 52, 106, 138–139
Sprintformel 88
Spurenelemente 60, 67–70, 108, 145, 150–151, 155
Stärke 14, 23, 25, 27–29, 31, 33–34, 77, 98, 107, 159
Stoffwechsel 10, 16, 45, 54, 60–62, 66, 72, 74, 130, 154, 162, 172, 174–176
Substitution 120, 123, 145

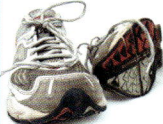

T

Threonin 51, 128
Trainingsphase 93, 99
Triathlon 10
Tryptophan 51, 128

U

Übergewicht 10, 35, 82, 158, 162, 168

V

Valin 51, 128–129
Vitaminbedarf 62
Vitamine 11–12, 18, 28, 49, 60–62, 64–66,
    83, 92, 104, 107–111, 124–125, 150–154,
    177
VO$_2$max 37, 43

W

Wachstumshormone 143
WADA 142–143
Wasser 42, 49–50, 60, 69–77, 96, 100,
    107–108, 165–167, 170, 172
Wasseraufnahme 72–73
Whey 139

Z

Zink 14, 18, 49, 60–61, 63, 67–68, 70, 101,
    108, 111, 127, 145, 149–150, 157

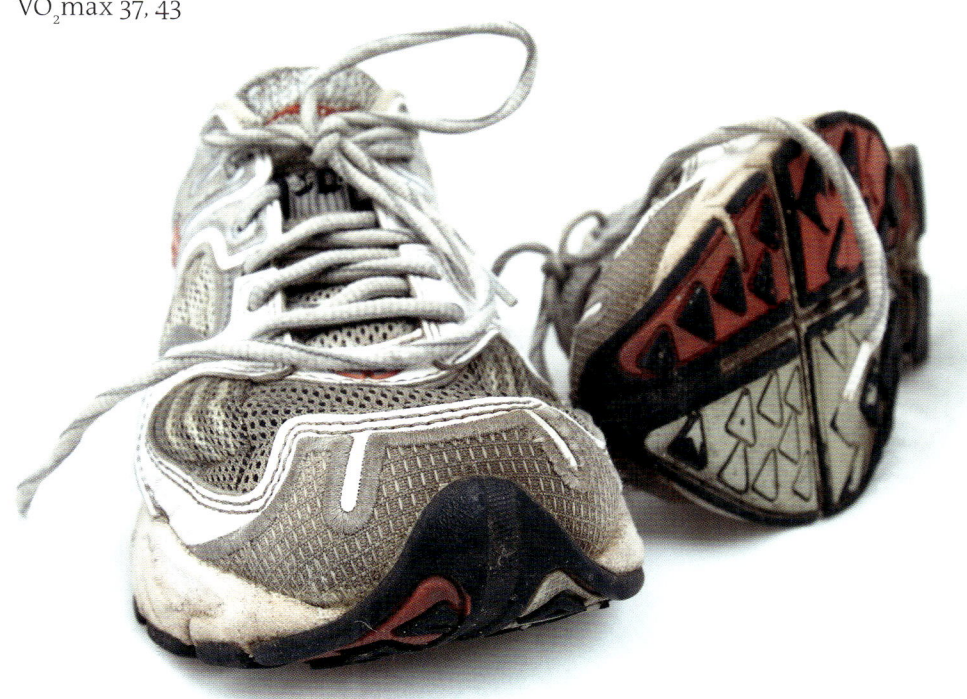

Literatur

Arbeitskreis »Sport und Ernährung« der Deutschen Gesellschaft für Ernährung: Kohlenhydrate in der Ernährung von Breitensportlern. In: Ernährungs-Umschau 43 (1996), 461–463.

Baron, D. K.; Berg, A.: Optimale Ernährung des Sportlers. Hirzel, Stuttgart 2005.

Berg, A.; König, D.: Ernährungsempfehlungen für Sporttreibende. Ernährungs-Umschau 55 (2008), 662–669.

Bredenkamp, A.; Hamm, M.: Trainieren im Sportstudio. Fitness Contur. Rödinghausen, 5. Auflage, 2005.

Breitenstein, B.; Hamm, M.: Bodybuilding. Rowohlt, Reinbek bei Hamburg 1996.

Brouns, F.: Die Ernährungsbedürfnisse von Sportlern. Springer, Heidelberg 1993.

Deutsche Gesellschaft für Ernährung (Hrsg.): D-A-CH-Referenzwerte für die Nährstoffzufuhr. Frankfurt am Main 2000.

Donat, R.; Schüler, K.-P.: Ernährung der Sportler. Sportverlag, Berlin 1985.

Eisinger, M.; Leitzmann, C.: Ernährung und Sport – eine Übersicht. In: Deutsche Zeitschrift für Sportmedizin, 43. Jahrgang, Sonderheft 1992, 472–493.

Froboese, I.; Hamm, M.: Vital ab 50. Hirzel, Stuttgart 2006.

Geiß, K.-R.; Hamm, M.: Handbuch Sportlerernährung. Rowohlt, Reinbek bei Hamburg 2004.

Geiß, K.-R.; Hamm, M.: Handbuch Sportlerernährung. Behr's Verlag, Hamburg 2000.

Hamm, M.; Berg, A.: Fit-Faktor Enzym-Hefezellen. Haug, Heidelberg 2006.

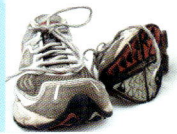

Hamm, M.; Weber, M.: Sporternährung praxisnah. Hädecke, Weil der Stadt 1998.

Hamm, M.: Food-Medizin. Knaur, München 2009.

Jeukendrup, A.; Curell, K.: Superior Endurance Performance with Ingestion of Multiple Transportable Carbohydrates. In: Medicine & Science in Sports & Exercise 9 (2007), 275–281.

Jeukendrup, A.; Gleeson, M.: Sport Nutrition, Human Kinetics, Champaign, 2004.

Keul, J.; Hamm, M.: Die richtige Fitness-Ernährung. Umschau/Braus, Heidelberg 1998.

Konopka, P.: Sporternährung. BLV, München 1988.

Krämer, W. J. et al.: The Effects of L-Carnitine Supplementation on Exercise Stress Responses in Recovery. Ball State University, Muncie, Ind./USA 2002.

Mannhart, C.; Colombani, P.: Grundlagen der Sporternährung – die elementare Bedeutung der Energie-, Makronährstoff- und Flüssigkeitszufuhr. In: Schweizerische Zeitschrift für Sportmedizin und Sporttraumatologie 49: 3 (2001), 125–130.

Mannhart, C.: Aktuelle Leistungsförderer im Sport. In: Schweizerische Zeitschrift für Sportmedizin und Sporttraumatologie 51: 1 (2003), 58–79.

Neumann, G. et al.: Optimiertes Ausdauertraining. Meyer & Meyer, Aachen 1998.

Neumann, G.: Ernährung im Sport. Meyer & Meyer, Aachen 2007.

Nieß, A. M. et al.: Zusätzliche Antioxidanziengabe im Sport - sinnvoll oder unsinnig? Deutsche Zeitschrift für Sportmedizin (2008) 59, 3: 55–61.

Nöcker, J.: Die Ernährung des Sportlers. Hofmann, Schorndorf 1974.

Osiecki, H.: Food of the Gods. Bio Concepts, Brisbane 1989.

Prinzhausen, J.: LOGI und Low Carb in der Sporternährung. Systemed, 3. Auflage, Lünen 2008.

Sam, A.: Die optimale Ernährung des Radsportlers. Diplomarbeit HAW Hamburg 2008.

Saris, W. H. M.: Nutrition and Top Sport. In: International Journal of Sports Medicine, Supplement 1, 1989, 1–76.

Schek, A.: Grundlagen der Sportlerernährung. Ernährung (2008) 2: 196–204.

Scholz, A.; Hamm, M.: Body Food. Knaur, München 2005.

Sears, B.: Enter the Zone. Harper Collins Publishers, New York 1995.

Williams, M. H.: Nutritional Ergogenics in Athletics. Journal of Sports Science 13 (1995), 63–74.

Williams, M. H.: Ernährung, Fitness und Sport, Ullstein Mosby, Berlin 1997.

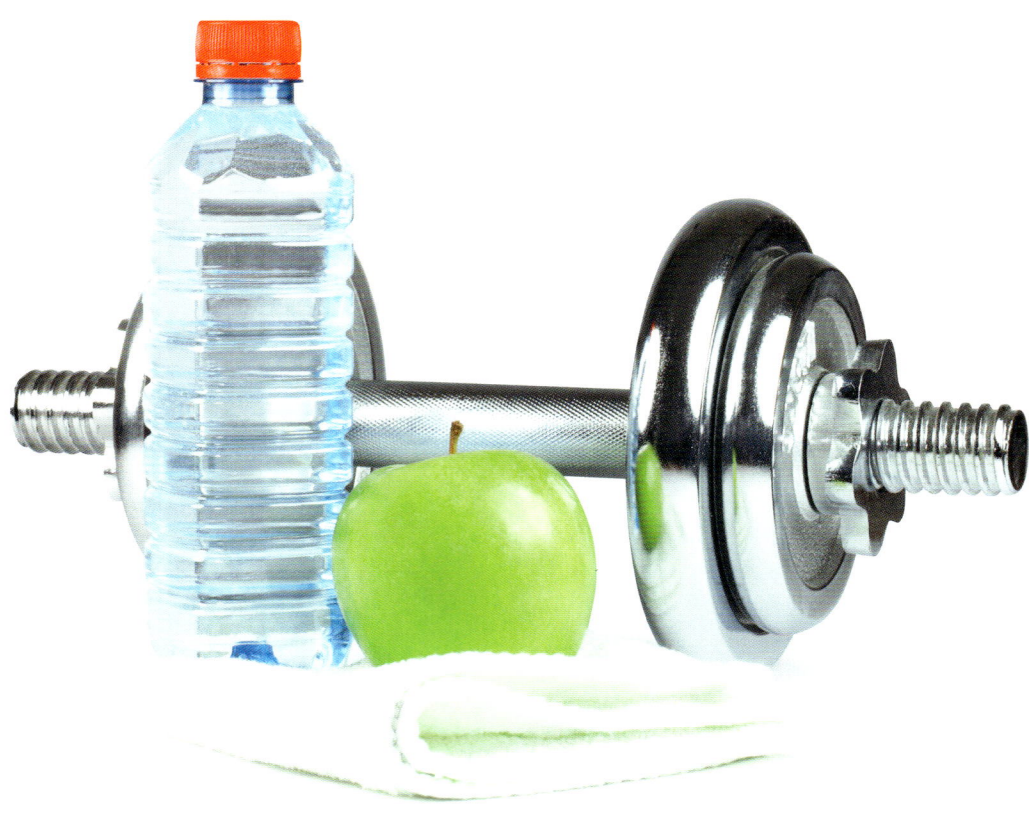

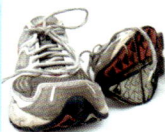

Haftungshinweis

Das vorliegende Buch ist sorgfältig erarbeitet worden. Dennoch erfolgen alle Angaben ohne Gewähr. Weder Autoren noch Verlag können für eventuelle Nachteile oder Schäden, die aus den im Buch gegebenen praktischen Hinweisen resultieren, eine Haftung übernehmen.

Bildnachweis

DAS GEHEIMNIS DER BEGEHRTESTEN KÖRPER DER WELT

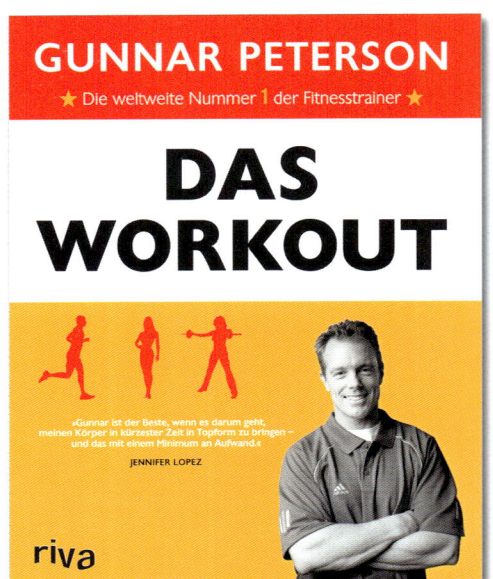

»Gunnar hat eine großartige Workout-Technik entwickelt, mit der das Trainieren immer Spaß macht«
Penélope Cruz

»Gunnar erhebt das gewöhnliche Workout auf die Stufe einer unglaublich wirkungsvollen Kunstform.«
Sylvester Stallone

»Gunnar ist der Beste, wenn es darum geht, meinen Körper in kürzester Zeit in Topform zu bringen – und das mit einem Minimum an Aufwand.«
Jennifer Lopez

288 Seiten
Preis: 19,90 € (D) | 20,50 € (A) | sFr. 33,80
ISBN 978-3-86883-006-4

Gunnar Peterson
Das Workout

Gunnar Peterson, der berühmteste Personal Trainer der Welt, bringt die Schönen und Reichen Hollywoods in Form. Topathleten und Celebritys wie Pete Sampras und Mike Tyson, Angelina Jolie und Ben Affleck haben mit Hilfe seines Workouts ihren Körper gestählt und sind begeistert. Erreichen auch Sie mit dem geringstmöglichen Trainingsaufwand in wenigen Wochen Ihre Traumfigur. Dieses Buch erspart den Personal Trainer!

Essen Sie mehr. Trainieren Sie weniger. Mogeln Sie einmal pro Woche.

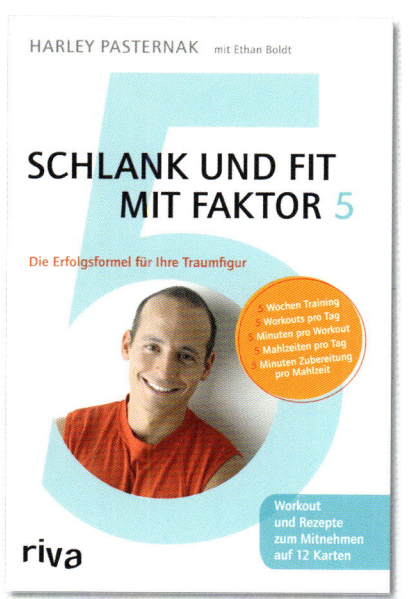

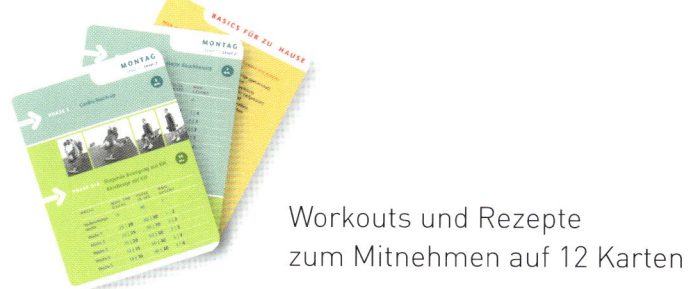

Workouts und Rezepte
zum Mitnehmen auf 12 Karten

»Harley hat mein Leben verändert.«
Eva Mendes

*»Fünf einfache Schritte zum Traumkörper... die Erfolgs-
ergebnisse des Mannes, der das verspricht, sind auf der großen
Leinwand des internationalen Kinos nachweislich zu sehen.«*
DIE WELT

144 Seiten
Preis: 18,90 € (D) | 19,50 € (A) | sFr. 34,00
ISBN 978-3-936994-80-3

Harley Pasternak
Schlank und fit mit Faktor 5
Die Erfolgsformel für Ihre Traumfigur

Mit Harley Pasternaks 5-Faktor-Fitness können Sie den Körper bekommen, von dem Sie immer geträumt haben – in nur 5 Wochen! Harley Pasternaks Programm, das schon seit Langem bei Hollywoodstars, Sportidolen und zahllosen anderen Prominenten funktioniert, können auch Sie ganz leicht umsetzen. Das Programm ist denkbar einfach, und in nur 5 Wochen sehen Sie die ersten Resultate.

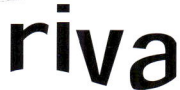

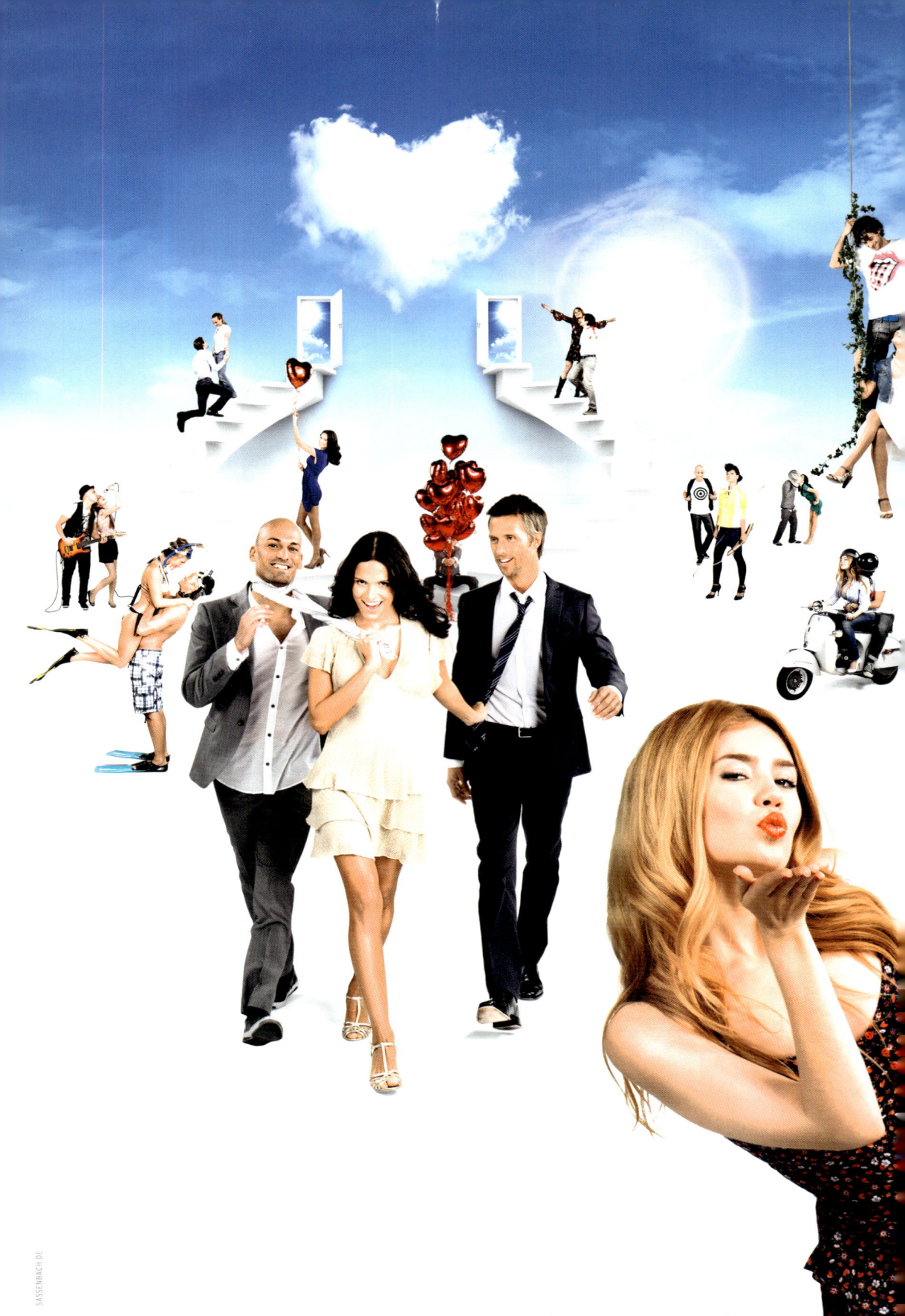

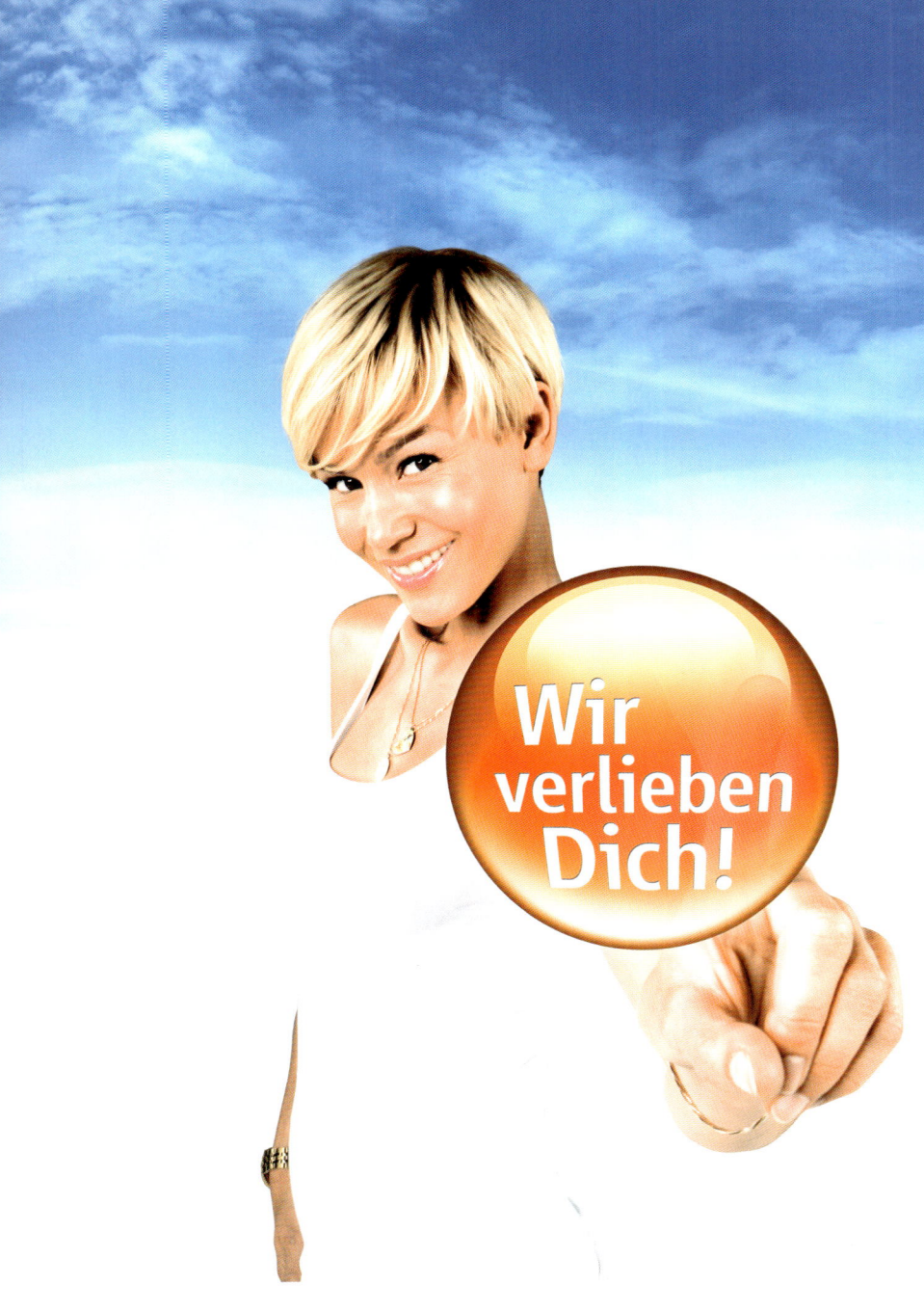

www.friendscout24.de

Flirten, daten, verlieben – bei Deutschlands Partnerbörse Nr. 1

FRIEND
SCOUT 24

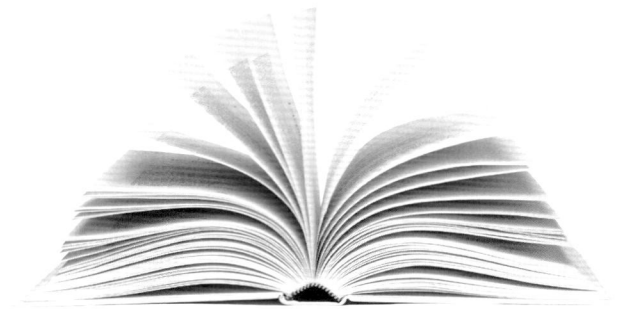